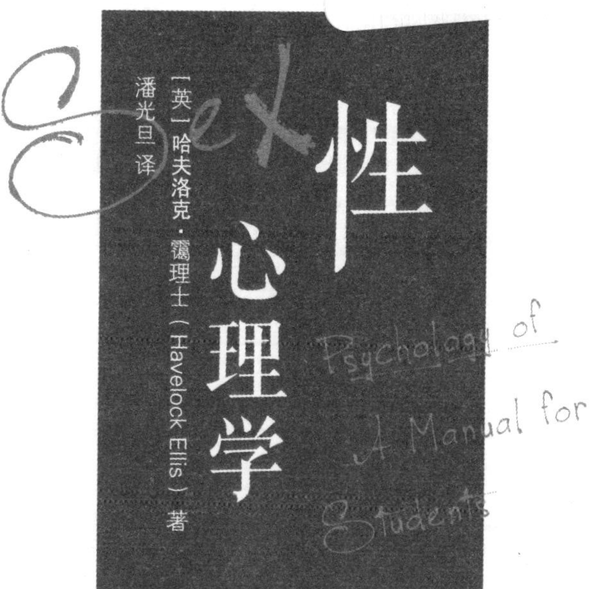

性心理学
[英] 哈夫洛克·霭理士（Havelock Ellis）著
潘光旦 译

華中科技大學出版社
http://www.hustp.com

上册

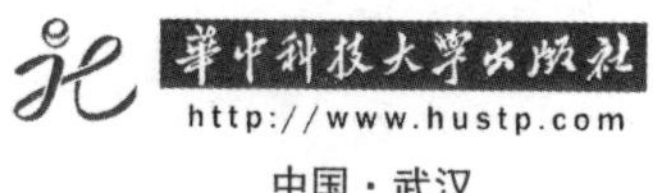

中国·武汉

图书在版编目（CIP）数据

性心理学：全3册 / (英) 哈夫洛克·霭理士著；潘光旦译 . -- 武汉：华中科技大学出版社，2018.8

ISBN 978-7-5680-3919-2

Ⅰ.①性… Ⅱ.①哈… ②潘… Ⅲ.①性心理学 Ⅳ.① R167

中国版本图书馆 CIP 数据核字 (2018) 第 080135 号

性心理学（全3册） （英）哈夫洛克·霭理士 著

Xingxinlixue 潘光旦 译

责任编辑：张 从
封面设计：周 彧
责任校对：刘 竣
责任监印：朱 玢
出版发行：华中科技大学出版社（中国·武汉） 电话：（027）81321913
武汉市东湖新技术开发区华工科技园 邮编：430223
印 刷：武汉科源印刷设计有限公司
开 本：880mm × 1230mm 1/32
印 张：25.75
字 数：524 千字
版 次：2018 年 8 月第 1 版第 1 次印刷
定 价：78.00 元

华中出版

本书若有印装质量问题，请向出版社营销中心调换
全国免费服务热线：400-6679-118 竭诚为您服务

靄理士原著

潘光旦譯註

性心理學

光旦自署

《性心理学》原书作者自题封面

PSYCHOLOGY OF SEX:

A Manual for Students

By

Havelock Ellis

William Heinemann Medical Books Ltd.

London, 1933

据伦敦威廉·海纳曼出版公司1933年版译出

不向古人五体投地，不受潮流颐指气使

一

哈夫洛克·霭理士（Havelock Ellis，1859—1939），被称为“最文明的英国人”，与弗洛伊德齐名的性科学泰斗和先驱，也是著名的思想家、文艺评论家。

霭理士出生时，正值维多利亚主义的全盛期，他从小就随父亲漂洋过海，增广见闻。1880年，霭氏从澳大利亚回到伦敦，在圣托马士医学院生理学专业就读，获得了许多最前沿的医学知识；但另一方面，他也非常热衷于文学、艺术以及社会活动事务。1890年，他获得医学博士学位，但不久之后便放弃了医生职业，专门从事性科学研究和文艺、社会思想评论工作。

19世纪的英国国力鼎盛，经济繁荣，但是有关男女交往和性问题却依旧为传统观念所垄断，在这种性禁忌的氛围中，通晓生理学并热心社会问题的霭理士便将精力倾注到性研究之中。尽管他的研究在英国遭到攻击乃至迫害，但却赢得了国际性研究专家的声誉。1914年，他被推荐为国际性研究会委员，1926年当选为国际性研究会常任理事。

霭理士的研究范围涉及文学、性学和遗传学，其研究方法则贯通民族学、社会学、生理学、心理学等诸领域，开展综合论述。作为一位划时代的科学家，他终身从事人类性科学和性心理学研究，是该领域的先驱。作为具有开拓意义的思想家，他在哲学、宗教、社会学、美学和文学批评上也成就斐然，为解放思想

发挥了重要作用。

霭理士逝世于1939年，享年80岁。其最负盛名的著作当属七卷本《性心理学研究录》。但《性心理学研究录》部头太大，只适合专业人士研读，他便特意于1933年出版了普及性读物《性心理学》，方便大众尤其是青少年阅读。霭理士的其他著作还有《新精神》（1890年）、《犯罪者》（1890年）、《男人与女人》（1894年）、《天才与遗传》（1904年）、《我的生平》（1939年）等。

二

潘光旦（1899—1967），江苏宝山人（今属上海），字仲昂，原名光亶，笔名光旦，著名社会学家、优生学家、民族学家，清华大学百年历史上四大哲人之一（另三位是陈寅恪、梅贻琦、叶企孙）。

1913年，潘光旦被江苏省政府咨送北京清华学校；1922年赴美留学，先后入达特茅斯学院、哥伦比亚大学学习，1926年学成回国。自1926年至1952年，潘先生先后在上海、长沙、昆明和北京等地多所大学任教授，并先后兼任清华大学、西南联大教务长、社会系主任以及清华大学图书馆馆长等职。1952年全国院系调整，潘先生调入中央民族学院从事少数民族历史的研究；1957年被错划为人类学、民族学界著名“五大右派”（另四位是吴泽霖、黄现璠、吴文藻、费孝通）之一。1966年“文革”开始，潘先生即不断遭到迫害，最终于1967年6月10日病逝世于费孝通怀中，享年68岁。

潘先生终身致力于“强国优种”事业，倡导民主自由思想。其中西文化造诣之深、涉及学科领域之广，治学视野之广阔、学术素养之渊博，直与陈寅恪等宗师并列，堪称学界翘楚。潘先生游刃于人文、社会及自然等诸学科之间而游刃有余，所提之“人文史观”“新人文思想”，在中国知识界影响深远。

潘先生一生涉猎广博，在性心理学、优生学、社会思想史、家庭制度、人才学、家谱学、民族历史、教育思想等领域都有非凡的造诣，著有《冯小青考》（1927年）、《中国之家庭问题》（1929年）、《明清两代嘉兴之望族》（1947年）、《优生原理》（1949年）等，另有译著《性心理学》（1944年）、《人类的由来》（1967年）等。

三

1920年，时年20岁的潘光旦在清华学校上学，读到了霭氏的《研究录》，为之拍案叫绝、推崇备至，从此自称是他的私淑弟子。潘先生留学归来后，发现国内愚昧的性观念普遍存在，急需启蒙；另一方面，大量胡编乱造、鼓吹“性解放”的读物泛滥。有鉴于此，1934年，潘先生特地从《研究录》中选译了可以独立成篇的《性的教育》《性的道德》并做注。1939年年底，潘先生开始着手翻译《性心理学》，至1941年底译毕，历时两年，算是完成了这桩二十年的夙愿。

潘先生认为，读者在阅读译著时，应当觉得是在读一本中国书，“和原文的中国书分不出来，越是分不出来，便越见得译笔的高明”。为此，潘先生凭借深厚的国学功底，从浩如烟海的古代典籍中寻找了一批例证，作为这部名著的注释，还特意写了《中国文献中的同性恋举例》一文作为本书的附录。这十余万字的注释和附录，主要内容是从性心理学的角度，从中国传统文献、稗官野史中寻找材料进行整理、分析，使之形成对《性心理学》的印证、补充和修正。

也因此，学术界认为，潘先生的《冯小青考》，以及译著《性的道德》《性的教育》和《性心理学》译注，树立了中国性文化史上的四块丰碑。潘先生也被誉为“20世纪中国性文化史上的第一流人物”，他们说：奠定西方两性之学基础的是霭理士，而“接住这个火把，把它传到中国这片土地上来的，是潘先生”。

四

1934年8月及9月，《性的教育》《性的道德》相继由青年协会书局初版于上海，本书第二篇、第三篇即以此为底本。1944年，《性心理学》初版于云南；1946年起，商务印书馆先后在重庆及上海出版此书，本书第一篇即采用商务印书馆1949年上海第四版为底本。

本书最为精彩的部分乃是译者做的十万余字注释。这些注释原来都集中在章节之后，因篇幅较长，对照正文阅读时，需要前后翻页，颇为不便，故编者特意改为脚注（特别长的改为文中注）。

文字编校方面，仅改正了原版中明显的错字，人名、地名采用今译，便于读者理解；有国家标准的字词，按国家标准修改，未作规定的则不做改动，最大可能保持作品的原貌，以保证读者读到原汁原味的“至今无人超越的扛鼎之作”。因编者水平有限，如有不妥之处，敬请读者朋友们批评指正。

在本书编辑过程中，如下人员提供了帮助，在此谨表谢意（排名不分先后）：

王丽　王傲雪　叶红婷　田宝国　齐小雷　吕文俊　李世忠　刘三红　刘元旭　刘龙勇　刘佳　刘铭　刘珺　陈利红　陈辉　陈瑛　陈凯　陈露　张雨　张伟　李志恒　李明波　吴茜　陆娟　杜丹艺　肖爱莲　杨春秀　罗礼华　罗园月　范桥平　范敦海　施忠岳　胡浩　赵纯爱　柳红娟　高跃飞　夏萍　徐小平　徐宝良　梁江丽　龚建伟　隆琦　曾丹　彭婷　廖雯丽

目录

性　心　理　学

第一篇　性心理学

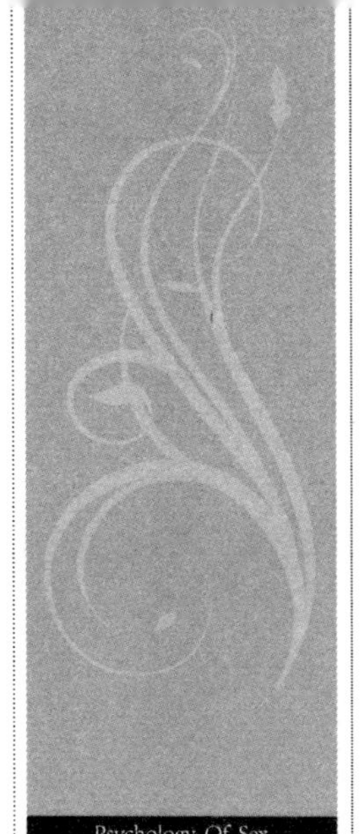

第一篇

性心理学

译注霭理士
《性心理学》稿梓成自题

一

二《南》风教久销沉，
瞎马盲人骑到今；
欲挽狂澜应有术，
先从性理觅高深。

二

人生衣食住行私，
墨翟而还孰费辞？
礼失野求吾有意，
风流霭氏是良师。

三

私淑于今二十年，
狂言惊座敢先传；
独怜孺子披猖甚，
一识相思百事蠲。

四

发情止礼对谁论？
禁遏流连两议喧；
漫向九原嗟薄命，
人间遍地未招魂。

五

我亦传来竺国经，
不空不色唤人醒；
名山万卷余灰烬，
何幸兹编见杀青。

三十三年九月，光旦

译者序

像霭理士（Havelock Ellis）在本书第三章里所讨论到的种切，译者是一个对于性的问题很早就感觉到兴趣的人，既感觉到兴趣，就不能不觅取满足这种兴趣的方法；在三十年前的环境里，向父母发问是不行的，找老师请教也是不行的，小同学们闲话，虽时常涉及这个问题，但偶有闻见，也是支离破碎的一些，足以激发更大的好奇心，而不足以满足正在发展中的知情两方面的欲望。

当时只有一条可以走的路，就是找书看，并且还不能冠冕堂皇地看，而必须偷看；所偷看的，不用说，十之八九是性爱的说部，而十之一二包括性爱的图画。记得在10岁前后到20岁的光景，这一类的东西着实看得不少。性爱的说部与图画也许有些哲学、道德以及艺术的意义，至于科学的价值，则可以说等于零。

在这个时期里，译者所看到的唯一有些科学价值的作品是一个日本医师所做的一本关于性卫生的书，那是先君因赴日本考察之便带回来的。译者那时候大概是12岁，先君也看到译者在那里看，并且很开明地加以鼓励，说这是青年人应当看而童年人不妨看的一本书。先君的这样一个态度，对于译者后来的性的发育以及性的观念，有很大的甄陶的力量，这在译者后来的《性的教育》一本译稿里，曾一度加以论及，认为是最值得感谢与纪念的。

译者最初和霭理士的作品发生接触是在1920年，那时候译者是20岁，正在清华学校高等科肄业。在清华当时就比较很丰富的藏书里，译者发见了霭氏的六大本《性心理学研究录》（*Studies in the Psychology of Sex*，当时全书共六册，后来到1928年，霭氏又增辑了一本第七册）。不过这部书在那时的学校环境里还是一部不公开的书，平时封锁在书库以外的一间小屋里，只有教师和校医可以问津，所以费了不少的周章以后，才逐本地借阅了一遍。别的同学知道以后，当然也有向译者辗转借看的，但大概都没有译者那样的看得完全。青年人处此境地，自不免有几分自豪，甚至有以小权威自居的心理。当时也确乎有不少的同学就自动恋和同性恋一类个人的问题向译者讨教，译者也很不客气地就所知逐一加以解答。至今思之，真不免哑然失笑！

又过了一两年，译者又有机会初次和弗洛伊德（Sigmund Freud）的精神分析论和此论所内含的性发育论发生接触。记得当时读到的他的第一本书是《精神分析导论》（*A General Introduction to Psychoanalysis*），不用说，也是在书库里自由搜索的一个收获。同时，因为译者一向喜欢看稗官野史，于是又发见了明代末叶的一个奇女子，叫做冯小青，经与弗氏的学说一度对照以后，立时觉察她是所谓影恋（见下文第三章第六节）的绝妙的例子，于是就借了梁任公先生在“中国历史研究法”班上责缴报告的机会，写了一篇《冯小青考》。译者出国游学后，曾经把它寄交商务印书馆的《妇女杂志》一度发表；后来归国，又把它扩充成一本小书，交新月书店出版，易名为《小青的分析》，再版时又改称《冯小青》，现归商务印书馆。这是译者对于性问题的第一次的研究尝试，所以敢在此一提。这一次的尝试事实上和霭理士没有关系，霭氏关于影恋的一篇论文发表得很迟，我们在《研究录》第七辑里才见到它。不过见到以后，译者也曾把霭氏的理论和小青的实例彼此参证，倒也没有发见什么抵触就是了。

译者游学和游学归来后最初的几年里，因为忙着许多别的题目的研习，没有能在性的问题上继续用什么功夫。固然，所谓别的题目，也大都不出人文生物学的范围，而和性的问题多少有些牵连的关系。不用说，和霭理士也不免增加了好几分的契阔。不过，在这时期里，契阔则有之，忘怀则没有。至少有三件小事可以作证。

（一）断断续续地阅读过好几种霭氏的其他的作品，其中至少有两种是和性的问题有直接关系的，一是《社会卫生的任务》（*The Task of Social Hygiene*），一是《男与女》（*Man and Woman*）。

（二）在有一个时候，有一位以“性学家”自居的人，一面发挥他自己的“性的学说”，一面却利用霭氏做幌子，一面口口声声宣传要翻译霭氏的六七大本《研究录》，一面却在编印不知从何处张罗来的若干个人的性经验，究属是否真实，谁也不得而知；和这种迹近庸医的“学者”原是犯不着争辩的，但到忍无可忍的时候，译者也曾经发表过一篇驳斥他的稿子。

（三）霭氏在这时候已经是一个70岁上下的人，学成名就，不但在性心理学上是一个最大的权威，在人生哲学与文艺批评的范围以内，也有很大的贡献，美国批评家孟根（H. L. Mencken）甚至于称他为“最文明的英国人”（“the most civilized Englishman”）。所以在这几年以内，坊间出版的霭氏的传记至少有两种，其中有一种译者是特地购读过的；抗战以后，书剑飘零，如今虽连书名与作者都记不起来，但当时曾经在《中国评论周报》（*The China Critic*）上写过一篇稿子，来表示我个人对于霭氏人格的敬慕，叫做《人文主义者的霭理士》（*Hanlock Ellis as A Humanist*）。

译者并不认识霭氏，也始终不曾和他通过信；但二十年来，总觉得对他要尽我所能尽的一些心力，总好像暗地里向他许过一个愿似的。以前学问的授受，有所谓私淑的一种，这大概是一种私淑的心理罢。至于译者所许的愿，当然也是一般私淑的门弟子所共有的，就是想把私淑所得，纵不能加以发扬光大，也应当做一些传译的工作。七大本的《研究录》，价值虽大，翻译是不容易的，事实上也似乎是无需的，因为，有到可以读这全部《研究录》的学力的人，大抵也懂得英文，无须传译；也因为，《研究录》是一种细针密缕的作品，最适宜于阅读与参考的人是医师、心理学者和其他有关系的学术专家，对于一般的读者，总嫌过于冗长，过于烦琐。上文所提的那位“性学家”就根本没有考虑到这一层，否则他决不会把他想翻译这部书的宏愿轻易发表出来。

不过七册之中，第六册或第六辑是比较例外的。它的内容固然是和其他诸辑一样的冗长烦琐，但题材不同，每一篇论文都代表着性与社会的关系的一个方面，即在一般的读者也一定会感觉到不少的兴趣。所以在民国二十三年的春季，译者特地选译了两篇，《性的教育》与《性的道德》，每篇成一本小书，交由上海青年协会书局出版。以此比霭氏的等身的著作，可以说是腋之于裘，勺水之于沧海，但历年私许的愿，总算是还了一些了。

译者在翻译这两篇论文的时候，时常联想到以至于抱怨着，霭氏为什么不另写一本比较尽人可读的性心理学，一面把《研究录》的内容择要再介绍一过，一面把《研究录》问世以后二十年里这门学问所已获得的新进步补叙进去。原来在这二十年里，性心理学有过不少的发展，而此种发展又不止一方面：一是由于精神分析学派的继续努力；二是人类学中所谓功能学派对于比较单纯民族性的生活的调查与研究；三是医学界对于个人性生活的统计的搜集与分析。这三方面的发展霭氏本人虽没有直接参加，但霭氏对于它们多少都有几分启发与感召的影响，并且始终曾经极关切地加以注视。

其实译者在作这种想望的时候，霭氏已经写好了这样的一本书，题目就叫做《性心理学》（*Psychology of Sex*），并且在英美的出版界已经流行了一年之久！中国坊间对于西文原版书的运售是一向落后的，教科书如此，非教科用的一般课余或业余的读物尤其是如此，所以一直等到民国二十三年秋，译者到清华大学任教，才看到这本新书，那时候它和世人相见已经快有两年的历史了。

译者多年来许下的愿到此该可以比较畅快地还一下了。还愿的心早就有，还愿的心力自问也不太缺乏，如今还愿的方式也有了着落，但是还愿的机缘与时间却还未到。教读生涯本来比较清闲，但加上一些学校的行政，一些零星研究与写作的需要，荏苒六七年间，也就无暇及此。一直到抗战军兴，学校播迁，零星研究既少资料，短篇写作又乏题材，于是又想到了霭氏的这本《性心理学》，译事于二十八年十一月十三日开始，至三十年十一月二十七日竣事，两年之间，时作时辍，有间断到三个月以上的，但最后总算是完卷了。记得霭氏在《研究录》第六辑的跋里，第一句就引一位诗人的话说："天生了我要我做的工作现在是完成了。"（"The work that I was born to do is done."）译者不敏，至少也不妨说："我二十年来记挂着的一个愿现在算是还了！"

《性心理学》原书包括序文一篇，自绪论至结论凡八章，除绪论不分节外，每章分两节至十节不等，名词注释一篇，最后是索引。索引照例未译，名词注释分别见正文中，未另译；序文最后三段未译，原因见译者附注，其余全部照译，丝毫没有删节。

译笔用语体文，于前辈所持的信、达、雅三原则，自力求其不相违背。译者素不喜所谓欧化语体，所以也力求避免。译者以为一种译本，应当使读者在阅读的时候，感觉到他是在读一本中国书，和原文的中国书分不出来，越是分不出来，便越见得译笔的高明。往年译者摘译美国人文地理学家亨丁顿（*Ellsworth Huntington*）的《种族的品性》（*The Character of Races*）和传教士明恩溥（Arthur Smith）的《中国人的特性》（*Chinese Characteristics*）（今均辑入《民族特性与民族卫生》一书中），后来译《性的教育》与《性的道德》两文，也力求不违反这样一个旨趣。至于这个旨趣究属对不对，是要请读者及其他作译事的人加以评论的。

本书约34万言，其中约10万言是注和附录。注分三种：一是霭氏原注，占十分之一不足。二是霭氏所引用的书目。这又分两部分，一部分是见于《性心理学》原书的，比较的很简略，一部分则见于《研究录》，由译者就可以查明的查明辑入。这第二种注约占十分之二。三是中国的文献与习惯中所流传的关于性的见解与事例，所占当在十分之七以上。这当然是就译者浏览与闻见所及斟酌辑录，意在与原文相互发明，或彼此印证，也所以表示前人对于性的问题也未尝不多方注意，所欠缺的不过是有系统的研究罢了。关于同性恋，资料较多，若完全放入注中，颇嫌其分量不称，所以又作了一个附录。

霭氏于去年作古，他的自传《我的生平》（*My Life*），也于去年出版。译者于去年9月杪就从友人处借到这本书，读完以后，还留下一些笔记，准备替他做篇小传，附在本书后面。但是不幸得很，这一部分的笔记，后来在路南石林之游的旅途中全部失落，原书又已交还友人，如今远在几千里外，一时无法再度借读，补此缺憾！今目录附录中虽列有《霭理士传略》一目，恐最早需再版时才有兑现的机会。

民国三十年十二月，潘光旦

原　序

我以前做性心理学的研究，前后曾经出过七本《研究录》；读到过这《研究录》的人时常谈起最好再有一本篇幅较少、内容比较简括的书，来做一个引论。他们说，普通做医生的人或青年学生，寻常的工作够忙了，再要教他来精研熟读大部头的《研究录》，事实上是很不可能的；何况，在他们看来，性心理学多少又是一种额外的学问而不是非读不可的呢。不过，性的题目，就精神生活与社会生活的种种方面看来，毕竟是一个中心的题目；到了今日，它的重要性也多少已经为一般人所公认，甚至于过分地受人重视。[1]从事于医学卫生的人要不加注意，事实上也有所不可能，他不能像他们的前辈一样，把这题目搁过一边，而还可以照常从事他的工作；即使他不搁过，而予以适当的注意，事实上也不至于受人批评，认为这种注意是不切题的或有伤大雅的。普通从事于医学卫生的人固然都懂得一些性的解剖学、性的生理学和性的病理学，但就目前的需要而论，这是断断乎不够的。

这一番读者的见地我是很同意的。我一向觉得医学卫生的教育，在这一点上实在显得贫乏和空虚，不能不说是一个大缺

[1] 作者这句话是有些皮里阳秋的。在西洋，像在中国一样，很有些人在性的题目上大吹大擂，而借此赚钱的。这些当然是对着借了科学艺术的招牌而大讲其所谓“性学”的伪君子说的，至于专写诲淫文字的真小人，那就很容易认识，无须特别提出了。

陷，而这缺陷是很令人伤心的。五十年以前，当我自己学医的时候，性的心理方面的研究是完全没有这回事的。在我的妇科学的教师的眼光里，性的功能，无论是常态的或病态的，只是纯粹的体格方面的事；当时只有一件事多少还有一点心理的意味，就是，他们警告我们不要听从生育节制一派的胡言乱语——只有这绝无仅有的一件事，所以我到如今还记得。从那时候以来，我们总以为我们已经有很大的进步了。其实不然，我们有的进步都是很零碎的，这里一点，那里一点，要在任何国家找一些比较普遍的或显著的进步，就不可能了。近在二十五年前，法兰克尔（Fraenkel）就说过："大多数的妇科专家实际全不了解什么叫做性。"范·特·弗尔德（Van de Velde）以为这话到现在还适用。固然我们也得承认，我们如今也有少数很有荣誉的例外。近年来的医科学生也对我说，他们在性功能的心理与生理关联的方面，和这方面的容易因刺激而发生紊乱和变态，以及这方面应有的卫生，他们一点也得不到教师的讲解。近代的医学校里还是保留着不少的古代的迷信，而医科学生所得到的待遇大体上也很像一百年前小学儿童所得到的待遇，那时，教师对他们真是恭敬极了，恭敬到一个程度，连植物学都不敢教给他们，植物不也有雌雄的么？

经过比较长时间的踌躇之后，我最后决定写这本小小的手册，现在算是完成了。我用不着说，这本书的用意，并不在替代我那七本较大的作品，也不预备就它们的内容做个总结。有人说过，那七本的内容大部分是讲性的病理方面的，那是一个错误。我敢声明，那七本拙作和前人著作不同之点，就在它们能特别注意到性现象的常态。在这一点上，这本小册倒是和它们相同的。以前有不少的变态的人到我这边来商讨他们各自的问题，我的研究经验当然有一部分就用他们做依据，那是不错的，但是主要的根据，还是我对于常态的男女的认识，我对于他们日常生活里种种问题的认识。同时，我以前也再三说过，常态与变态之间，是没有很分明的界线的；一切所谓常态的人多少总有几分变态，所变的方向尽有不同，其为变态则一；同时，所谓变态的人也为许多基本的冲动所支配，和常态的人一样。

有人说得很对："科学探讨的目的是要把用实验的方法所能表证的种种事实，用数学的符号表白出来。"我们距离这目的还很远。我们目前所已达到的不过是第一个阶段，固然也是一个必要的与有用的阶段，就是，把性心理学看做自然历史的一个部门。假使我们再想推进一步，则便有如弗洛伊德所说的我们便到处可以遇见许多疑难的问题了；弗氏是一位很有造诣的性心理学专家，这句话是他毕生研究后的一个观察，当然是很对的。（弗氏语见《导论演讲集》第二集的序言）

因此，我对于这本小小的册子不用说什么抱歉的话，它是简单的、概括的。也许因为它是简括的，它更容易达到医学界的读者与学生的手里。这本书原是为了他们写的。不过，人人有性别，也人人有性的问题，这本书的对象当然也并不限于医学一界。有一部分的基本的事实，是谁都应当熟悉的。我在这本书里所能做的，不过是供给一些线索，好教有志于深造与应付前途更复杂的问题的读者，知所问津，至于这些问题的本身，本书旨在入门，当然是无法充分加以考虑的。

这些问题可以牵扯得很远。德国著名的妇科专家希尔虚（Max Hirsch）不久以前曾经说过，性的科学——也有人叫做性学——和医科的大部分别的学问不一样，就是它的范围很难确定，它的边疆是没有一定的界石的。从它的中心射出了许多光芒来，光芒所达到的，不止是一切医科的部门，并且是邻近许多表面上和医科很不相干的学术领域，甚至可以说和全部的人类文化都有联带的关系；顺了光芒走，我们可以接触到许多传统的思想和习惯；道德和宗教也可以影响到它。我们也许记得勃拉德福德（Sir John Rose Bradford）的一句话，我们如今所称的医学，就广义言之，实在是等于一门“人类的自然志”。性的科学当然是医学的一部分，自无怪其与人类生活的各方面都有关联了。

根据上文的说法，可知一个人要从事于性科学的研究而有所成就，必得有很深的阅历和渊博的知识；还有两个条件也是必不可少的，一是专门的训练；二是特殊的性情。近年以来，也已经有不少的人涉足性科学的领域里来，但是他们的踪迹与探寻的结果，是难得有几个禁得起盘查的。要从这性科学的田地里捡觅一些有利的东西出来，实在不是容易的事，所以任何尝试的人在涉足以前不妨对于他本人的能力，多多地考虑一下。我在写这本小书以前，也许已经考虑得够多了，踌躇得够久了，但我本人并不觉得太多太久；这是一本志在提供指南的书，我又何敢轻于尝试呢？[1]

---

[1] 按：原序在这后面犹有文字三段：一旁论作者对于精神分析学派的态度，二叙作者对于下文参考书目中专用英文书目的缘故，三说明作者于下文中曾节用他以前所作而曾在它处发表过的文稿。这三段对中国读者，都比较的不关宏旨，所以删去未译。

最后，我应当再说明一下，本书所论的性心理学，指的是性冲动或性能的心理学，和两性的各别心理学并不是一回事，至于两性的各别心理学，我以前在《男与女》一书里，已经充分地讨论过。[1]

哈夫洛克·霭理士

[1] 《男与女》也是作者网罗很广的一本著作，1904年初版，1929年修正版。

第一章　绪论

常态的性心理学、变态的性心理学与性卫生学，是当代很能唤起一般人注意与兴趣的学问。这种注意与兴趣，在二十世纪以前，可以说是梦想不到的。今日的青年男子，对于性的作品或文献，往往知道得很多，谈起来头头是道，而青年女子对这个题目也是富有探讨的精神，不再表示那种回避与忌讳的态度，这在她的老祖母看来，可以说是绝对的亵渎神明的一回事。[1]在不多几年以前，一个人若从事于科学的性的研究，在一般人的眼光里，这个人至少是有不健全的倾向的，甚至于是根本上有恶劣的癖性的。但在今日，性心理学者与性卫生工作者是很受人欢迎的一种人，而欢迎得最热烈的，往往是一些提倡私人道德修养与维护公众道德原则最有力的一批人。

这种社会态度的变迁固然和医学的发展有关，但除了最近几年外，医学界的贡献实在不能算大。这种变迁大约开始于一百年以前。最初在德、奥两国，后来在别的国家。当时的开山祖师无疑的是几个医师，但他们是孤立无助的，其他同行的人，狃于成见，十九不免以白眼相加。在医科的训练中，性心理与性卫生是没有名分的。性生理学的地位几乎是同样的低微。一直要到二十年前，医学界才有第一本真正

---

[1]　这种忌讳的态度，在中国要好些。中国以前固然也说不上什么性的教育，但父之与子，母之与女，多少总有些根据经验的告诫的话：女儿在月经初来的时候与将近出阁的时候，做母亲的总要留一番心，说几句话。

科学的和包罗够广的性生理学与世人相见，这就是马夏尔（F.H.A.Marshall）的那一本。[1]

通常大学里的生物教本既根本不理会性的解剖与性的生理，仿佛性的机能和动物的生活没有一点关系，医学校里的教本也就完全不理睬性心理究竟是什么东西。这种精神是一贯的。不过这么一来，一个医生，在他诊治病人的时候，所必需的这方面的科学知识，往往还不及病者本人所知的多。有时候他不但吃知识不足的亏，甚至弄出人命乱子来，并且到处受陈腐的成见与习惯的束缚而莫名其妙。为了掩护他的讳莫如深的态度，他往往乞灵于宗教与道德的信条；殊不知当初有一位基督教的教父早就明说过，凡是上帝创造而不引以为羞耻的东西，我们也不应当引为羞耻而不说。这些医生，名为奉教极笃，连这一类的话都记不得，实在可以叫人惊异。

这种知识的缺乏与忌讳的态度还造成一种更严重的恶果，那就是将有性的精神变态的人认为是“邪气所钟”而把他的变态叫做“邪孽”（perversion），因此就把这种人不分青红皂白地叫做“邪孽之人”（pervert）。一般人对邪孽与邪孽之人只有一个态度，就是如见蛇蝎，避之唯恐不速。因此，性变态的人去访求医生是只有失望的一途的。医生不是告诉他说，他的病症无关紧要，可以不必治疗，就是根本认为他有恶劣根性，无可救药。在以前，这种例子是很多的。失望的例子一多，去访求医生的性变态的人便渐渐地少起来，于是便有一部

---

[1] 马夏尔著有《生殖的生理学》一书，是这方面的一本名著。

分极有经验的医生也往往对人说，性心理变态的例子是极难得的，他本人几乎没有遇到过。

这种见正不见邪的态度无疑的也有它的用处。一个医师，模模糊糊一口咬定人世间只有正常的东西，而对于变态的东西，故作不闻不见，这多少对病人也是一个良好的刺激，多少有一点点感化的力量，教他往正道上走。不过我们要晓得，精神的健康和身体的健康，在这一方面是理无二致的。在设法恢复常态以前，医生对于一个病人的变态，应得有一个精确而明智的了解。我们要他前进到一个目的地，我们总应该先知道他目前所处的是怎样的一个起点。应付身体的变态我们便应如此，更何况所谓精神的变态，其范围之广且不易捉摸的程度，又在身体的变态之上呢？更有进者，一部分的精神变态，其程度往往不深，不妨看做尚在正常范围以内，而所谓正常的范围又大率因人而微有不同。要了解一个人的正常范围，我们在观察他后天的行为而外，更需推寻他的先天的性心理方面的素质。否则，治疗的结果，表面上好像是把他引回了正路，而实际上这条正路也许是张三或李四的正路，而不是他的正路。

因为我们对于性变态的了解不深，我们才有种种很随便、千篇一律而实际上很不相干甚至于会闹乱子的应付方法。例如，我们喜欢替这种人出主意，教他结婚，以为结婚之后，变态可以不药自愈。[1]这种主意有时是出对了。但若我们对于一个人的变态的

[1]　这一类的主意中国人也喜欢出，一个人患早熟癫或俗语所谓桃花痴，一般的亲戚朋友总以为结了婚会好，就乱出主意，劝他家里替他结婚，结果十有九个是非徒无益，而又害之。

具体情况没有充分的了解，这种主意虽好，在起初总是乱出的。试问我们有什么把握来预测这主意一定会发生效力？试问出了更大的岔子又怎么办？这一番警告可以适用于一切主意与乱出主意的人。性是一个通体的现象，我们说一个人浑身是性，也不为过；一个人的性的素质是融贯他全部素质的一部分，分不开的。有句老话说得很有几分道理："一个人的性是什么，这个人就是什么。"我们不懂得这一点，而要替旁人在性生活的指导上出主意，是枉费心力的。一个人本人有时候还认不清楚他的性的本来面目，他也许正经历着青年期里的一个不大正常的阶段，但这是很暂时的，他若少安毋躁，终于会达到一个比较正常与恒久的状态。或许，因为某种特殊过分的反应，他把他本性里的一个不很重要的冲动错认为主要的冲动。要知凡是人，都是许多冲动组合而成的，有正常的冲动，也有不大正常的，而在性的方面所谓正常的人未必一定得天独厚，也不过是能够把一些不大正常的冲动加以控制罢了。不过就大体言之，一个人的性的素质是无微不至的，是根深蒂固的，是一经成熟便终身不移的，并且大部分是先天遗传的。

同时，我们在指定先天与后天的界限的时候，也应该特别小心。一方面，我们得承认所谓后天也许并不太后，至少比以前的人所相信的要先得多。而另一方面，所谓先天，往往又是非常奥妙或非常隐晦，也许终其人的一生，也没有被人发见。不过，就大体而论，先天与后天，或遗传与习惯，是分不开的；一粒种子所以能生发的缘故，正因为碰上了适宜的土壤。在这里像在别处一样，那成就不应单独归功于种子，也不应单独归功于土壤，而应归功于两者的相得。同一父母的孩子，根据孟德尔的遗传法则（Mendelian Inheritance）的道理，往往表现很不相同的品性，即所发展而活动的未必是同样的种子。不久以前，伦敦儿童导育所的监督曾经说过：同样的一个刺激或一种压力可以叫哥哥偷东西，而叫弟弟异乎寻常地怕羞。遗传与环境相与的道理，是异常复杂，非专重遗传或专重环境的人所能片言决定，也就由此可见了。

这一番考虑也可以帮我们或医生的忙，教我们为性心理变态者出主意的时候，更可以审慎一些，甚至于可以限制我们的主意或劝告对于病人所能发生的影响。性的冲动原是比较不容易接受治疗的影响的，至少比饮食的冲动要难。这其间又另有一个原因。本来，性冲动在许多情况下也是可以加以指导和控制的，有些人不愿意承认那么多，固然是眼光短浅，但实行起来也不是可以漫无边际的。性冲动所受的宗教、道德与社会习俗的牵制，要远在饮食的冲动之上，远得几乎无法相比。性冲动所走的道路，不是这条被宗教堵上，便是那条被道德塞住。一小部分的医生到如今还主张这一类堵塞的力量是可以不管的。他们说“我们是医生，和道德习俗没有关系”，只要对病人有利，他们就劝告病人怎样做，道德或习俗要说什么话，只好由它们说。不过这种态度与行为是很浅见的，它可以把病人弄得很难堪，左也不是，右也不是，它可以造成种种矛盾与冲突，对于病人的病，有时候非徒无益，而又害之，旧病未去，新病又来，而新的比旧的还要难治。要知道性冲动有一个特点，和饮食冲动大不相同，就是，它的正常的满足一定要有另外一个人帮忙。讲到另一个人，我们就进到社会的领域，进到道德的领域了。任何方面的行为，谁都没有权利来损人利己，谁也没有权利替人出损人利己的主意。为病人个人着想，假如我们把利害的“利”字用包罗最广与最合理的眼光来看，损了人也决不会利己，良心与道义上的谴责对他便是大不利的一件事。这一类的考虑，一个有见识的医生是不会忽略过去的。尽管他打定主意，他对于病人的劝告不肯从俗浮沉，与时俯仰，他还得尊重一部分善良的风俗习惯。这些考虑也是很真切而极关紧要的，它们是我们传统社会生活的一大部分，融通贯注在社会生活里面。因为有这些考虑，一个医生要称心如意地、不顾一切地根据生物科学的知识，来开些性心理方面的方子，十有九个是不可能的。[1]在这种情势之下，他当然不免有束手无策的痛苦，一个病人摆在他前面，请他治疗，而这病人所以致病的因素，却全不在他的控制能力之下，也难怪其无所措手了。不过他应该知道，假如一个病人的病是工作过度或营养不足的结果，试问他对于所以造成工作过度与营养不足的种种因素，又何尝能控制呢？他虽不能控制于先，他还得设法诊治于后，不是一样的吗？

同时，我们还有一点应当注意到，病人的道德环境固然不应漠视，我们却也不应该陷入反面的错误，就是把道德环境看做一成不变、动摇不得。道德标准是不断在变迁的。今日所认

[1] 西洋医师遭到这种症候，认为性交合也许可以治疗，就教病者去寻觅这种机会，所以作者才有这一番很负道德责任的议论。

为合乎道德或至少可以通融的许多东西，在五十年前是很不合乎道德，只可以暗中进行而不许公开的。今日有许多著名的医生，适应着新的环境，在性的方面公开地著书立说，启迪后进，若在几年以前的环境里，他们即使关了门也是不敢讲的。所以就大体而言，医学界对于道德环境的转移，也未尝没有他们的一部分贡献；医学界的任务既在为社会图谋福利，为民族增进健康，这一部分的贡献当然也是应有的事。但是做医生的人所应注意的毕竟还是每一个病人的具体的处境。

经过这一番讨论之后，可知我们对性心理有变态的病者，可以无须过于悲观，更不应看做逸出医学范围之外；悲观或不闻不问的态度总是一个错误。事实应该是适得其反，性心理的病态，正唯其是心理的、精神的，在治疗的时候是可以试用一些间接方法的。这种方法，如果用于偏重体质的病态，或用于直接影响所以造成体质的病态的因素，比如工作过度或营养不足，就不行了，在这方面医生的直接方法也常常无能为力。这种间接的方法，或不用药物的方法，往往是很有几分效力的。一个医生和性变态的病人一度接谈以后，在医生方面，也许正感觉到一筹莫展，而在病人方面，则已经在暗地里表示极诚恳的感激。原来，接谈的结果，他确乎是比以前有进步了。这种结果不一定是由于暗示的力量，而是由另一种相反而同样是自然的力量，就是在接谈之顷，病人多少有一个机会自动地把他的问题交托给医生，而把他的积压着的心事，倾筐似的从意识里宣泄出来，结果是精神上的积压减轻了，紧张松弛了。这便是弗洛伊德[1]的全部精神分析方法的一个起点。在病人对医生和盘托出作自白的时候，尽管医生不发一言，只要他能静心听取，表示充分的理解与同情，他已经多少尽了他的治疗的责任。病人的性冲动，纵不因一两次的接谈而恢复常态，至少他的变态的程度减轻了，闹乱子的机会也减少了，他的一般精神生活多少也归还到它应有的和谐与平衡的状态。天主教里发展得很完备的认罪与赦罪一类的宗教制度也建筑在这个心理原则之上，尽管它同时有别的用意，但对于认罪的人的益处，总是一样的。有许多性心理上有问题的人，不信任医生会对他表示什么同情，往往直接向牧师请教，不管这牧师的宗派如何，但须能给他一个自白的机会与同情的慰藉，他的问题就解决过半了。这一种精神治疗的入手方法，用在解决性心理方面的紊乱特别奏效，也正是做医生应有的一套本领，假若把它看做宗教的一种仪节或看做和走江湖的催眠或其他暗示的方法同属一丘之貉，从而加以鄙薄，那就不对了。不管我们对弗洛伊德学说的发展怎么看，是他亲手证明的也罢，是经由别人证明的也罢，他的特殊贡献之一便是很早就承认这一种精神治疗的用处，很早就发现精神治疗的一大秘诀，和画家与雕塑家的秘诀一样，是不但要向对象头上加些东西上去，并且要从对象里面取些东西出来。从一个病人中间取出不少莫须有的积压与屈而不伸的情绪来，从而恢复他的精神生活的常态，不就是这种手法吗?

---

[1] 详见弗氏所著《精神分析论导论演讲集》。

第二章　性生物学

第一节　性的物质基础

生殖是生物界极古老极基本的一个功能，所以行此功能的机构也是非常复杂，虽在今日，我们还未能完全了解。生殖不一定与性有关，性亦不一定与生殖有涉，但是性器官与性特征的充分发展，好比全身的发展一样，是建筑在配子或生殖细胞——男子的精细胞与女性的卵细胞——的健全之上的；所谓健全，指的不止是双方生殖细胞的本身，而是包括受精作用后产生的合子或胚胎与后来胚胎的全程发育而言。性是什么？就是最高的性研究的权威也轻易不敢下一个定义。但我们不妨解释一下。性的决定是和细胞里的所谓染色体有关的。在生殖腺里尚未分化的生殖细胞中，染色体早就有它足以断定性别的组织。细胞在静止的状态中，所谓染色体还不成其为体，而是细胞核里的一部分的成分，就叫做染色质；到了细胞分裂的时候，染色质才凝聚成若干条形或棍状的物体，而自动地排成一种阵势，这才是染色体。染色体的数目因物种而有不同，但在同一物种之中，这数目是不变的。人类实在都属于一种，所以不论黄种人、白种人或黑种人，也不论男女，这数目是一律的。[1]不过男女之间有一对染色体是不一

[1]　中国旧有阳奇阴偶的说法，今就染色体的数目而言，不能不说是一个巧合。下文乾道坤道云云，不用说是译者添上的。

样的，这一对，在女的方面，细胞学者叫作XX，而男子一方则叫作XY，而其中的Y比较短小，可以分辨出来，这就是性别的关键所在了。这不单是人类男女之所由区别，也是一切哺乳动物的牝牡相异的原因（其在鸟类，则雌雄之分适得其反，即雌为XY而雄为XX，或别称为WZ与ZZ）。这里所讲的是一般身体细胞与未成熟的生殖细胞的情形。但生殖细胞一到成熟而分裂的时候，又有些新花样出来了。它们实行减数分裂。分裂的结果，两个子细胞或配子各得每对染色体中的一条，至于得哪一条，就完全是碰巧的事了。因此，雌性动物经过复杂的步骤生成的雌配子或卵细胞只有一种，即凡属卵细胞皆含有X染色体，而雄性动物经由类似的过程生成的雄配子或精细胞则有两种，一种含X，一种含Y，当性结合而发生受精作用的时候，假如含有X的精细胞与卵细胞遇合，则两X相偶，成为坤道之女，假如含有Y的精细胞与卵细胞遇合，则成为乾道之男；男女的性别就是这样决定的。这里也是男女的性别一生发育的起点。（经过埃文斯与斯威齐二氏详尽的研究，已经把这个问题廓清了）按照现在大家公认的孟德尔氏遗传法则，性别的决定和发育往往有各种各样的变异现象，由于本书的范围有限，我无法在此作过细的叙述。有关孟德尔式遗传过程的知识，最初是由研究低级的生物取得的，而在人类方面的这些遗传过程则表现出更多的也更复杂的变异。

总之，性是在成胎之顷便决定了的；可见社会上想在胎期内影响性别的种种方法，全都是无的放矢，我们搁过不提。[1]不过，男女之间的鸿沟也不是画得极清楚的。我们得假定男性中可以有几分女，或女性中有几分男，这几分到底表现不表现或表现到什么程度，就要看情形而定了。遗传家葛吕（Crew）说得很对，“在每一个受精的卵里，不论其性染色体的组织是XX或XY，总具备一些发育推动力的物质基础，这种基础和发育推动力是多端的，有的要推动这个个体向男性的型式分化，有的要推动向女性的型式分化。”[2]

要说性染色体而外的这方面的知识，我们就得叙到所谓内分泌腺的作用了。腺学的发展还是本世纪以内的事，它和性心理学的关系是非常密切的。

打头我们就可以说性也是腺的组合所决定的，即许多内分泌腺之和所决定的。接着我们要说的一点可以说已经是确定的：在腺组合之中，假如睾丸真能处于一个中心的地位，而腺组合的活动受它领导的话，这个人是不成问题的一个男子；否则，假如处于中心与领导地位的是卵巢，这人便成为女子了。这样的男女各有其正常的第一性征与健全的性器官的发展。到性发育成熟的时候，一切应有的第二性征以至于第三性征也就发展得很完备。所谓第一性征包括性器官的根本不同在内，是最容易辨别的；第二

[1] 论者谓这种左右性别的“学说”，在西洋多至250多个；在中国也不少，可惜还没有好事的人替它们统计过。

[2] 在这一点上，葛吕氏有两种文稿是值得参考的，一是他的一本专书，叫《动物的性别的遗传学》；二是一篇论文，就叫《性》，是罗斯（Rose）所编《近代知识大纲》中的一篇。

性征，如男子之有须，女子之喉音尖锐等，也是一望而知的；至若第三性征就不容易指认了，我们必须把两性的特点做一番统计的研究，才看得清楚。各级性征都可以有很大的变异。性腺与第二性征可以向间性（介乎男女之间的雌雄间性）的方向移动，其移动得特别多的，可以在身体方面或精神方面，变得像一个异性的人，甚或两方面都像。

我们现在相信这些特征，大都可以追溯到腺的作用上。腺有分泌，这种分泌又叫做“荷尔蒙”（hormone），是一种有激发的功用的化学信使。内分泌腺并没有通到外方的管子，分泌物或荷尔蒙是直接由血液输送到身体的各部的。性特征的成就是由于荷尔蒙的刺激或抑制的作用，而此种特征的变异也便由于荷尔蒙的太多，或太少，或输送的不正常而来。不但性特征如此，就是一般的体格、性情、兴趣也是一样的受荷尔蒙的支配，充其极，原来是男性的，可以弄到像一个女子，或适得其反。一种荷尔蒙的功用失常，也可以牵动其他各种的荷尔蒙。各个内分泌腺本是一个和谐与平衡的系统，到此这和谐与平衡就不能维持了。这方面的研究近来很多，也是各国都有；新的事实与新的观点是不断地在那里出现。最近的一些发见里特别注意到脑下垂体腺（piotnitary）的前叶，认为它的荷尔蒙有特殊的激发力量；肾上腺（adrenals）的重要也比以前显著了。而性腺如睾丸与卵巢，相形之下，反比以前见得寻常起来，这也许是对的。贝尔（Blair Bell）早就主张过，卵巢或睾丸的地位和脑下垂体腺、甲状腺（thyroid）等的地位没有什么高下，“大家全都是一条锁链里的一些环节。这条锁链就是一个系统，不妨叫做性殖的系统（gametal system）[1]”。睾丸所分泌的荷尔蒙，叫做“雄激素”（proviron），是对于男性第二性征的发挥有特别责任的，这一点是已经确定的了。卵巢所分泌的有两种荷尔蒙，一叫“雌激素”（cestrin），一叫“孕激素”（progestin）；这两种荷尔蒙的功用现在还不大清楚。这方面的知识离系统化的程度还早，不过从事于性心理学的人，对于当前正在进行中的许多生理的与生物化学的研究工作，至少也应当晓得一点，这种研究的结果是一天比一天多，只要翻看各种医学和生物化学的刊物，就可以知其梗概了。

我们对于这些新的发展固然无法也无须从详讨论，不过有一点我们不能不了解，就是一种生理上的变迁，在以前认为是神经系统所主持发动的，现在我们应当认为是内分泌系统所主持发动的了，至少我们认为是内分泌腺系统的主动力量不在神经系统之下；有时候，内分泌腺的活动固然也听命于神经系统，但有时候，也与神经系统很不相干，甚至于神经系统与神经中枢的活动反而受内分泌的化学的节制。

要是我们接受勃朗（Langdono Brown）的见解[2]，我们不妨说，内分泌腺是低级动物种种化学机构的器官化与系统化的精品；当初低级动物的所以适应环境，就靠这些机构。这样说来，它们的历史就在神经系统的发展之前了。内分泌腺的由

[1] 见贝氏在《英国医学杂志》所发表的《保守性的妇科的外科论》一文，1931年4月18日。

[2] 说详勃氏《内分泌腺与其联系的神经病》，载《英国医学杂志》，1932年2月6日。

来甚远，有一个很有趣的证明，就是各种分泌或荷尔蒙所从出的器官都是一些进化史上很古老的甚至是退化的结构，例如脑下垂体腺与松果腺（pineal）。同时，我们也应当记住，内分泌的来历虽古，因其激发或抑制的力量而产生的特点却是一些富有人性的特点。这一点，在几年以前，鲍尔克（Bolk）早就特别地提出来过；并且，在人类学家基思（Keith）的眼光里，人类中种族的分化与构成也未尝不是由于内分泌的作用。后来神经系统逐渐发展，以至于占到各系统的上峰，它就和这些早就存在的化学机构发生联系，尤其是它那管辖脏腑一带的最下级的部分，即所谓交感系统（sympathetic system）和副交感系统（para-sympathetic system）。交感系统，大体上是和代谢作用的谢的一方面与生理的兴奋活动有关，所以就和脑下垂体腺、甲状腺及肾上腺有联带关系；而副交感系统的功用既和代谢作用的代的方面与生理的抑制活动有关，便和胰腺（pancreas）发生了联系，同时，间接地，也和副甲状旁腺（parathyroid）发生了联系。代与谢的作用是对峙的、颉颃的，而生命的节奏就树立在双方的均势之上。性腺，即睾丸或卵巢的分泌，则和代的作用一方面有关，即和交感的神经系统及甲状腺等交相刺激。至于松果腺和胸腺（thymus），虽不是真正的内分泌腺（因就目前所知，它们并没有什么分泌），对于整个腺系统的作用，大体上是另一种的，即对于性发育有抑制的影响，而对于身体的发育，则有促进的影响。

各腺之中，脑下垂体腺实在是一个主脑：有人说过，假定腺组合是一个音乐队，它就是队长了，这比喻是不错的。这一个像一粒豆而和脑部用一根小茎连接起来的东西，古代解剖学家就看作一个雏形的脑，如今想来，这看法是不算太错了的。生理学家与内分泌学家库欣（Harvey Cushing）说得好，“在这里，在一个隐蔽得很好的所在，就藏着原始生活的唯一的源泉，原始生活的所以能饮，能食，能发为情绪，能生殖传种，饮水思源，都是它的功劳了；而在这源泉之上，到了人类，又努力加上一层大脑的外皮，使得饮食、情绪与生殖的生活有所节制，而这种努力是多少已经成功的。”这个腺对于性发育的影响，我们现在也比从前明白了。埃文斯（Evans）和辛普森（Simpson）两家的研究，已经发见腺体以内一部分的细胞对于性发育以及体格的一般长大有因果关系。

甲状腺，有人叫做“功同造化的腺”，也是和生殖机能有紧要关系的。曾有人一度认为它不但和生殖的造化有关，也是和一切创造的活动有关，包括理智的与艺术的创造在内，实际上这种主张又过了火。它的分泌的精华，就叫做甲状腺素（thyroxine），对于一般的营养状态，也有一种渐进的影响（同时，我们应该知道，这种腺素目前已经可以用人工合成）。

肾上腺的肾上腺素（adrenaline）（也可以用人工合成）对于心脏、血管、肝脏、唾腺、大小肠、瞳孔和脾脏都有一种很急遽的影响，肾上腺素的支配虽广，但在分泌的时候，是受神经系统的严密控制的，有一位研究家图尔纳德（Tournade）在这方面研究得很清楚。

各内分泌腺之间也自有其相互的影响。把甲状腺割除的结果，脑下垂体腺就会畸形地长大。反过来，脑下垂体腺的早期割除可以使甲状腺的发展中途停止。甲状腺也可以刺激肾上腺，肾上腺则刺激肝脏，使它将储藏的糖元（glycogen）向血液中输送，而糖元的输送又促进胰腺中胰岛素（insulin）的分泌。脑下垂体腺的前叶，似乎产生三种不同的荷尔蒙或分泌，一是促进体格的长大的，二所以刺激卵巢，促使卵胞（graaffian follicies）成熟，而产生雌激素（cestrin），而此素的功用则在使子宫内部发生变迁，好教它可以接受受精的卵；至于第三种的荷尔蒙的效用，则在使子宫内部作进一步的调整，以便受精的卵得所安宅。雌激素是卵巢所分泌的一种荷尔蒙，它对生殖机能有特殊的实际效用，妇女小解中有了它，便是怀孕的一个明证，佐德克和阿希海姆（Zondek,Aschheim）的妊娠测验便以此为根据。

内分泌的化学作用和药物作用很有密切近似的地方。沙比-谢弗（Sharpey-Schafer）主张把荷尔蒙分做两种，而给它们两个不同的名称，有激发性的叫“荷尔蒙”或刺激素，而有抑制性的叫“刹笼”（chalones）或抑制素，而两者合起来叫“自动收发素”（autacoids），所以表示它们都是身体自己产生的近乎药物的质素。[1]

总结上文，我们知道我们分析生理的现象。我们不但要归结到神经的调节，并且要推溯到化学的调节，才能明白。我们

[1] 沙氏作《内分泌腺生理学》一文，见29页注[2]杂志，1931年8月22日。

也知道精神或心理现象的背面，不但有神经系统的衬托，并且有化学机构的衬托，而后者似乎尤其重要。我们又得了解在我们身体之中，存在着许多质素，数量虽小，而种类甚多，力量极大。例如各种的荷尔蒙、维生素以及从外界得来的各种血清物质与疫苗之类，总起来都可以叫作生物化学的药物。我们对这些药物的知识越进步，它们的意义似越见得重大。但事实虽然如此，我们却没有理由把生物化学里的名词或术语输进到心理学的领域里来。我们从前看见人家把组织学里的术语引进到心理学里来，而认为它是一个错误，这种错误我们不应再犯，一种情绪总是一种情绪，初不问，在体格方面所以促成它的，还是一种有激发性的荷尔蒙呢，还是一种有抑制性的刹笼呢。[1]

---

[1] 可供本节参考之用的书和论文，除前注所引外，霭氏又曾提到下列的几种：

利普舒茨（A. Lipschuctz）：《性腺的内分泌》。

李约瑟（Joseph Needham）：《化学的发育学》，三册。李氏曾于1943年来中国，1945年年初返英，关于中英文化的合作，特别是在科学方面，是最努力的一位。“李约瑟”是李氏自取的中文姓名。

赫斯特（C. C. Hurst）：《造物进化的机构》。按：赫氏是把孟德尔的遗传法则应用到人身上的第一个人；他在1908年就著论说明人类睛色的遗传是依照孟氏的法则的。

埃文斯（H. M. Evans）与斯威齐（Olive Swezy）：《人类的染色体》；载美国加利福尼亚大学《纪念文集》，第九集，1929年。

柏恩（J.H.Burn）：《最近药物的进步（生物化学诸药物）》，1931年。

第二节 性冲动的性质

我们现在可以从性发育的纯粹生理方面转到心理或精神方面了。

在精神或心理方面，我们到现在还没有什么大家公认的一番理论。在西洋，很老的一个通俗的看法是把性冲动很简单地看做一种排便似的需要的表示，和大小解一样，并且一样有周期的性质，那当然是一个不正确而且容易引起误解的看法。一则男子的精液并不是垃圾一般的东西，非得清除不可，再则在女子方面，不但没有什么东西可排，并且根本没有像要排便似的欲望。比较更冠冕的一套理论是把性冲动解释为一种“生殖的本能”。不过，严格讲来，这样一种本能是不存在的，并且，就性别已经分化的生物而论，也是不需要的。实际上所需要而已足够的，只是一个动作的冲动，教两性彼此可以接近和接触，而使受精作用不落空罢了。只要这一点有着落，子女的生育保抱，就有父母慈爱的冲动做保障。总之，生殖的本能是毋庸假设的。

近时讲本能论最有力的是心理学家麦图格教授（Wm.Mc Dougall），他那本《社会心理学引论》也最风行一时；不过说也奇怪，在这样一本比较有规模的书里，除了提到“生殖的本能”而外，对于性冲动竟完全没有过问；一直要到这书的第八版里，我们才找到附加的一章，叫《性的本能》。在这一章里，著者对“性本能”下了如下的一个定义：“性是复杂的、先天就组织成的、身心两方面都有关系的一种倾向，包括三个部分，一是识的；二是感的；三是动的；从神经的功能与结构方面看，一就属于传入神经或感觉神经；二属于神经中枢；三属于传出神经或运动神经。”麦氏又指出，在知觉的一面，我们有一种内在的倾向去感知与不断地辨别种种事物，同时这种感知与辨别也正是种族的安全所必需，不由我们不做适当的反应。换言之，我们自有一种能力来辨别异性，而一经辨别，一套适当的反应就如影随形似的连接而来，终于达到性交合的最后目的。

麦氏的定义，连他自己也说，实际上是适用于一切本能的，初不限于性的本能。同时他对一般的本能又有一个定义说：“本能是一些内在的特殊的心理上的倾向，凡属同一物种的个体所共有而必有的。”总之，这一类笼统的说法，对于两性所由接近以至于所由结合的过程，并不能有所发明，并不能增进我们对于这过程的了解。

心理学界很早就有一个废止本能的概念的趋势，对于这趋势我是赞成了好久的。固然，到如今舍不得它的人还是不少，例如麦图格、毕埃隆（Piéron）和许多别的心理学者。也许“本能”这个名词就根本要不得。一则这名词的来历就不很高明，这是鲍恩（Bohn）以前就说过的，再则它并没有一个大家可以公认的意义。当初斯宾塞（Spencer）曾经把它解释为“综合的反射作用”；就普通的用途论，这种解释也未尝不可以过去，但在学术上，总成一个问题；例如，本能的行动有没有意识作用，在主张用“本能”这名词的人，就把这问题轻轻搁过，认为无关宏旨。

一般生物学派的心理学者，包括那些没有受过洛布

（Jacque Loeb）的机械学派影响的人在内，大抵赞成回复到当初孔狄亚克（Condillac）的主张，就是，放弃“本能”的名词不用。他们说我们的任务是在把种种自动的心理作用分析清楚，这已经是够困难了。如今要我们在分析的时候，再用上一个意义既很不明白而历史又极为复杂的名词，不是难上加难吗？要他们做难上加难的事，他们并没有这义务。就我个人而论，我一向喜欢用“冲动”的名词。这名词的问题比较少，并且，弗洛伊德说过：“冲动性原是‘本能’的中心要素。”所以我们在下文的讨论中，不预备把性看做一种“本能”，更不预备把它和“生殖的本能”混为一谈；爱说“生殖本能”的人也许用意在使性的现象见得更雅驯些，但这种做法总是浅见一流；同时，把一种冲动的目的讲了出来，并不等于把它的性质分析清楚，何况这目的又是间接的，是可以达到而未必达到的呢？我们的对象只是性冲动与性冲动的分析，不问其他。

性冲动的分析，以前也有不少的人做过，但是到了1897年，冒尔（Moll）的学说问世以后，这种工作才进入一个更高的境界。[1]冒氏认为性冲动中有两个成分：第一部分所以迫使狭义的生殖器官的部分发挥一种功能，在男子就是精液的迸出，这确是和膀胱的泌尿功能可以比较的；第二部分则所以迫使一性的人去和另一性的人发生身体上与精神上的接触。前者冒氏称为“解欲的冲动”（impulse of detumescence），后者为“厮磨的冲动”

[1] 冒氏所著《儿童之性生活》一书，为近代性心理研究之一大名著，有中文译本。

（impulse of contrectation）。[1]这两个成分都可推源到性腺上去。第一部分是比较初元的，第二部分则比较后来的，但彼此分得清楚，并且也许是各自分立的。正常的完整的性冲动是由于两者的结合。

冒氏的分析是很科学的，也是很精湛的。因此，到现在已经得到很多人的公认。但冒氏之说也有它的困难；例如，解欲之说适用于男子，而不大适用于妇人；同时，部分之说硬把一个囫囵的过程劈而为二，也不免有些牵强。关于后一种的困难，很有几位研究家曾经指出过，例如缪勒（Robert Mueller）与圣保罗（Saint-Paul）。这些及其他的困难又怎样可以免除呢？我在好几年以前就利用了达尔文进化论里最颠扑不破的一部分学说，就是性选择的那一部分，来修正冒氏的说法。[2]假如我们细察一般动物以及未开化的人群的性功能的过程，我们便很容易觉察我们决不能拿“解欲”做一个起点。欲而需解，则事前必有一个积累的过程。解欲之前，必先“积欲”（tumescence）。在养驯的家畜中间及已有文明的人类中间，积欲是一个很容易发生的过程；在自然状态中，却往往不这样容易。在自然状态中，要把性欲积累起来，在雄性方面，要花上许多活动与炫耀的功夫，而在雌性方面，要费上不少旁观与考虑的时间才行。冒氏所称的厮磨的过程，无论其为身体的或

[1] 中国旧有耳鬓厮磨之说。“厮磨”二字，姑借作冒氏创制的contrectation一名词的译文。

[2] 详见霭氏《性心理学研究录》，第三辑中《性冲动的分析》，及第五辑中《解欲的机构》两篇。本节就是集这两篇的精要而成。

精神的，其效用也无非在增进积欲的程度，所以厮磨的过程不妨说是积欲的过程的一部分。这样一来，性冲动的分析就觉得比较圆满了。

性选择的决定，就发生在积欲的迟缓的过程之中。斯登达尔（Stendhal）所称的恋爱的结晶化，以及种种个别的性的象征，无论其为常态的或变态的，也就在这过程中推演而出。积欲固然在前，但解欲终究是全剧的目的与高潮；解欲是一个解剖学和生理学的过程，而同时，无疑的，也处处和心理学发生关系。解欲也是积欲的关键，关键不明，我们对于性冲动的心理分析，还是模糊的，不正确的。

就通常的情形而论，积欲与解欲是衔接得很紧的。积欲好比积薪，解欲好比积薪点着后火焰的上腾，这火焰不是寻常的火焰，而是生命的火焰，一经燃着，生命便可以世世代代地不断传递。这全部过程好像是两节的，而实际还是一贯的。好比平地上打木桩，打桩的那个极有分量的大铁锤，用了大力举起之后，突然放下，正打在桩子的顶上，就把桩子打下好几尺去。积欲的阶段好比大铁锤因蒸汽之力被高高举起的阶段，而解欲的阶段便是它被突然放下的阶段了；直到桩子入地，那积累的力量才完全解放出来，好比把精子推动到目的地才结束解欲的阶段。我们在这里所称的积欲，在文学上或社会学上我们也叫做求爱；一个男子，因性冲动的力量，而向女子接近，就是求爱。在未婚的人，求爱往往是一个很冗长的过程。但我们不要忘记，就在已婚的人，每一度的性交合，也必得经历这两节而一贯的过程，才算正当，才算有效力，对双方才能满足；换言之，在解欲以前，多少得经过一些求爱的手续。

这缩短的求爱手续，虽然缩短，却有它的功用。性交合的关系，天长日久会生厌倦之心，要避免厌倦的心理而增加欲力的积累，这手续是不可少的。缩短的求爱大部分属于触觉方面。触觉与其他知觉所引起的欲力的积累，到达相当程度以后，积欲的现象就由渐而骤地集中到生殖器官上面，终于到达了顶点，而解欲的现象便接踵而来。全部的过程最初原是神经的与精神的居大半，到了积欲的后期与将近解欲之顷，最活跃的器官倒是许多血管。进化史上古老的所谓以皮肤为媒介的性关系，到此还有它的地位：积欲到了后期，全身的血好像是完全向皮肤输送灌注似的，因而造成各部分的所谓充血状态。脸部变红了，同时生殖器官也起着同样的变化。生殖器官的充血，在男子方面，引起阳具的勃起；前人说过，“勃起是阳具的害臊”，虽属比喻，却有至理。不过脸的害臊与生殖器官的害臊有一点不同，在后者，充血的作用是一个确切与特殊的功能，就是在性交合的时候，可以插入异性的生殖器官。因此，阳具中的血管的机构是很特别的一种，是由多量的结缔组织、动静脉管与平滑肌肉纤维错综纠缠而成的，三者综合，叫做勃起性的组织。勃起性组织的勃起可以由神经中枢唤起，也可以由触觉激发。

不但雄性的生殖器官有此特点，雌性的也有。勃起性的组织和积欲过程的充血与膨胀的现象，她是同样具备，不过没有雄性的那般显著罢了。例如在类人猿中间的非洲大猩猩，雌的在性欲被激发的时候，阴蒂和小阴唇所显示的充血现象是一望而知的；到了人类，一则因阴蒂不发达，再则因有新进化的阴阜和大阴唇，充血的现象就几乎看不见。但是视觉所不逮的，触觉还是可以发见，原来这些部分自有其海绵式的弹性，一经充血，这种弹性就增加了。女子阴道的全部，包括子宫在内，事实上都是满布着血管的，所以在性欲发作时，也可以呈高度的充血之象，与阳具的勃起差可相比。

女子阴道发生充血现象的时候，又分泌着一种液体，散布到并浸淫着阴道口的四周。这就是一种无色而也是多少无臭的黏液，在平时就有，所以润泽女阴的内外各部。但性欲发作到相当程度的时候，这种黏液就可以比较大量地分泌出来，真可以说是放射出来。此其功用自然在于进一步润泽阴道口，而使阳具于交合时容易进出。在分娩的时候，胎儿要从阴道出来，也就得有此种液体的润滑的功用。这种黏液大部分是从腺里出来的，而腺的地位就在阴道口的里边一点。在积欲的过程中，此种黏液的放射是必有的一部分，也足征积欲是和脑神经中枢有活跃的关系的。同时，黏液的分泌也和情绪的变迁表里呼应；文学书上所说的“春情荡漾”的时候，也就是黏液放射的时候。因此，此种黏液的作用对于将来要讨论的恋爱的艺术有特殊的意义。

男子阳具的勃起与女子阴道的充血都完成以后，性交合的条件就具备了。

到此，假如女子是一个处女，我们还有一个处女膜的问题需略加讨论。在以前，我们对这一块小小的膜是看做异常重要的，一个处女的名节就挂在这块膜上。[1]不过我们现在知道这看法是不对的，至少是不正确的。第一，女子的贞淫并不完全建筑在解剖学之上。第二，处女膜的大小厚薄往往因人而有不同，这种不同是在自然的变异范围以内而不足为奇的。[2]第三，幼年的倾跌或其他意外的损伤，可以很早就把它毁废。（同本页注[1]）固然，女子的手淫也可以有同样的结果，反过来，也有交合以后，此膜还是不破损的，甚至于在娼妓中间，也还可以找到完整的处女膜。

第一度性交合时，使处女膜破损，是不免引起疼痛与不快之感的。假如此膜特别厚韧，交合也许根本不可能。在这种情形下，就得请医师用些小手术；要不然，女子可以自己用手指的压力，渐进地把它伸张开来，这也是医生的一种指导而已经证明为有效的。在有的文化单纯的民族中间，做母亲的往往很早的替她女儿施行这种不用刀圭的手术，为的是，一则平时可以增进卫生，再则结婚后可以增加性交合的便利。这种习惯，虽出诸文化单纯的民族，我们不能说没有什么道理。

在一切高等动物中间，包括进化史上与人类最近的在内，交合的方式，总是由雄性一方前进到雌性一方的背面。到了人类，

[1] 清人采蘅子《虫鸣漫录》说：有十二三岁幼女，服破裆裤，偶骑锄柄，颠簸为戏，少顷即去。一老翁见锄柄有鲜血缕缕，知为落红，捡而藏之，未以告人。数年后，女嫁婿，疑不贞，翁出锄柄视之，乃释然。

[2] 中国医书称五不女：螺、纹、鼓、角、脉，脉一作线。五种之中，至少纹与鼓两种是属于处女膜变异范围内的，纹是膜大窍小，鼓是膜大且厚，几于无窍，俗所称石女或实女，大抵不出这两种。

正常的方式，是男的前进到女的前面，即，面对面的。这在西洋，有人叫做“爱神正看式”（Venus obversa）。这所谓的爱神正看式固然可以看做人类特有的交合方式，但其他的方式还多，或为正看式的变通，或与动物的交合式很相近似，往往因民族习惯而异，甚至于久已受民族社会的许可，认为最合理的方式，这些都不出通常的变异范围，假若我们一定要把它们当做秽亵与邪僻一流，那就是不对了。

现在要说到交合时节的肌肉动作了。肌肉动作固然有时候也牵动一部分的随意肌肉在内，但大体上是不能随意的；肌肉动作开始之顷，也就是解欲的过程发轫之初。在这时候，除非一个人特别用道学家所谓的操存的功夫，可以说十足有意志的动作是几乎完全搁起的。最后我们达到一个关头，就是，射精动作。射精作用是这样来的，阳具与阴道的摩擦引起一种不断的刺激；刺激的反应是精液被灌输到尿道里去，灌输到一个紧张的程度以后，处在脊脑下部的放射中枢以及骨盘部分的神经丛（peivic plexus）就受到刺激；而此种刺激的反应是使尿道四周的球海绵体肌（bulbo-cavernosus）发生强烈的节律性的收缩作用，逼使精液外射。

性交合的现象，综括起来，可以直接或间接地分成两组：第一组是属于循环系统与呼吸系统的，而第二组则属于肌肉动作的，固然这两组在事实上是分不开的。交合时节的呼吸是浅的、急促的，而且有些断断续续的，这种呼吸会教血液变紫，即使静脉的血液增多，因而刺激血管运动的中枢，使提高全身的血压，尤其是勃起性组织的血压。所以在解欲的过程中，高血压是最显著的一个特点。据布塞普（Poussep）的观察，动物当交尾的时候，血管的收缩与松弛的转换，是最快不过的，不但脑部如此，全身都是如此。同时，心跳是加多了，加快了；体表的动脉管更见得暴涨，而眼球的结膜或睛衣（conjunctivae）也变红了。腺体的作用在这时候也有全盘加紧的趋势。各种分泌的分量都有很大的增加。汗是特别的多，全部的皮肤的组织无形中都加紧工作，其一部分的表现就是汗流浃背与汗中所夹杂的有臭味的各种分泌，例如腋下的狐臭，大量生成和排出。口腔里唾液的源头也打动了。在积欲过程的后期，男子方面，像女子一样，而不及女子多，也有一种黏液从尿道口点滴地流出，这种黏液的来源也是一些小的腺体，叫做利特雷和考珀腺或考氏尿道球腺（glands of Littré and Cowper），都在尿道旁边，而和尿道直通的。以前讲禁欲主义的神学家也知道这种黏液的存在与意义，知道它和精液不是一回事，更知道黏液的流出是心头有淫念的一个证据。这在希腊罗马时代，也已经有人知道；到了后世，反倒有人把它和精液混为一事，这种错误对于神经不大健全的人，可以引起不少无谓的焦虑。同时肾脏的工作乃至全身的各种腺体的分泌也都增加了。

至于第二组动作的部分，实在是解欲过程的重心所在，因为，要是没有它，男子的精细胞即无由推进到子宫以内而与卵细胞接近。交合时的肌肉动作是全身的，也是特别与性作用有关的。这种动作也多少是不能随意的，随意肌肉的活动力量，到此不但不加多，反而减少。这种不随意的肌肉动作散布得很广，也很乱，是显而易见的。解欲的过程中，膀胱会收缩起来，便是一例。男女的膀胱到此都会收缩，但因为情况不同，其表现恰好相反；男子阳具勃起通常总会压迫尿道引起排尿故障，使暂时不能泌尿；但在女子，到此不但增加泌尿的欲望，而且真有不由自主而溲溺的。此外，如全身的发抖，喉咙的收紧，打嚏，放屁，及其他类似的不自主的动作倾向，都是证明。

上文说的是一般的不随意的肌肉动作，不过更要紧的终究是那些与性交合特别有关的动作；这些动作虽一样的不自主，总多少有些意志的成分在内。在解欲过程最初发轫的时候，肌肉动作就可以感觉到，这在男子，是相当的清楚，也是相当的简单的，当时的局势是要逼使精液从精囊（vesiculae seminales）里出来，推进至于尿道，在那里和前列腺液（prostatic fluid）混合后，再从尿道口喷射到外面。这些都是需要动作的力量的，尤其是末后喷射的一段。至于当时的局势是怎样造成的，其间牵动什么神经，什么肌肉，上文已经叙述过。前列腺液是精液中同样重要的部分，目前姑不细说。

在女子方面，这些特别的肌肉动作比较不易观察到，比较隐晦、复杂，而不易捉摸。在解欲的过程真正开始以前，阴道的四壁也时断时续地有些节律性的收缩动作，好像是对男子阳具在射精时所要发生的动作，加以进一步的刺激而相与先后呼应似的。这种节律性的张弛的动作，也是平时本来有的一种现象，不过到此更变本加厉罢了；别的器官也有，例如膀胱。这种变本加厉的趋势，一到将近解欲之顷，就更进一步来得显著，而当时活动得最有力的是阴道口的括约肌（sphinucter cunni）（相当于阳具的球海绵体肌）。

解欲之顷与解欲以后，精液从阴道进入子宫，这其间女子的生殖器官是否有些导引的活动，在从前是一个问题。西洋古代的人以为这种活动是有的。希腊人也曾经把子宫看做一种身体以内的动物；但到了近代，比较精密的观察似乎没有能证明这一点。并且这方面的观察也不容易有；女子子宫有病，请妇科医生观看，因为一时的刺激，以致引起性欲的冲动，甚至于性欲亢进，在这种时候，间或可以观察到一些，但这些是极偶然的，往往不足为凭。到现在为止，所能认为定论的是：在解欲或性欲亢进之顷，子宫似乎变得短些、宽些、软些，它在骨盘里的部位，更下降些，同时子宫口也有些忽启忽闭的活动；（同29页注[1]）这在女子，和在牝马、母狗及其他曾经观察过的动物都是一致的。

子宫于这些活动之外，同时也放出一种浓厚的黏液来，而这种黏液显而易见是又一种，不是交合前期的清淡的一种，并且这种黏液的流出，女子在交合以后，自己有时也感觉到——这些似乎可一证明，女子的性欲亢进大约就发生在这时候了。（同29页注[2]）女子的性欲怎样才算解除，专家的意见到如今还不一致，有的以为只要有大量的黏液出来，就是解除了，有的以为总需阴道的四壁，尤其是子宫的颈部（cervix）发生了节律性的张弛动作，才是解除了。我怕这种观察是不对的，黏液可以放出得很多，阴门可以浸淫在黏液之中，并且浸淫了很久很久，往往女子的欲才解；而节律性的张弛动作，也发生得比较早；并且真正到了解欲或性欲亢进之顷，这种张弛的动作和黏液的数量也并不见得增加。一样解欲，一样到达亢进，而男女所表示的静躁，大有不同，足征女子此际在神经上用的功夫要比男子为大。就主观方面说，女子所感觉到的身心上的舒泰，当不在男子之下，但就客观方面而言，这最后的顷刻是比较不容易形容的；有时候，女子和男子一样，一般的肌肉动作多少也呈一种痉挛的状态，但这在男子是一个必然的常态，而在女子则否。（同32页注[1]）

解欲之顷，子宫自有它相当的活动，已如上述。但我们不要因此忘记，在精子方面，也未尝没有它的活动，有的专家相信，精子入女子生殖器官以后，可以保留活力至一星期或一星期以上之久；要是这见解对，那么精子尽有活动的余地了。一星期之说，也许不足以概括全部的精子，其间总很有些夭折的；但精子自能活动，是不成问题的。同时，我们应当知道，即使精子不自活动，再即使男子近门即泄，把它们放射在阴道口以外，它们事实上还有法子到达子宫内部而和卵细胞结合。原来在解欲之顷，不但子宫动，阴道也动，并且至少在有的女子，这种活动有时候不但一直牵涉到阴道口外，并且有一种向心的趋势，即向子宫的趋势，这样，精子即不自动，也同样有被推挽到子宫里去的希望。反过来，阴道在分娩的时候，是有力量可以把胎儿向外推挤而出的；所以有人相信，它也就有向外排挤精液的力量。这种力量应该任何女子都有，尤其是比较在自然状态中的原始民族的女子。此说可信，则自然的避孕方法又可以多添一种了。转回到上文，无论射精的深浅，甚或完全泼在阴门外面，因为精子与阴道双方活动的结果，精子到达子宫的可能性总是不会没有的；即使处女膜不破损，这可能性还是存在。因此，射精射在外面，并不是一个妥当的避孕方法，女子这样怀孕的尽有。假如男子不明此理，那时候一口否认曾和妻子真正交合过，而把妊娠的责任推到或怀疑到另一个男子身上，那就不免引起一桩冤案了。

解欲过程中女子特殊的肌肉动作，虽若复杂隐晦而不易捉摸，有别于比较明显的性兴奋时的一般肌肉动作，然而这种近乎痉挛的动作，功用所在，总是把积蓄已久的一股神经的力量解放出来。这在男女都是一样的。这种动作还有一个特别的目的，就是，精液的输送，在男子是施，在女子是受，施受不同，而目的还是一个。所以无论肌肉动作的隐显明晦，解欲或性欲亢进的过程与其所唤起的快感和满足，根本不能不建筑在此种动作——性领域以内的特殊动作——上面。

积欲的过程将近完成的时候，在男子，面部表情往往见得特别的奋发有为，而在女子，则觉得特别的鲜艳可爱，到了解欲的过程一开始，双方的表现就不甚美观了。瞳仁是放大了，鼻孔也张开了，唾沫禁不住要流出来，舌尖也不由自主地要求来回翻动；这些综合起来，无非表示一种官觉的欲望的满足快要来到，而有迫不及待之势。在有的动物，到这时候，连耳朵都会竖起来，也是同样的道理。同时还有一种自然的倾向，就是说些支离破碎、半吞半吐、没有意义的字眼。瞳仁的放大引起怕光的现象，所以进入解欲的过程以后，时常眼睛就会关闭。当性欲发动之初，眼部肌肉的紧张性（tonicity）是有增无减的，专司上睫皮开启的肌肉也收缩了。所以眼球见得特别的大，特别的流动，特别的有光芒；再进一步，肌肉紧张性过分增加以后，将会发生斜眼（strabismus）。

解欲的过程是深入四肢百骸的一种过程，它的震撼的力量有时候可以引起很严重的影响，人类如此，在其他高等动物里，这种影响也有人观察到过。其在人类，男子所受的影响较女子为大，女子解欲的过程来得迟缓，也许这迟缓就是一重保障。所谓严重的影响，最大的是死亡。[1]其次是各式各样的身心的失常，全都是神经、血管、肌肉兴奋过度而精神体力不足以支持的结果。初婚的男子，交合之后，有昏晕的，有呕吐的，也有遗尿或遗矢的。患羊痫的人，一度交合之后，羊痫可以大发。有时候内脏可以破裂出血，有的人连脾脏都出过毛病。上了年纪的人，动脉管经不起高度的血压而破裂的也时有所闻，其在脑部的就引起脑溢血，而成中风或半身不遂的病症。老年人娶少妇或宿娼，有时候也足以致死。

不过这些影响终究是些例外。除非一个人的神经特别脆弱，经不起比较有力的刺激，也除非一个人太不自爱，连最寻常的性卫生的规矩都不肯守，这种影响是不会发生的。解欲的过程是一个十分自然的过程，它是生物个体的一种十分亲切的功能，所以就是对于一时不很健康的人，也是不会有什么不良的影响的。要

[1] 中国人叫做“脱阳”。

是环境适宜，行之有度，解欲的结果可以说是有利而无害的。[1]对于男子除了消释积欲过程中所蓄聚的紧张的状态而外，除了减低血压与恢复肌肉系统的休息而外，它可以取得一种精神上的满足，一种通体安闲的感觉，一种舒适的懒散的心情，一种心神解放、了无罣挂，万物自得、天地皆春的观感。在这种情形之下，解欲不会产生痛苦，增加疲乏，触动愁绪或引起情绪上的厌恶。其在女子，其影响也正复相似，所不同的是那种懒散的心情比较不容易觉察，除非在短时内，有过不止一度的交合；但是安闲、愉快、解放以及此身得所寄托的感觉，是完全一样的。[2]女子经过一度满足的解欲以后，也往往有如饮酒适如其量后的一种感觉，即相当的醉而不至于迷糊；这种感觉可以维持到好几小时，并且也是没有什么不良影响的。

总之，积欲与解欲不是两个分明的过程，而是一个过程的两个阶段。这是造化的一个不二法门，一壁教生物个体多多地把力量积蓄起来，一壁紧接着，又教它快快地把这力量解放出去，而这解放也不是徒然的，生殖细胞的输送与结合，种族的

---

[1]　关于性交对于健康的正面关系，中国人大体上是向来认识的，历来在这一点上最详细与最近情的讨论，记忆所及，当推性爱小说《肉蒲团》的一篇“楔子”；此书全部的笔墨，失诸过于刻画与想入非非，即其“参透肉蒲团”的结论亦犯不中不节的毛病，与楔子中的见解自相矛盾。不过只就楔子一部分部言，其中大半的议论，当可邀当代性卫生学者的首肯。

[2]　《诗经》二南草虫一诗，近时作家闻一多氏认为是赋性交合的一种作品，“亦既觏止，我心则降……我心则说……我心则夷”各句中的“降”“说”“夷”等字样确乎能表示女子在交合后的心理状态。王实甫《西厢记》上“浑身通泰”的说法也很近情。

弈世蝉联，越久而越不替，全都是此这种力的解放的结果；即或因受阻而达不到生殖的目的，此种力量的由张而弛，对于个体的身心健康，亦自有其维护与培养的功用。[1]

第三节　所谓发欲带

什么是发欲带（erogenic zones）？这名词先需介绍一下。当积欲的过程中，我们身体有几个区域很特别容易接受性的刺激，即遇有性的刺激时，它们特别有一种敏感。这些区域就叫做发欲带。这“带”字的用法是和地球上寒带温带的用法差不多的。有几个区域，是凡属健康的寻常人都具备的；不过就个别与特别的情形而言，这种区域还多，我们甚至于可以说，身体的任何部分都可以成为这样一个区域，这种特殊区域的敏感程度当然也因人因时而有不同，大抵有先天根据或幼年习惯的根据的人，此种程度总要深些。生理器官的部分，口与舌，女子的乳头，都可以说是寻常的发欲带。耳、颈、颈的背部、腋、手指、肛门、大腿、男子的乳头，有时也常成为发欲带。[2]

发欲带这观念的历史也可以说一说。它和西洋古代对于“交感”（sympathy）一字的看法有关系。身体的甲部分受刺激，而乙部分发生反应，好像首尾呼应似的，这在当时叫做“交感”。在医学的病理学方面，最先在这方面有所论列的是法人

---

[1] 关于本节，霭氏又尝提出范·德·弗尔德的《理想的婚姻》一书，认为可供一般的参考。

[2] 详见霭氏《发欲带》一文，《性心理研究录》第七辑。

夏尔科（Charrot）。夏氏研究女子歇斯底里式的神经病时，发见身体上有若干特别区域——最初是卵巢所在的区域，后来又推广到其他部分——是和歇斯底里的时发时止有联带关系的，只要在这些部分一按，歇斯底里就可以突发，或可以戛然而止；它就把这些区域笼统地叫做“激发歇斯底里之带”（hysterogenic zone），也可以叫做“发痫带”（epileptogenic zone），因为歇斯底里和羊痫发作的情形是很相似的。但夏氏并没有把这种区域与性的情绪联系起来，到1881年，巴黎医学家尚巴尔（Chambard）发见，在寻常人的皮肤上，尤其是女子，有若干区域，在某种情势下，不断地轻快地抚摸，不但可以唤起春情，并且可以造成性欲的亢进；有时性欲亢进的发生，非有这种抚摸的行为同时做陪衬不可。尚氏以为这种区域差可与“发痫带”相比，而不妨就叫做发欲带。后来费瑞（Féré）也观察到此，更进一步地认为发痫带与发欲带不但差可比拟，简直就是一回事；发欲带的名称到费氏手里也确定了，一直用到现在；常态下的发欲带，就等于病态下的发痫带，这是费氏以来已经受人公认的。精神分析学家弗洛伊德，对于发欲带的研究也是极深刻的。弗氏分析“欲”（libido）[1]的发展，认为在第一期里，即自动恋或自我恋的阶段里，性冲动是没有对象的，既无对象，力之所及，只好到发欲带而止，到春机发陈期以后，更真实的性的对象出现了，

---

[1]　弗氏与精神分析派惯用的“libido”一词，译者在十年前写《冯小青》一稿的时候，曾译作“欲性”今改译为“欲”，理由详下文，参看第三章第一节124页注[1]。

于是此种力量才向外伸张。在儿童时期曾经供给过性的“前期快感”（fore-pleasure）的发欲带，到此便成进一步的快感的一个阶梯、一种陪衬、一件穿插。[1]

这样看来，我们可以知道，所谓发欲带实在是正当的性生活中一个很正当而重要的部分。要讲求性生活的健全的满足，要教导人家如何可以得到此种满足，发欲带的一部分功能，自不能抹杀的。每一个女子有她的一套发欲带，有的很显著，有的比较隐晦，尚有待于启发；做她的配偶的人，在求爱已到适当的程度而准备结合的时候，就先得探寻此种发欲带的所在，从而加以培植，更从而唤起积欲的过程，作为最后结合的一番自然而应有的准备。

人的先天素质各有不同。圆颅方趾的一般的模式尽管相似，细节目是很不一样的。因为不一样，所以各人性选择与求爱时所依据的因素也就不宜一概而论。不过对于发欲带的探索，我们但需根据触觉的因素，即不难寻获，而是尽人可以适用的。关于触觉的所以为性选择因素之一，详见下文本章第六节。

第四节　求爱的生物学[2]

求爱的现象，要是我们了解得正确的话，也是一个生物学的

---

[1]　详见弗氏所著《性学说的三个贡献》。

[2]　本节内容详见霭氏《性心理学研究录》第三辑中《性冲动的分析》，第一辑中《羞怯心态的演化》和《性的时期性的现象》，第七辑中《性冲动的按月循环》等篇。

过程。凡是有两性的区别的动物都有这现象。要是积欲的过程是生理的，求爱的过程便是心理的、行为的。两者实在是一个现象的表里两个方面，其在行为方面，求爱也是所以取得上文第一节中冒尔所称的厮磨的方法。

就低等动物中举一例，雌雄同体的蜒蚰或蛞蝓就有一套细腻的求爱的手续。起初是两条蜒蚰彼此慢慢地追逐，接近以后，便彼此围绕，彼此的口部休止在对方的尾部上；双方都放大量的黏液，最后彼此的生殖器官渐渐地伸张出来，进而相互地纠缠不休，形成许多很美丽的方式，同时还放出珍珠色一般的光来，一直要到积欲完成，才告一段落。[1]这就是蜒蚰的求爱手续了。这一套手续，等而上之，我们一直可以推到文明程度极高的人类。

求爱的现象，在鸟类中是特别的彰明较著，历来在这方面的研究，也以关于鸟类的最为细密，并且所研究的种类也最多最广。鸟的羽毛、鸣声，这种声色的炫耀，或展翅，或翘尾，或趾高气扬的大踏步的游行，或做种种舞蹈的姿势，无非是雄性求爱的一些表现，无非是雄性的一些方法，一方面所以自己作一种交配前的准备；一方面所以刺激雌性对方，使作同样的准备。这在今日文明的人类里，也还可以找到一些相类的例子。据在海牙的一个荷兰人亲口对希尔虚弗尔德（Magnus

[1] 这宛然是一幅“太极圈儿大，先生帽子高”的太极图；论者谓太极图及全部乾坤阴阳的宇宙观富有性的象征，可见是不为无因的。

Hirschfeld）[1]说，当第一次欧洲大战的时候，在荷兰境内驻扎的英国兵就和荷兰女子发生恋爱关系，结果是好几百个荷兰少女变做了母亲；原来英国兵走起路来轻快的步伐是很美观的，不想这种步履竟有很大的魔力，足以颠倒荷兰的少女。[2]

不过这种例子是不很多的。在文明状态中，懒惰、奢侈以及过度的温饱，已经使性欲的发作特别来得容易，积欲的过程特别来得短促，以致求爱的现象变成一种无关宏旨的勾当。话虽如此，求爱还是有它的地位，并且还相当普遍，不过方式上很有变迁罢了。文明人的求爱是改头换面了的，是比较细微而不显露的，并且往往限于一些心理方面的表现。

求爱的现象又和另一种生物现象有联带关系。在动物及未开化的人类中间，尤其是在雌性的一方面，性生活是有时期性或季

---

[1] 希氏是德籍的犹太人，八九年前曾到东方来游历，归后著游记一本，盛称中国人对性的态度的比较健全与性变态性病态的例子的比较少见。犹忆希氏在沪时，住苏州河路乍浦路桥头的某公寓，译者曾去拜访过两次，并赠以拙著《冯小青》一册，后来听说希氏归国不久，他所收藏的性研究的图书，即被纳粹党人付之一炬，《冯小青》当亦同遭焚如之惨，专制君主焚书坑儒的活剧，不图复见于今日，真是可以浩叹了。

[2] 这种求爱的例子，中国记载里也有，试举一两个年代特别早的。《左传》昭公元年说："郑徐吾犯之妹美，公孙楚聘之矣，公孙黑又使强委禽焉。犯惧，告子产。子产曰，惟所欲与。犯请于二子，请使女择焉，皆许之。子皙（公孙黑）盛饰入，布币而出，子南（公孙楚）戎服入，左右射，超乘而出，女自房观之，曰，子皙信美矣，抑子南夫也，夫夫妇妇，所谓顺也。适子南氏。"又昭公二十八年说："昔贾大夫恶，娶妻而美，三年不言不笑；御以如皋，射雉获之；其妻始笑而言。贾大夫曰，才之不可以已，我不能射，女遂不言不笑。"盛饰、戎服、左右射、超乘、射雉有获等，都是一些自我表白的行为，和雄鸡的展翅、翘尾、大踏步是一流的。

候性的，而不是常年性的。在开化的人类中间，这种时期性的表现也还可以找到一些，并没有完全消失。假如没有这种时期性，即两性的性的机构随时随地可以接应外来的刺激，并且接应得很快，那么，求爱的手续可以减到一个最短的程度，而积欲的完成也不呈什么困难了。但事实并不如此。一年之中，大部分的时间里，性冲动是毫无声息的，因此，就有求爱的必要了。求爱可以看做一种精神与行为上的努力，目的是在唤醒静止中的性冲动，再度活跃起来。

大部分的高等动物有它们的繁育的季候，一年一度或两度，即在春季、秋季或春秋两季。有的未开化的民族也有这种季候，世界上有许多分散得很远而很不相干的这种民族，在春季、秋季、或春秋两季，都有盛大的欢乐的节气，让青年男女有性交合与结婚的机会。[1]在文明的国家，得胎成孕的频数也有它的时期性，一年中的曲线，大抵春季要高些，有时候秋季也比较高，看来就是这种节气的一些痕迹了。无论如何，这些现象的原因是同一个，不管这原因究竟是什么。这原因究竟是什么，各家的见解到现在还不一致。有的，例如法国社会学家迪开姆（Durkheim），认为这种季候性大半是社会的原因所造成的，好

[1] 《周礼·地官》上有一段文字是富有时期性的意味的：“仲春之月，令会男女，于是时也，奔者不禁。若无故而不用令者罚之。司男女之无夫家者而会之。”特别在这个月里会男女，奔者不禁，不用令者反要受罚，可见这大概不是《周官》的一种崭新的法令，而是有悠久的习惯做根据的，而这习惯自身则又建筑在性的时期性之上。

比犯罪与自杀的现象一样；有的，例如盖德肯（Gaedeken），以为真正的原因是太阳的化学的光线，这种光线在春天是最有力量的；有的，例如黑克拉夫特（Haycraft），认为和季候的温度有关；有的一面承认春初的暖气的刺激，一面也承认秋末冬初的肃杀之气也未尝不是一种刺激。[1]看来最后一说比较的最为近情。

近年以来的研究，不但发见文明社会的女子有性的季候性，男子也有，而男子此种季候性的发见初和性交无涉。独身与守身如玉的男子夜间不免有遗精的现象，这些有趣的意见便从研究此种现象中推论得来。1888年，纳尔逊（Julius Nelson）最先提出事实来，证明男子有一个二十八天的性的来复或循环。佩里-科斯特（Perry-Coste）的更精密与更长时期的探讨，也认为男子也有他的月经，并且认为这月不是寻常的月，而是太阴的月，每一来复占二十九天半；同时又说这二十九天半之中，又有两个顶点，即事实上有两个小来复。但这种结论是有人加以辩难过的。到了罗默尔（Von Roemer）又把不由自主的遗精和自主的性交中的射精相提并论，他认为交合与射精也未尝没有一个来复；在已婚而性行为较自由的男子，这是看不出的，但我们若就未婚而需寻觅交合机会的男子来研究，这按月的来复就看得出来了，

---

[1] 《礼记·月令》里有一节文字很值得参考。在“季秋之月”下面写着：“是月也，申严号令，命百官贵贱无不务内，以会天地之藏，无有宣出。”译者疑心“务内”的内字，不见得是注疏里所称“收敛”的意思，而是同于《内则》的内字，即所务是“男女居室”的事。这种号令，到仲冬之月，就变换了：“是月也，命奄尹，申宫令，审门闾，谨房室，必重闭，省妇事，毋得淫，虽有贵戚近习，毋有不禁。”

并且这来复也有两个顶点，与佩里-科斯特所见的大同小异。罗默尔又进一步地观察到这两个顶点有大小，大的在月圆之候，而小的则在新月之时，这一点倒又是和原始民族的经验有些暗合；原始民族狂欢的集会也是和月的团圞有关系的。这些结论虽然有趣，恐怕一时还不能算做定论；怀疑这种结论的人并不少，例如法克斯（Monroe Fox）。[1]

还有一种不由自主的性活动的来复，就是一星期一度而以星期日为顶点的，也往往很显著。这种来复大概是由于社会的原因。但是以一年为期的来复是不能用社会的原因来解释的。这一层，我远在1898年就提出来过，（同52页注[1]）而三四十年来，也曾再三地加以证实。所有的证据都指着，一年之中，性冲动自然而然的特别活跃的时期确有两个，一在初春，一在秋季，并且往往秋季比春初还要见得活跃。（同56页注[1]）

至于女子方面有没有这种常年的来复，我们现在还没有很多与很细到的证据。不过，来复或循环的现象毕竟要在女子方面见得最清楚；女子性生活的一个正当的特点就是此种时期性；月经就是最明显的事实。月经的存在，证明在性的时期性方面，女子要比男子为原始得多。关于月经的起源的讨论是很多的。以前有人以为，受潮汐的影响的低等动物总要表示出一些太阴的时期性，但这方面的证据很少。海边的贝壳动物，普遍并不受什么月亮的影响。不过苏伊士湾一带的海胆是受影

[1]　法氏在这题目上特别有研究，他曾经写过一本专书，就叫《嫦娥》（原名*Selene*，是希腊神话中的女的月神）。

响的；月亮上弦，它们就大些，下弦，它们就小些。它们所以大，就因为一肚子卵的关系，一到月圆，这包卵就散出去了。这种影响虽有，却和四足的走兽总嫌风马牛不相及，并且，就在哺乳类中间，一直要到一部分接近于人的类人猿，才有月经的出现。瑞典的理化学家阿瑞尼乌斯（Arrhenius）提到过，月经的来源可以推溯到空中的电，上文引过的法克斯对这个题目特别有研究，认为电的说法是对的。（同57页注[1]）他指出，空中的电是有变迁的，而此种变迁亦有其时期性，每二十七天又三分之一天达最高点一次，而这二十七又三分之一天的时光也正是月亮绕地球一周的时光。他在常年人口出生率的曲线里，也找到一个按月的略有波动的节拍。

在类人猿中间，月经虽属初次出现，但它是和更原始的一年一度的来复同时存在的。所以月经尽管一月一次，生产还是只限一年中的某一个时期以内。这在人类也还有一点痕迹。在人以下的高等动物，则一定要到所谓“叫春”（oestrus）[1]的时候，雌性动物才容许性的交合。在人类，女子性欲最强烈的时候大抵是在经期的前后几天；不过，这种性欲是比较分散而不容易确指的，尤其是到了文明大开的人类。但是大多数的专家都承认这一点，例如，德国神经学家克拉夫特-埃平（Von Kraft-Ebing）就把女子这种顶点摆在经期的后几天。阿德雷（Otto Adler）则说，性欲的增加，是经前、经后与正在行经

[1] 译 oestrus 或 heat 或 tur 一字为“叫春”，译者以为最妥。以前有僧人咏猫叫春的诗：“春叫猫儿猫叫春，听它越叫越精神。老僧亦有猫儿意，不敢人前叫一声！”

中都可以感觉到的。科斯曼（Kossmann）认为女子最需要性交的时候是月经刚过后的几天，甚至于月经快完的几天里。居约（Guyot）说经后的八天是女子性欲最盛的时候。坎贝尔（Harry Campbell）曾经说到伦敦某医院就医的工人，调查他们妻子的性欲的时期性，他发见全数的三分之二中，有的经前欲旺，有的经后欲旺，有的逢经欲旺，有的在三个时期里都旺。即四者必居其一。

到晚近几年，我们更有了些确实的统计材料。女医生戴维斯（Katharine Davis）研究过2000多个女子的性生活，发见她们性欲最热烈的时候，几乎全部是在行经前两天到行经后七天之内。不过她的发见里有一层和以前的专家不同，就是经前热烈比经后热烈者为多（69例对38例）。汉密尔顿医师（G. V. Hamilton）观察过100个知识阶层的女子，发见25人的旺盛期是在月经刚行以后，14人是在刚行以前，21人在刚前刚后，11人在行经中及月经刚行的前后，19人完全没有时期性，其余10人没有说什么。

女子的羞怯也是演化而来的一个现象，它的原始状态在动物中就可以找到，并且是以性的时期性做依据的。性的时期性，加上羞怯的心态，也是求爱的一个主要条件。最初，羞怯可以说是雌性动物的一个拒绝的表示，因为叫春的时节还没有来到。不过叫春的时节来到以后，羞怯的心态还继续存在。到那时，和性冲动的力量结合以后，就成为若接若离、半迎半拒的献媚的态度与行为。到此，雌的对雄的便时而接近，时而逃避，或虽属逃避，而走的路线是一个圆圈。所以羞怯这种心态，起初是所以拒绝性交的，后来很快地和别的冲动联合以后，就成为一个很复杂的东西。到了人类，它就包括下列的四五种成分：（一）就是上文所说的由于时期不合而拒绝性交的表示。（二）一种深怕引人憎恶的恐惧心理，性器官的地位和排泄器官的出口处最密迩，排泄物是无用的、惹厌的，即在动物，似乎便有这种感觉，此种惹厌的心理后来不免转移到生殖器官上去。（三）原始人认为性的现象是有巫术的影响，是很可怕的，此种恐惧心理促成了种种仪式与礼节的行为，又进而演变为若干维持男女有别的简单的规矩，这种仪节与规矩最后又转过来成为羞怯心态的一种护符。[1]（四）装饰和衣服的发展，一面所以培养羞怯的心态以抑制男子的欲念，一面亦正所以充实献媚的工具，从而进一步刺激男子的欲念。（五）原始民族往往以妇女为男子资产的一部分，这种资产的观念难免不在女子原有的羞怯心态上，加上一重新的约束，认为不但本来如此，也是理应如此。这最后的一种成分也许没有前四种重要，但也时常有人主张把它加入。

无论成分如何，羞怯总是一个很大的动力，初不问一个民族开化的程度如何。羞怯的心态和衣服也不一定有什么分不开的关系。最野蛮的民族有难得穿衣服的，有完全裸体的，但同样怕羞。到了近代，有人倡导裸体主义，如裸体运动、太阳浴运动、很流行一时的德国裸体文明运动（Nackt-

---

[1] 这种仪节与规矩，不用说，在中国是很发达的，最早的一些记载见《礼记·曲礼》上篇和《内则》。

kultur）等等，也没有教羞怯的心态受丝毫的损失。不过，在文明社会里，羞怯的表现是分散的，是改换头面了的；我们在仪式里找到它，在男女应对进退之节里找到它；它在原始氏族里的那种不可抵抗的魔力是没有了，但羞怯的心态毕竟是求爱的主要条件，时代有今古，这是没有新旧的。要不是因为羞怯，我们就缺少一种迁延与节制的力量。这种力量的缺乏，一方面使男女积欲的过程来得太匆促，一方面使女子不能有从容观察与比较向她求爱的男子的品性的机会，来选择她认为最适当的配偶。[1]

第五节　有选择的求偶与性选择的因素[2]

积欲的过程，若从外面来说，是各种官能的印象直接或间接所引起的。官能接受外来的印象，印象造成刺激，刺激唤起反

[1] 本节一般可供参考的书和论文很多，霭氏特别提出的有：

华拉歇克（Wallaschck）：《原始音乐》。

斯科特（Colin Scott）：《性与艺术》，载《美国心理学杂志》，第七卷第二期。

希普（Heape）：《哺乳动物的性的季候》；《显微镜科学季刊》，1900年。又，《两性的比例》，载《英国皇家学会哲学丛刊》乙种，第二百册，1909年。

韦斯特马克（Westermarck）：《人类婚姻史》三册的第一册。

贝格（J. R. Baker）：《人与动物中的性》。

朱克曼（Zuckerman）：《猴类与类人猿的社会生活》。

帕米利（Maurice Parmelee）：《现代生活中的裸体运动》。

[2] 此节与下文四节，霭氏别有详细的论著，见《性心理学研究录》第四辑中《人类的性选择》篇。

应，反应就是积欲。冒尔所说的厮磨，实际上不是别的，就是通常一性对于另一性的刺激所造成的一切身心两方面的印象的总和。一个异性的人，最能供给合意的印象的，就是中选的人，这就叫做性选择。

我们用这个“性选择”或“性择”的名词，就牵涉到达尔文的进化论。性择论是达氏进化论的一部分。[1]不过，就达氏原有的说法而言，性择论并没有完全得到学者的公认。第一，我们要特别记住，这种选择很难说是建立在审美观念之上的。求偶之际，所选择的不见得是美，而是强壮与其他显著的特点。第二，在一般的动物界中，性择的效力究竟有多大，也还是一个问题，即在对动物生活有专门研究的人，也认为这问题并没有解决。换言之，这种发乎本能的求偶的方法，究有几分力量，一面可以选择一部分的品性，使遗传到下一代，一面可以淘汰另一部分的品性，使不再遗传，是很大的一个疑问。近年以来，自从孟德尔的遗传法则流行之后，性择的问题就更见得隐晦不明。不过这问题实在有两个部分，一是有选择的求偶，即对于性对象不能无轩轾取舍，一是此种轩轾取舍，因遗传的道理，而影响到后代族类的品质与品性。成问题的是后一部分；至于前一部分，也是和我们实际上有关系的部分，是比较不成问题的。配偶是有选择的，不过落选的分子是不是根本得不到配偶的机会，因而独处终身，我们还不明白；在高等动物里和未开化的民族里，这种找不到配偶

[1] 详见达尔文所著《人类的由来》一书。

的分子，在数量上似乎是很不足挂齿的。[1]在鸟类中间，求爱是一件十分严重的事，既费精力，又费时间，无疑地表示一种选择的工作。但此种求爱的成功是否影响族类的品性遗传，有如达尔文所假定，还是很难确定的。霍华德（Eliot Howard）是一位很精到的鸟类学专家，在他的《不列颠的莺类》那本巨著里，他虽不完全否认达氏的性择论，但是对于性择的影响究竟有多广，意义究竟有多大，言论之间，是很犹豫的。许多别的鸟类专家也是一样的小心。

到了人类，性选择的影响似乎比较清楚了一些。即远在古代，落选的人要找到配偶而留传他们的品性，事实上恐怕总有几分困难。古代的巴比伦有一个宗教的习惯，就是，凡属女子都要到米立达（Mylitta）的神社那里去操几年淫业。[2]据希腊史家希罗多德（Herodotus）的记载，那些姿色稍差的女子也许要等上三年四年才有男子过问，古代任何民族的婚姻习惯里，无疑地也很有这种现象，即健美者容易得偶，而反是者不免怨旷终身。不过在未开化与半开化的民族里，女子似乎迟早会怀孕（有的观察家说野蛮民族中就是最丑陋的女子也不例外）。所以，就在人类，此种展缓的性择也许可以减少不中选的品性的遗传的机会，但对于族类全般

[1] 即在文明大开的中国，我怕连这种分子也是为数不多的。江南有两句俚诗说：“懒妇自有懒郎勾，从无懒妇上灰堆。”

[2] 按：这种习惯叫做宗教卖淫，详见韦斯特马克《人类婚姻史》第一册，中国人对卖淫者有“神女生涯”的说法，拿这说法用在这一类卖淫者的身上，是最贴切的。

的选择影响毕竟是有限的。[1]

就以往的情形而论，达氏所称的性择的影响固属有限，但若就人类文明的前途而论，这种影响是可以很快扩大的。就在今日，有大量的男女便终身不偶，其所以不偶的缘故，有很大的一部分是因为没有能力去打动异性的求偶的愿望。假如未来的文明，一面能够教求偶的事脱离种种世俗的计虑，一面更能把求偶的真正健全的选择标准与理想严格地树立起来，那么，性选择真可以成就一番取精用宏的事业，而成为人类进化的一派强有力的导引的力量。黑曼斯（Heymans）说得好："假如男子希望未来的女子要比现在的高大些，感情用事得好一些，他们只需就目前已有的女子中，找高大的与不大感情用事的分子做配偶就是了。[2]这种女子目前何尝没有呢？不过这种自由选择的趋势，一时怕还不容易发展。"那就是因为健全的标准还没有树立起来，而世俗的不相干的

[1] 近代的优生学，就其应用的一部分学说而言，即建筑在此种选择的观念与方法上。优生学的定义之一就是"人类演进的自觉的与自主的导引"。

[2] 类乎这种选择的行为，中国人很早就有人做过，并且做的时候往往很能撇开所谓世俗的计虑。姑且举两个例子，一是成功的，一是没有成功的，后者无疑是半途吃了世俗计虑的亏。《后汉书·冯勤传》：冯勤曾祖父扬，有八子，"兄弟形皆壮伟，惟勤祖父偃长不满七尺，常自耻短陋，恐子孙之似也，乃为子伉娶长妻，生劝，长八尺三寸"。这显而易见是成功的。《晋书·贾惠皇后传》："初，武帝愿为太子取卫瓘女，元后纳贾郭亲党之说，欲婚贾氏。帝曰：'卫公女有五可，贾公女有五不可：卫家种贤而多子，美而长白，贾家种妒而少子，丑而短黑。'"后来惠帝终于取了贾后，可以说是选择失败了；而贾郭亲党的话里，大约包括着不少的世俗的计虑。这两例，不妨再指出一下，都是和身材的选择有关的，故而引注于此。

计虑还是太多的缘故。

总之，到现在为止，我们还不能把达尔文的性选择论看做造化的一把凿子，把未来的生物不断地凿成许多翻新的花样，同时又把凿坏了的随时抛置一边。在相当限度以内，女子之所以为女孩，或女性型式的演变，多少总要受男子选择标准的影响，而为所陶冶；男子之所以为男子，或男性型式的演变，也不免同样地要适应女子的理想。黑曼斯也有过这种见解，我以为这见解是很正确的。独惜所谓相当限度的限度，似乎是不宽绰的，并且也不容易捉摸；因此，我们到如今还不能把男子看做一个经由女子再三选择后的创造物，看女子亦然。

上文的一番讨论是很必须的；在进而研究性心理学的基本事实之前，这也是一些不可少的准备。我们要了解的是，我们虽袭用“性选择”的名词，我们实际上所注意的只是求偶时一些诀别的功夫和诀别时所依据的各种官能的作用。至于这种诀别的功夫对未来的族类究有何种影响，那就属于达氏进化论的范围，我们除了上文一些旁敲侧击的话以外，暂且存而不论。

求偶是目的，求爱是手段。当手段进行之际，其间虽有比较与抉择，却不一定发生与情敌竞争的行为。自达氏的学说流行以后，一般人不察，总以为自然生活里心须有“物竞天择”，而求偶生活里必须有“男竞女择”，但至少在性择范围以内，这竞争的成分是可有可无的。不过求爱手段的本身是无所不在的，任何人求偶，要用到它；求偶成功以后，要维持性生活的正常与满足，在每一次性交之前，也要用到它；求爱所费的功夫，可以有大小，但不能或缺则一。研究家若霍华德，一面尽管怀疑动物生活中“性择”的功用，一面对于求爱现象的铺叙却是不辞琐碎的。

与求爱及求偶有关的官能是触觉、嗅觉、听觉和视觉。我们似乎没有理由把味觉牵引进来，因为所谓味觉，一大部分还是由通于口腔的后鼻孔所传达的嗅觉。我们还可以进一步地说，我们不引进味觉是有一个很好的理由的；要知味觉是人生另一个大欲——饮食——的工具，假若味觉局部也成为男子一大欲的工具，则人生两大欲不免发生夹杂混乱的危险，而男女在求爱之际，兴会所至，也许不走交合的路子，而走吞噬的路子，把求爱的对象变做果腹的对象了。动物中，有时候也有以对偶做食粮的，但毕竟是一些很少的例外，并且总是雌的吞食雄性，而吞食的时候总在交合与受精作用已经成功之后。味觉与求爱很不相干，不但于常态的人如此，即于变态的人亦未尝不如此，这也是应当说明的。

第六节　性择与触觉

触觉是最原始的一个厮磨方式。性交合动作的本身，就是一种厮磨的动作，而其最关紧要的部分便是触觉。在儿童中，挤在一块儿呀，接吻呀，拥抱呀，也是不外乎一些厮磨的活动，用以表示一般的亲爱或含有性的成色的特殊的亲爱。这些活动，对于成年的恋人是同样的有用。

触觉虽与性择有密切关系，但司触觉的官能并不因此而有什么特殊或专化[1]的地方。皮肤是一切知觉官能的基础，而性的知觉又是最古老的各种知觉之一，所以性的知觉，就大体言之，必然是一般触觉的一个变通，而没有什么很特别的所在。触觉既属原始，而所占的面积又广，既散漫，又模糊，所以一经激发，它的情绪的陪衬总是特别浓厚；所以在一切官觉之中，触觉是最缺乏理智的，同时，也是最富有情绪的。触觉既有这些特质，又加上它和积欲与解欲的机构很早很早就发生了拆不开的关系，所以，要找一条路子来唤起性的活动，它是最方便的一条，也是最有力量的一条。

低等动物求爱时，触觉往往是最占上风的一条途径。我们根据上文，对于这一层也是可以想象得知的。虾蟹的求偶就是由触觉来决定；对于蜘蛛，触觉往往是主要的求偶的官能。牛、鹿、马、犬等高等动物求爱之际，舐的动作占重要的一部分。纽曼（Neumann）曾经目睹一对大象求爱，牡象先用鼻子在牝象的身上往来抚摸，其次，两象并肩而立，彼此的鼻子纠缠着，彼此把鼻尖塞在对方的嘴里，人类求爱到达相当程度以后，这种类似的情不自禁的动作也是常有的。有的人，尤其是女子，在没有或一时不能有完全的交合行为之前，这一类的触觉方面的活动已足以供给适当的快感与满足。

---

[1] 生物学对于个体发育有几个基本的概念，其中如生长，指的是体细胞的增殖与躯干的加大；如分化，指的是体细胞的形态与功能的变化；分化而再进一步，便成专化。

女子的情绪生活里，触觉原是一个特别显著的成分，到了她的性生活里，这一层尤其看得清楚。马丁（Lilian Martin）研究大学女生的审美的情绪，观察到基于触觉的情绪比其他的情绪要来得彰明昭著。克拉克（Pearce Clark）叙起一个9岁的患羊癫疯的女孩，说她只喜欢一种人，就是和她皮肤接触时她觉得最舒服的人，又说她把所有认识的人分门别类的时候，是拿在握手或接吻时她所得的感触做标准的。女子当春机发陈[1]的年龄，所表示的性的欲望，大抵不在性的交合，而在接吻或拥抱一类比较纯粹的触觉的行为。塞吉尔（Sadger）说："许许多多青年女子所辉耀的像佛光似的贞操之光是这样的，性器官部分的冲动固然很少或没有，但是在全身的皮肤里，黏液膜里和肌肉系统里，却充塞着强有力的性爱。"这一层，事实上不止春机发陈期的少女如此，就是已婚的女子，已有交合经验的女子，亦莫不如此。换言之，自春机发陈起到将近解欲或性欲亢进之顷止，这种泛滥无归的性爱是始终存在的。[2]十八世纪的一部性爱小说里写道："她尽管竭力地撑拒，挣扎，想摆脱他的两臂的环抱，但一望而知她的目的无非是要把他和她接触的点、面、线，尽量地增加。"女诗人费菲恩（Renée Vivien）说：

---

[1] 英文中puberty一字通常译为"春机发动"或"春情发动"，大约是追随日本人来的。唯一中国旧日医书如《内经》即曾用到"发陈"一词，其所指即是这个性发育的开始阶段，故今即以"发陈"一词替代"发动"。"陈"字有铺陈展开之意，于义亦较贴切。

[2] 江南流行的俚曲中有《十八摸》一种，即完全拿一般皮肤、发欲带及生殖器官的性触觉做依据。

“触的艺术是诡异的、复杂的，它和香的梦境以及音的奇迹站在一个平等的地位。”这句话出自女子之口，尤其是值得我们的注意。触觉对于恋爱的重要，在一般女子的认识里，也是一种良知良能，这又是一点足以证明触觉在性生活里，比起其他知觉来，实在是最太初与原始的。

上文说的都是一些有关常态的话，触觉与性生活的关系也可以有畸形及过敏的发展，此种发展的种类不一，有些情况男女都有，例如各种织物恋或兽毛皮革恋（喜欢抚摸玩弄兽的毛皮、丝绒、绸缎等物）；[1]有些情况女子患者独多。而往往与社会治安有关，例如窃恋。[2]又有一种变态不妨叫做挤恋（frottage），则男子患者独多，至少，其表现的程度在男子为特别显著。患挤恋的男子喜欢在公众场所，和完全不相识的女性拥挤摩擦，以获取性的满足，而发生摩擦处虽以生殖器官的所在部分为主，但并不限于这一部分；不用说，在这种场合下，即在寻求性欲满足的男子也始终是衣冠楚楚的。有许多女子有时在群众中站着（例如在热闹戏园的后排，甚至于在礼拜堂里），忽然感觉到这一类意外惹厌的接触，那就是此辈之所为了。这种变态是可以引起法律以至于法医学的问题的，而有此种变态表现的人也许在别的方面是很正常的人，不但很有身份，并且也是很明白事理的人。

怕痒不妨说是触觉的副产品；它的基础是一些反射作用，在

[1] 详下文第四章第五节。

[2] 详下文第四章第六节。

胎儿期内，早就有些发展的。[1]怕痒和性的现象也有密切的关系。比方说，怕痒是积欲的一种游戏，而笑是解欲的一种游戏；假设有性的刺激当前，此种刺激也多少已经引起一些性的欲念，但事实上这欲念是无法满足的，或以不满足为是，于是便用咯吱一笑的方法，来排遣这种欲念。（在已有性意识而怕羞的少女往往有此行为）怕痒虽属积欲的一种游戏，但可以弄假成真，引进到积欲的境界，所以一到成年，即性关系通常开始的年龄，它就渐渐地消灭。成年人不大怕痒，就是这个道理。

不过怕痒的意义是不止一方面的。上文把它看做一种皮肤的羞怯现象，迟早不免消灭，不过是方面之一罢了。怕痒的起源，我们可以确定是和性现象没有关系的，它的基本功用大概与身体的保护有关。鲁滨逊（Louis Robinson）说得很对，在幼小的动物身上，凡属最容易受侵害而最需要保护的地带也就是最怕痒的地带。话虽如此，性器官一隅以及各个发欲带的怕痒，和鲁氏所说的怕痒，是不一样的。性器官和发欲带的皮肤里的神经细胞有一种特别的本领，就是神经学家赫里克（Herrick）所说的它能够把许多连续的刺激积累在一起，积累得越多，那神经中枢的皮层细胞被牵涉而积蓄的力量便越大。比方说，山坡上半融解的冰块往山下泻，越泻越多，其势便越锐不可当。这种力的积累也就是我们在上文所已讨论过的积欲的过程，而其终极，即是

[1] 最近此方面的研究渐多，例如美国耶鲁大学格塞尔教授（Gesell）发见两个月的胎儿已能作怕痒的反应，如果你搔他背脊的部分，它的嘴就会张开。（三十四年四月，光旦补注）

力的解放，也就是解欲的过程；还拿冰块作比方，就算它一泻万丈，终于轰然一声，打着了山脚下的平地，但一般的皮肤里的触觉细胞则不然。它们接受刺激后的反应不过是肌肉抽动一下，或忍俊不禁地大笑一阵罢了。无论如何，一切性爱的厮磨，尤其是性交合本身，和怕痒是有一个亲切的关系的。哲学家斯宾诺莎（Spinoza）著名的恋爱定义就建筑在这一点上：恋爱是“同时有外缘印象做原因的一种发痒”（Amor est titillatio quaedam concomitante idea causae externae）。高尔斯（Gowers）也说过，性交合的动作归根结蒂是一个皮肤的反射。

怕痒的地位也是随文明的程度而发生变迁的。在野蛮民族的性爱生活里，怕痒是很有地位的。即在欧洲民族的初期生活里，怕痒也还相当重要。到了近代的文明社会，一部分的青年女子虽或时常用搔痒的方法来觅取性的快感，但大体上这种方法是无关宏旨的。在文明单纯的民族中，往往搔痒就是求爱的表示，并且有时候，搔痒和交合在语言上是一个字。南美洲南端的火地岛的土人（Fuegians）便是一例。德国人把女子的阴蒂（clitoris）叫做Kitzler，就是“怕痒之物”的意思，也表示语言上的一种会通。拉丁文里也有类似的例子。拉丁文里的一个词pruritus释做“痒”，如今在医学的专门名词里还沿袭着通用，但此词也有“贪淫”的意思。近代医学说人体上有若干特别怕痒之点，而这些痒点所在的区域，在幼年和将近停经的年龄，往往可以因自动的搔痒而引起性的快感，可见拉丁文中的一词两用也是很有意义的。斯坦恩（B. Stein）说，十八世纪中，俄国某皇后有一个奇癖，她在宫里豢养着一批宫女，平日专替她捏脚取痒，同时还要说些淫辞，唱些艳曲；有时候，此种过度淫乱的生活引起了疲乏，还得替她施行一种特别解闷与提神的方法，就是吮咂她的臀部。担任这种奇特差使的人，不用说，是当时俄国的一部分贵族女子。[1]俄国某皇后的此种奇癖，是有一个生理学的解释的，费瑞（Fere）曾经加以证明，搔痒的举动，适当的话，是一种可以提神而增加活力的刺激，但若过了度，便可以叫人疲乏。

怕痒与性感觉的关系还有一些事实的证明。有一个女子讲起她的性经验时说，在她没有交合的欲念时，假如男子碰到她的生殖器官，她只会发痒，但若欲念起时，痒的感觉便消释了。因此，我们不妨说，痒的感觉是性的感觉的一个替代，而性的感觉是痒的感觉的一个变相。怕痒的现象，原先好比一个把门的卫队，是为拒绝外来的接触的，但后来面目一换，变做一个前哨的先驱，为欢迎与招致外来的接触。

皮肤与性生活有亲切的关系，怕痒的现象而外，还可以从皮脂腺的行为里看出来。皮脂腺是毛发腺退化而成的。人类的祖先是全身有毛的，皮脂腺便是体毛蜕落后的遗留。当春机发陈的年龄或性系统发生障碍的时候，皮脂腺有恢复生毛的倾

---

[1] 清袁枚《子不语》卷二十一有“蔡京后身”一则说，崇祯时某相公癖好甚奇，“好观美妇之臀，美男之势。以为男子之美在前，女子之美在后，世人易之，非好色者也。常使女衣裈褶，男饰钗裙，而摸其臀势，以为得味外味。……有内阁供事石俊者，微有姿，而私处甚佳，公甘为咂弄，有求书者，非石郎磨墨，不可得也。号臀曰白玉绵团，势曰红霞仙杵。”此可与俄国某皇后的奇癖参看，不过这是主动的，而俄国皇后的是被动的。

向，但其结果不是毛发，而是大量的粉刺；女子到停经以后，皮脂腺也真有生毛或须髭的。[1]

所以不但皮肤和性系统有密切的关系，连毛发以及毛发的变态也是如此。萨布罗（Sabouraud）发见女子若患局部的秃顶或斑秃（alopecia areata），率以春机发陈的年龄及50岁光景为多；但在男子便没有这种年龄上的限制。又如女子因病将卵巢割除，以致月经中途止绝，也往往会引起毛发的大量脱落；妊娠期内月经暂停，有时候也会发生同样的现象。

性交合大体上是一种特殊的皮肤反射，固然有如上述，但是在一般的皮肤触觉和此种特殊的反射之间，还有许多第二级的性触觉的中心，这些中心的所在地域，我们以前已经介绍过，就是若干发欲带。

---

[1] 中国文献里关于女子生须的记载颇不少，拉杂征引于后：一、唐李光粥母有须数十根，长五寸许。出《鸡肋编》。二、宋徽宗时，有酒保妇朱氏，四十生须，长六七寸。三、宋宣和初，京都人朱节，以罪置外州，其妻年四十（一作四十一），居望春门外，忽一夕，觉颔痒甚，至明须出，长尺余，问其实，莫知所以，赐度牒为女冠，居于家。此例出江万里之《宣政杂录》，疑与第二例为一事。四、元至正间（一作明洪武初），南京齐化门东街，达达（鞑达）妇人，有须髭长尺许。出郎瑛《七修类稿》，一说亦出《草木子》。五、元至元元年正月，祥符县市中，一乞丐妇人忽生须髭。六、明弘治六年，湖广应山县民张本华妻崔氏，生须长三寸余，见当时邸报。出《庚巳编》。七、明《庚巳编》作者之里人卓四，商于郧阳（一作郑阳，恐误），见主家一妇，美色，颔下有须三缕，长数寸，人目为三须娘。八、明正德十三年，临河城靳氏女，将笄，忽生须，长四寸许，剪之复出。出《开州志》。九、明福建林文恪公母黄氏亦有须寸许。以上各例散见或互见明徐应秋《玉芝堂谈荟》（卷十二）、朱国桢《涌幢小品》（卷二十一）、清褚人获《坚瓠续集》（卷一）及卢若腾《岛居杂录》下卷。此种例子当然不一定都和霭氏所说的理由有关，其中一部分也许因为内分泌腺系统起了变化，另一部分也许是胎毛（lanugo）畸形发展的结果，但总有几个是属于霭氏在这里所讨论到的一类的。

这些第二级的中心有一个共同之点，就是，都和身体上的出入口有关系，也就是，都安排在皮肤和黏液膜衔接的地方。这些地方的触觉，经过长期的进化以后，是特别的灵敏，特别的细腻。就大体言之，这种人身上的边疆地带和异性的同样的或类似的边疆地带发生接触之后，假如环境适宜，便可以唤起积欲的过程，以至于产生强烈的性的刺激。此种地带的彼此接触，或直接和性器官接触所引起的反射，可以说和性器官彼此接触后所引起的反射完全相像，其所发动的神经的力量也是一般无二。它们所以成为第二级的性触觉的中心，原因就在此了。

我们必须记住，这些现象，这些出入口地带的接触，都基本上算正常的。有人把这种现象的一部分看做孽邪或淫秽一流，那是不对的。无论如何，假如这种接触是用作积欲的一些帮助，一些手段，而自身不成目的的话，我们总应当把它们看做在正常的变异范围以内，而不是变态或病态。从审美的立场看，可能不堪入目，但这类评判当然另属一回事。不过我们也得注意，美的标准往往因性的情绪而有变迁；一个不相干的人所认为不美的许多东西，一个在恋爱状态中的人却以为是美的；他的恋爱的情绪越是热烈，他的通常的审美标准越容易起变化。我们要不从性的观点说话，全部性的现象事实上可以说是很不美的；除了积欲过程的初期的活动而外，其余全部都说不上一个美字。

利用发欲带而取得性的兴奋，不能算不正常，还有一个简单的理由，就是，在人类以外的许多动物里，这也是一个很普通的现象。总之，假如此种兴奋的目的不止在促进积欲，而也在取得解欲，即上文所已说过的不止是手段，而也是目的，那就不免有几分放僻邪侈了。不过这种放僻邪侈也还在疑似之间，自避孕的方法流行以来，许多人往往改变他们性交的方式，或运用一些特殊的避孕的技术，假如这些不能算做邪僻一流，则此种以手段为目的的性行为也还不能看做过分的超乎理法之外。

接吻便是此种性行为的一例。嘴唇是人体上的一大边疆地带，是皮肤与黏膜毗连的一个口子，是有极锐敏的触觉作用的。在很多方面它很可以和阴门或阴道口相比，并且有一点比阴门还见得灵活，就是，它还有一个神经更要锐敏的舌头做它的后盾。所以嘴唇的密切与长时间的接触，在适当而可以招致积欲的环境下，是可以引起很强烈的刺激作用的，其强烈的程度，虽次于性器官直接的接触，在各个发欲带里，总要推它为首屈一指；一样是许多条可以把神经的力量导入性领域的路径，只有它是第一条大路。一般的接吻如此，而所谓斑鸠式的接吻（columbine kiss）尤其如此。在法国南部某一地区所流行的一种接吻，叫做沼泽佬式的接吻（maraichinage）的，也就是斑鸠式接吻的一种。[1]不过在一部分神学家的眼光里，这种接吻是一桩万劫不复的罪孽。接吻与类似接吻的表示，在其他动物中也很多，例如蜗牛和昆虫的以触角相接，鸟类的以喙相交，狗与其他动物在交合时彼此的舐咬。到了人类，接吻有两个成分，一是触觉的，一是嗅觉的，不过触觉比嗅觉的来历

[1]　按：即兼带咂舌的接吻，盛行于法国西北部的布列塔尼（Bretagne）一带。在中国也有，参看下文89页注[1]所引耶律乙辛《十香词》的第五首。

为古远。而在欧洲民族中间，它所占的地位也远在嗅觉之上。不过偏重嗅觉的接吻，实际上比偏重触觉的要分布得广；欧洲或地中海区域而外，大都流行偏重嗅觉的接吻；在蒙古利亚种的各民族中，这种接吻发展得最完全。[1]

接吻虽属积欲的一大手段，还有其他属于触觉的比较次要的手段。异性之间任何其他出入口的接触都是积欲的手段，其效力有时也不在接吻之下；这些手段，其实都属于接吻一流，不过接吻比较最富有代表性罢了。舐阴（即用舌舐女子的阴部，西文为cunnilinctus，普通误拼为cunnilingus）和咂阳（即以舌咂男子的阳具，西文为fellatio[2]及[3]）都可以说属于接吻一类；并且也不能看做违反自然，因为在他种动物和未开化的民族中间，我们同样可以找到这一类的活动。把它们看做厮磨的一些方式与积欲的

[1] 作者此说盖出自法人唐汝洼所作《欧洲与中国的接吻》一文（d'Enjoy, *Le baiser en Europe et en Chine*）。唐氏说中国式的偏重嗅觉的接吻有三个步骤：一是把鼻子放在所爱者的颊上；二是一度深呼吸，同时上眼皮向下关闭；三是上下唇翕而忽张，作一种轻而尖锐的声音，好像是领略着一种美味似的。详见霭氏所著《接吻的起源》一文，现入《性心理学研究录》第四辑附录。

[2] 中国性爱小说中分别叫做“品玉”“品箫”，文虽雅驯，总嫌刻画，兹不袭用。

[3] 霭氏自注：卡巴尼斯以前，法国动物学家博内（C. Bonnet）也有过一番观察。在他1764年出版的那本《关于自然界的默想》一书里，他提到婴儿吸食母乳，是可以引起“甜蜜的情绪和快乐的感觉的”，并且此种温情与快感的功用即在保障母子间的自然的亲爱；保障之说也许还不够：“我们即使说，此种温情快感便是亲子之爱所由养成的一个主要原因，也不为过。”至于对于哺乳类以下的动物，博氏又添着一笔说，“我们至少也可以考虑到亲子之间的体温所相互供给的一些温暖”。译者按：正文中说卡巴尼斯是最先记载这一类观察的人，洵如霭氏这一段自注的话，则“最先”两字应当改正。

一些帮衬，它们原是很自然的，并且，在一部分人的经验里，它们正是所以获取性快感的一些无上的条件；至于这种活动的是否符合审美的标准，那是另一问题了，大概总算不上美吧。不过这一类的活动是可以走入歧途的，假如畸形发展到一个境界，弄得喧宾夺主，取正常的性交合而代之，那就不免受“邪孽”或淫秽一类的讥诮了。

乳头也是一个有出口的边疆地带和很重要的性触觉的中心。这是不足为奇的，因为它根本和子女的养育及种族的繁衍有关，至于它和性的关系还是后来演变的结果。这无疑是一个很重要的关键，婴儿的唇与母亲的乳，两相接触，可以说是一切性接触的滥觞；成年男女唇部的性触觉就从婴儿哺乳时唇部的触觉演进而来。

乳头既然是分泌乳汁的器官，它和性器官的关系是必然很亲切的，婴儿呱呱坠地之顷，便需要乳汁的营养，要不是因为这番亲切的关系，乳头这种得心应手的哺乳的准备便无从而来。乳头的吮咂，在客观方面，可以教子宫起一种反射的收缩作用，在主观方面，它可以教女子感觉到很浓厚的性的情绪。这种主观的影响，以前没有人在学理上发见过，一直要到十九世纪的初年，法国的学者卡巴尼斯（Cabanis）才最先有这种记载。他说，有几个做母亲的曾经告诉他，在婴儿哺乳的时候，确乎会引起这种感觉。这一重很正常的关系是很容易有一个解释的。为维持哺乳动物的种族的生命起见，这种关系也正复万不可少。假如没有这一番快感，做母亲的又何乐而必得负起哺乳的劬劳责任来呢？乳汁的分泌固然可以减少乳腺的涨闷，而引起一种松弛的快感；但这是不够的，于是最现成的方法是拨开性的情绪的源头，而让它来供给更大量的快感；好在这条路子是早就打通了的，在妊娠期内，性器官对于乳腺，早就发生过一番作用，女子在受胎以后，卵巢方面便有特殊的信使（荷尔蒙的一种）派遣到乳腺方面去，为的是叫它准备乳汁。

不过，乳腺和性器官的关系虽属十分亲切，这种关系或许不是很特殊的，即乳腺而外，还有其他可以和性器官发生同样关系的器官。库尔迪诺夫斯基（Kurdinovski）用兔子做试验，发见身体上其他出入口的刺激，例如耳朵，也可以引起子宫强力的收缩，再推而广之，也许任何身体外周上的刺激都可以循反射的路径而唤起子宫的收缩。这样一个假定牵扯到皮肤的一般的性触觉以及发欲带的特殊的性触觉的现象。

乳头和性爱的兴趣有重要的关系，还有一件历史的故事可以证明，就是，天主教的神学家对于这题目也曾下过不少的功夫。十八世纪中，这班神学家对于抚摸乳头的罪孽问题，曾经有过一番激烈的论战。一般的教会与宗教法庭的主张是，这种行为是有罪的，但是著名的耶稣会神学家认为，只要一个人没有淫秽的动机，就是抚摸女尼的乳头也不过是一个可赦的罪过。在某一个耶稣会所设立的感化院里，他们更进一步地主张说，若有人否认这种行为根本上可以是无罪的，那人便有离经叛道的危险，并把自己置身于詹森派的叛徒（Jansenists）之列了。[1]

---

[1] 性与触觉的关系，方面甚多，霭氏所论已不能说不详尽；不过有一点霭氏似乎始终没有提到，不但本书里没有，就是七大本的《研究录》里也没有，就是触觉与阳具崇拜的关系。霭氏在下文讨论《性择与视觉》及《裸恋》的时候，固然都提到阳具或其象征的崇拜，但此种崇拜和触觉有何关系，则始终没有顾到。

第七节　性择与嗅觉

就动物进化的历史而言，嗅觉和一般的触觉起初是并不分化得很清楚的。嗅觉渐渐地分化而专化出来以后，又添上更后发展的味觉，动物界最后才有了一个化学的知觉官能。在脊椎动物里，嗅觉终于成为一切知觉中发展得最进步的一个；动物能察知远距离的物件，第一要靠它；对于近距离的物件能有一个准确的认识，也靠它；大多数的心理活动要靠它做先导，而这些活动的情绪的冲动还得借重它以达于意识的领域。在爬行类里，好比后来的哺乳类里一样，不但一切涉及性的心理活动大体上与嗅觉有关，就是一切外来的印象，也是大部分要经过嗅觉的官能，换言之，嗅觉所接受的印象，在数量上，要超出其他官觉之上。从嗅觉的刺激里，一个动物不但可以得到相当的性欲的激发，并且此种刺激的力量往往足够抵过其他官觉所特受的刺激而有余。这是不足为奇的，因为我们知道在动物的脑神经里，嗅觉中枢所占的

一个女子，要她在日常环境之下，和男子的生殖器官发生触觉的关系，当然有种种的顾忌，但若和它的象征发生接触，就没有顾忌了。不但没有顾忌，并且往往是一件公认为吉利的事；至于吉利何在，就得看当时当地社会的说辞了。这一类象征的接触在中外通俗的信仰里也很不少，姑举两三个例子。清梁绍壬《两般秋雨庵随笔》说：鸠兹俗，女伴秋夜出游，各于瓜田摘瓜归，为宜男兆，名曰“摸秋”。又清初钮琇《觚剩》说：北京元夜妇女连袿而出，踏月天街，必至正阳门下摸钉乃回，旧俗传为“走百病”；当时相国陈之遴的夫人徐灿所作的词里有句说，“丹楼云淡，金门霜冷，纤手摩裟怯”，指的就是摸钉这回事。说“宜男兆”，说“走百病”，都是所谓说辞了，要紧的还是那黝摸。又北京城外白云观大门门圈的石刻里也有一件凸出的东西，专供烧香的妇女抚摸，门圈是白石雕成的，唯有这突出的一部分最黝黑，且有光泽，当然是摸出来的了。这是许多游白云观的人所亲见的。

区域原是特别的广大。这方面的专门学者如埃廷格（Edinger）与史密斯（Elliet Smith）早就指给我们看，大脑的皮层起初几乎全部是一个接受嗅觉的中枢与教嗅觉得以影响行为的一个发号施令的机关；同时，我们也知道，嗅觉的印象可以直达大脑的皮层，而并不假道于间脑。总之，嗅觉在心理学上的地位是很特殊的，它可以说是"一切高级的心理作用的种子"，至少，它有一种力量，可以把它们都联系在一起，原始的脊椎动物是住在水里的，在水的环境里，嗅觉的功用是特别大，它几乎控制一个动物的全部的行为，它的意义的远大，自不待言（不过当时的嗅觉和味觉更相近，并且比起其他官觉来也是更容易受刺激的影响）。

到了较高等的类人猿及人类，情形却完全变了。嗅觉固然还是普遍保留着，并且还是异常的细致，不过我们难得用到它罢了。无疑地它依然有许多的用处，不过这种用处已退居一个辅助的地位。常有人评论未开化的民族不识香臭，至少对于恶臭的东西，漠不关心而不知回避。这种情形确乎是有的。不过，这种民族也往往很能够识别各式各样的臭味，若说他们的嗅觉一定不如我们，或高出我们之上，倒也都不见得。到了文明社会，各式臭味在人的情绪生活里，当然也始终有它们的地位，尤其是在气候炎热的地方。

不过，无论在实际生活或情绪生活里，也无论在科学的领域或艺术的领域里，就普通的情形而论，嗅觉总是一个辅助的官能。因此学术界对于嗅觉的研究，一向也是异常的冷漠。一直到1888年，荷兰乌得勒支大学（Utrecht）的兹瓦德马格（Zwaardemaker）发明了嗅觉计（olfactometer）和把他的研究工作发表之后，这一部分的学问才算恢复了它应有的地位。[1]过了不多几年，比京布鲁塞尔的黑宁克斯（Heyninx）又作了进一步的研究，他想把它安放在一个严格的物理学的基础上，他定出了一个光带似的臭带，把各种臭味，根据它们的波线的长短，安排在上面。照他的看法，臭味的所以能感动嗅官而成为意识的一部分，乃是由于一种分子的颤动的力量，而不是由于化学的力量。同时，别的专家，例如派克（G. H. Parker），则始终以为化学的知觉有别于物理的知觉，例如触觉的由于压力，听觉的由于声音，视觉的由于光的刺激，而嗅觉实在是一个化学的知觉，并且是化学的知觉中最属主要的。化学的知觉由来甚古，可以远溯到当初水栖的时代；主要的嗅觉而外，又包括味觉、包括通入鼻腔的雅各孙器官（organ of jacobson）的功能和一个共同的化学的知觉。关于嗅觉方面，我们虽有这一类的研究，但可靠的结论到现在还不能算多。

嗅觉从触觉分化而来，所以其传达的知识也多少几分模糊不清，不过它所牵扯到的情绪作用往往是很浓厚的。因为这种种特点，（即虽然模糊，却有它特殊的功能，虽属无用，却与动物的生存十分关切）有许多作家认为一切知觉之中，惟有嗅觉最配叫做想象力的知觉。的确，嗅觉的接受暗示的力量是最强的，它唤起遥远的记忆而加以浓厚的情绪的渲染力也是最丰富的；同时，同样一个官觉，只有它所供给的印象是最容易改变情绪的力度和格调，使和受刺激的人当时的一般的态度相呼

[1] 指兹氏所作《嗅觉生理学》，1895年出版。

应。所以各式香臭之气往往特别容易控制情绪生活或受情绪生活所役使。在文明社会里，原始时代情绪生活所养成的种种对于臭味的联系关系，不免有解体之势，不过，同时嗅觉和想象力的一部分关系却比以前发达了；文明人在嗅觉方面会有什么奇怪的癖性，也就在想象力这一端上表现出来。

香臭的气味对于整个神经系统是一些强有力的刺激，像许多别的刺激一样，适当的话，可以增加活力，过了度或时间太久了，又可以使精神疲乏。因此，医学界很早就发见，凡是含有挥发性的油质香料可以用作麻醉药和治痉挛的药；这些香料也可以增强消化作用，促进血液循环，并刺激神经系统，但若分量过重，则功用适得其反。费瑞的试验，一面叫人吸用各种香气，一面用测力计和肌动描记计一类的仪器来测量他们的使劲的大小或疲惫的程度，对于研究嗅觉刺激的各种作用有特别大的贡献。

我们现在可以讨论人类性生活与嗅觉的关系了。第一层我们应当注意的是，无论男女，身体上总有几分臭味。这种臭味往往因年龄及族类[1]而有不同。关于因年龄而发生的不同，西洋医学的祖师希腊人希波克拉底（Hippocrates）在二千几百年前就有所认识。就是，凡是和性现象有关系的臭味，总要到春机发陈的年龄才取得成熟的种种特点。事实上，婴儿、成年人、老年人各有各的臭味；莫宁（Monin）甚至说，[2]在相当程度以内，我们也

---

[1] 霭氏在《研究录》第四辑中详论嗅觉的时候，曾一再说到中国人的体臭很像麝香，见第四辑60页及96页。

[2] 见莫氏所著《人体的臭味》一书。

许可以根据一个人的臭味，来发见他的年岁。无论男女，从春机发陈期起，中经青年期、成男的初期或成女的初期，都得经过一个体臭的渐进发展的历程，而其臭味的成熟也可以从皮肤上与排泄物里闻得出来，并且这种渐进的发展是和第二性征如毛发与色素等的发展并进的。事实上意大利人范托利（Venturi）确乎把体臭归作第二性征的一种。[1]

嗅觉的地位虽重要，但在人类实行性择的时候，真正完全靠嗅觉的力量的却也不很多见。这倒不是因为嗅觉所得的印象不管事，乃是因为教人起舒服之感的种种体臭力量方面总是不够强，而嗅觉又是过于迟钝，于是嗅觉的地位便不得不退居视觉之后。

话虽如此，许多人的体臭，尤其是体格健全而在性的方面容易叫人爱慕的人的体臭，是并不惹厌的，甚至于闻起来相当舒服。要是这种体臭的来源是一个恋爱的对象，那就不但不惹厌，并且会有很大的引人入胜的魔力。[2]还有一点可以增加此种体臭的

---

[1] 见范氏所著《性心理学的退化现象》一书。

[2] 这种体臭的记载见于中国文献里的也复不少，始举数例于后：

伶玄《赵飞燕外传》说到飞燕和她的妹子合德的一大分别和合德所以获取汉成帝的爱宠的一大原因就是这种体臭：“后浴五蕴七香汤，踞通香沉水座，潦降神百蕴香，婕好浴豆蔻汤，傅露华百英粉。帝尝私语樊嫕曰，‘后虽有异香，不若婕好体自香也。’”

唐张读《宣室志》记道士尹君说：“故尚书李公锐镇北门时，有道士尹君者……容貌若童子……常有异香自肌中发，公益重之。公有女弟学浮图氏，尝曰‘佛氏与黄老固殊致’，且怒其兄与道士游。后一日，密以堇斟致汤中命尹君饮之，尹君既饮，惊而起曰，‘吾其死乎！’俄吐出一物甚坚，有异香发其中，公命剖而视之，真麝脐也，自是尹君貌衰齿堕，其夕卒于馆中……”尹君的肌香是不是有特别的器官，有如《志》中云云，和此种器官

诱引的力量，那就是上文说过的许多臭味对神经有兴奋作用，如今一部分的体臭恰巧就属于这一类。

无论男女，鼻子里司嗅觉的黏液膜和整个生殖器官也有一种亲切的关系，而时常发生一些交感的作用。这一层也似乎是已经相当确定而无可怀疑的。因此，外界对生殖器官所发生的影响有时候也会牵涉到鼻子，而外界对鼻子所发生的刺激通过反射作用也会牵动到生殖的领域。

在一部分人的情绪生活里，嗅觉不平常的占特别超越的地位，这种人为数不多，但在生活的别的方面却也十分正常，而与普通人没有区别。这些少数人，法人比内（Binet）在他研究物恋[1]的时候，就叫做“嗅觉型”。嗅觉型的人，虽不如视觉型、听觉型与精神动力（psycho-motor）型的多而重要，但也自成一型，而很可以和他们相互参较。嗅觉型的人，比起别型或普通的

是不是有驻颜益寿之功，我们都不问，不过麝脐之说却很可以和上文82页注[1]中所说的互相印证。

冒襄《影梅庵忆语》讲到和董小宛闺中品香之乐说，沉水香结而未成：“如小笠大菌，名蓬莱香，余多蓄之，每慢火隔砂，使不见烟，则阁中皆如风过伽楠，露沃蔷薇，热磨琥珀，酒倾犀斝之味；久蒸衾枕间，和以肌香，甜艳非常，魂梦俱适。”

清代野史里所盛称的香妃，大概也是一例。有一段记载开头说：“回部王妃某氏者，国色也；生而体有异香，不假熏沐，国人号之曰‘香妃’。或有称其美于中土者，清高宗闻之，西师之役，命将军兆惠一穷其异。兆惠果生得香妃，致之京师……”

清诸晦香《明斋小识》（卷三）记：“姻戚某夫人竟体生妙香，中裙厕喻经濣濯，香恒不减。……一女现年三十余，貌肖母，却无他异。”

[1] 详下文第四章第四节。

人来，不但特别注意到各式的臭味，并且容易在这方面表示好感或表示恶感。[1]这种人甚至可以从嗅觉方面获得性的满足。基尔南（Kiernan）曾经创制一个“臭恋”（ozolagnia）的名词来称呼这种性心理的特点。有许多不能说不寻常的女性会因特殊的臭味的刺激而发生强烈的性欲（并且竟有不假其他的力量而到达亢进程度的）。这类特殊的臭味包括所爱的男子的一般体臭，或此种体臭与烟叶的混合臭味，或各种皮革的臭味；而皮革的臭味，究其极，还不就是皮肤的臭味吗？这种女子，有时候想起了所爱男子的体臭，或嗅觉方面突然发生类似此种体臭的幻觉，也会引起积欲以至于亢进的反应。

就是在寻常的人，体臭在性的交际方面也有不少关系。两性之间，或因其臭味相投而接近，或因不相投而疏远，也是常有的事。[2]这种现象有人就叫做“嗅觉现象”（olfactionism）。不过因为人类的嗅觉要比其他的动物为迟钝，所以嗅觉的活动，就一般情形而论，总要在求爱的历程已越过初期的境界以后，因此，它的性择的意义也就不如对其他动物的深远。无论如何，嗅觉在人类性择中多少还是有它的地位的，族类的文明程度尽管不同，对于性择的成败利钝，嗅觉自有它的一番影响。这一层可以说是

[1] 对于别人的体臭特别容易生恶感的人并不太少，即在中国正史里都可以寻出例子来。南北朝时，昭明太子萧统的儿子萧詧“不好声色，尤恶见妇人，虽相去数步，遥闻其臭；经御妇人之衣，不复更著。又恶见人发，白事者必方便以避之”。见《周书》本传。

[2] 中国人交友，有“臭味相投”之说，可见是有生理的根据的，而不止是一个比喻。

可以确定的，不幸的是这种影响既比较不显著，我们只能有零星与偶然的一些观察罢了。

上文引过的基尔南认为，嗅觉对于文明人类性生活的影响实在是不小的，不过一向的看法不免把它的价值估得太低了些。这见解我认为是对的。不过我们也不必追随耶格（Gustav Jerger）而走上另一个极端，认为人类的性冲动，和别的动物一样，大部分或全部是一件嗅觉的事。[1]

人类和其他的动物还有一点不同，就是，不但嗅觉的性的意义减少了，并且身体上的嗅觉的对象也起了变迁。这对象本来是在下半身或后半身的性的区域的，到了人类便移向上半身来了。视觉的对象，在这一点上也有同样的情形。男女的生殖器官，在异性的眼光里，通常都算不得是很美观的东西，所以非到求爱的功夫相当成熟以后，轻易决不呈露出来，而实际上可以呈露而有吸引价值的也是上半身的各部分。人类有文明而后，就有将生殖器官深藏禁锢的习惯，吸引的对象所以发生部位上的变动，无疑也和此种习惯有些关系。因此，体臭的性的诱惑，到了人类，就不从胯下出发，而从腋下出发，所谓腋气的就是；此外如皮肤毛发等，当然也有它们的气息，但就普通的情形而言，总以腋下为主要的源泉。就历史与理论说，腋气一类的体臭是应该有积极的性的效力的，但就日常的经验而论，它们的效力也许适得其反，即不但不能诱致异性，并且可以招人厌恶，除非是积欲的过程已经进入相当一阶段以后，不过，这还是就一般的情形说话，对于

[1] 见耶氏《灵魂的发见》一书。

有的人，就在这一阶段，腋气一类的体臭依然可以引起厌恶而成为性生活的严重障碍。[1]就这一点说，我们对于人体的嗅觉的经验，以为是可以和触觉的经验相比，而不能和视觉的经验相比。嗅觉到了人类，已不再成为理智的好奇心理的第一条孔道，这第一条孔道的地位已经让给视觉了。各种体臭也还有它们的诱引的力量，但大抵只限于情绪想象等方面，而且非在关系极亲切的人中间不办，至于理智方面就更谈不到了。即在情绪与想象等方面，体臭有时候也似乎只有拒人于千里之外的效力，而唤起美国心理学家詹姆斯（James）所谓的“反性的本能”，即与性欲相刺谬的一种本能。

在动物中间，两性似乎彼此都容易受体臭的影响；要是雄性的方面在生殖器官部分往往有它的臭腺，雌性在交尾的季候里也往往有她的特殊的体臭，而其诱惑的力量也不在雄性之下。到了人类，男女两性对于臭味的一般感受力却并不相等，女子的感受力要比男子的大。德国学者格鲁斯（Groes）告诉我们，就是在

[1] 中国关于腋气的记载也还不少，姑就所见征引如下。汉代金日磾在以胡人入待，欲衣服香洁，变胡虏之气，自合香物一种，后世即名“金磾香”。此段出洪刍《香谱》引《洞冥记》。腋气俗名狐臭，因此有人以为狐当做胡。又唐崔令钦《教坊记》说：“范汉女大娘子，亦是竿木家，开元二十一年出内，有姿媚而微愠羝。”“羝”指的就是腋气。医书也时常提到腋气。《千金方》说：“有天生胡臭，有为人所染臭者。”《奇效良方》：“治腋气用蒸饼一枚，劈作两片，糁密陀僧细末一钱许，急挟在腋下，略睡少时，候冷弃之，如一腋止用一半。”据说此方很有效。《真珠船》说：“叶元方平生苦此疾，偶得此方，用一次，遂绝根。”以上各则记载见清褚人获《坚瓠广集》（卷三）及梁绍壬《两般秋雨庵随笔》（卷二）。狐臭江南亦称猪狗臭。用狐、羝、猪、狗一类字样来称呼腋下的臭味，也足征一般人的厌恶的心理。其实“羝”的名称最较正确，见下文90页注[1]。

儿童中间，女童对于香味的兴趣要比男童为强；同时其他学者的研究，尤其是意大利的加比尼（Garbini），发现女童不但感受力强，辨别力也大。其在美国，塞那（Alice Thayer）证明女童的爱恶心理所受臭味的影响，要比男童的大得多。意国马罗（Marro）的调查还要进一步，他对于春机发陈期前后的女子做过一番长时期的观察，终于发见女子一到春机发陈的年龄，在广义的性生活开始的时候，臭味的感受力便会增加，而在其他官觉方面，则不如此。[1]此外，我们不妨再补充一些类似的观察，就是有的女子在怀孕的时候，嗅觉会变得过分的灵敏，女子即使到了晚年，这种超越男子的嗅觉，也还可以维持于不败，这一点瓦希德（Vaschide）的试验可以证明。总之，就大体而论，对于嗅觉的印象，更容易受它的影响而受得更多的，是女子而不是男子，这是范·德·弗尔德和许多妇科专家现在已经公认的。

臭味的种类虽多，来源虽不一，但化学的成分往往很近似或根本相同；因此文明社会里香水香粉一类的化妆品或许也有它们的性的效力，和原始时代体臭的效力正复相同。这种香品的由来似乎很古，布洛克（Iwen Bloch）特别注意到这一点，认为原始的女子很早就知道利用它们；不过她的用意和文明女子的有些不同；文明女子的用意往往在掩盖身体上自然的臭味，而原始女子则在增强她原有的体臭。假使原始的男子对于体臭微薄的女子不免存鄙薄之心，这种女子总得设法来补救她的自然的缺憾，好比近代的女子喜欢在身体的曲线方面，特别地下功夫一样。这种情

[1] 见马氏著《春机发陈期论》第二章。

形倒不是凭空想象的。太平洋中波利尼西亚群岛（即西太平洋上诸岛的总称）的土人（Bolynesians）到澳洲悉尼游览，见了白种女子便赶快躲开，说：“她们没有女人的味！”[1]看到这种情形，布洛克就替我们找到一个解释，为什么近代以前女子所特别喜欢采用的香品并不是一些最细腻的、最幽雅的，而是最强烈的，最富于兽性与肉味的，最充满性的含义的，例如麝香、海狸香、麝猫香和龙涎香。在这几种香品里，麝香无疑是最足以代表的，瑞典植物分类学家林耐（Linnaeus）所作的香料的分类里，有豕草香的一组，麝香与龙涎香便是这组的主要分子，若就其性

[1] 辽耶律乙辛有《十香词》，是近人陈衍《辽诗纪事》（卷四）引《焚椒录》。《焚椒录》说，此诗原为诬陷懿德皇后与伶人赵惟一奸通而作，但无论动因如何，此类作品怕不是胡族的人做不出来。嗅觉与性择的关系，到了人类，虽属一般的轻减，但轻减的程度往往视民族开化的程度而有不同。历代入主中国的胡族中，辽族的文明程度本来是最较低下，其与中国文明接触后所表现的成绩也是最较微薄，所以嗅觉的比较接近原始的状态，是很可能的一件事。《十香词》一共十首，全是描写女子体臭的，每首描写身体的一个方面，按照十首的次序是：发、乳、颊、颈、舌、口、手、足、阴部，及一般体肤。原词是这样的：

青丝七尺长，挽作内家装；不知眠枕上，倍觉绿云香。
红绡一幅强，轻阑白玉光；试开胸探取，尤比颤酥香。
芙蓉失新艳，莲花落故妆；两般总堪比，可似粉腮香？
蝤蛴那足并？长须学凤凰；昨宵欢臂上，应惹领边香。
和羹好滋味，送语出宫商；安知郎口内，含有暖甘香。
非关兼酒气，不是口脂香；却疑花解语，风送过来香。
既摘上林蕊，还亲御院桑；归来便携手，纤纤春笋香。
凤靴抛合缝，罗袜卸轻霜；谁将暖白玉，雕出软钩香？
解带色已战，触手心愈忙；那识罗裙内，销魂别有香？
咳唾千花酿，肌肤百和香；元非啖沈水，生得满身香。

的效力而言，则这组的地位仅仅次于山羊臭的一组；[1]同时，我们应当知道，麝香的气味往往与人体的气味最相近似。[2]

归结上文，我们可以说，嗅觉到了人类确乎是退化了；不过，在我们远祖的生活里，它是性的诱惑的第一条大路。到了人类，甚至于在猿类中间，这种优越的地位已经多少让视觉占了去。此种退化固然是一个事实，但即在今日，嗅觉依然有相当的力量，叫我们浸淫在各种臭味之中，而演为种种喜怒哀乐的情境；而就它比较细腻的一部分功能而言，我们不但没有忽略它，并且始终在下些培植的功夫。

第八节　性择与听觉

生物的主要的生理功能都是有时期性或周期性的，所以节奏的原则很早就自然而然地深深地印在我们个体的身上。结果是，无论什么外界的事物，凡是足以辅助神经与肌肉的节奏的倾向的，或足以加强或进一步发展此种倾向的，都有一种切实的力量，教生活更兴奋、更发扬。我们虽不能接受比埃歇（Buecher）和冯德（Wundt）的见解，[3]认为人类的诗歌音乐只

[1]　豕草香的一组，林氏叫做Odores ambrosiacae，山羊臭组叫做Odores hircini。从性的意义方面说，山羊臭组列第一，而豕草香组列第二。山羊的膻酸（Caproic and caprylicacids）在人的汗里就可以找到，有腋气的人这种膻酸的臭味自然特别强烈。所以上文87页注[1]里说用“羝”字来称呼狐臭，最较正确。

[2]　信如此说，再参看上文82页注[1]，则中国人在人类各族类中应是第一个有人气息的种族！

[3]　见比氏《工作的节奏》和冯氏《民族心理学》第一篇。

有一个来源，就是在我们做有系统的工作时，我们总有一些押着拍子的喉音的陪衬，例如建筑工人打桩时的喊号或搬运工人的“杭育”。我们总得承认，节拍这样东西，无论是简单的呼喊或复杂的音乐，对于肌肉的活动确乎是有强大的兴奋的力量。瑞典语音学家斯珀勃（Sperber）认为性的现象是语言所由发展的主要的源泉。这一层我们倒觉得很有理由可以接受。斯氏的理论是这样的：原始生活里有两种情形，每一种里总是一方面有呼的，另一方面有应的；一是新生的动物在饥饿时呱呱的哭和母亲的应答；二是雄性在性欲发作时的叫唤和雌性的应答。[1]两种局面之中，大概第二种的发展在先，所以说语言大概是渊源于性的现象了。这种一呼一应的发展，大概在脊椎动物进化的初期就有了。

不要说节奏音调，就是一个单个的音符在生理上也可以发生一些刺激的效力；这是费瑞所已证明得很清楚的。[2]至于音调对于肌肉工作的影响，研究的人不止一家了。不论用测力计来衡量短时期的用劲，或用肌动描记计来衡量长时期用力后的疲乏，音乐上场以后，都可以发生一些兴奋的影响。塔查诺夫（Tarchanoff）的试验[3]是用肌动描记计的，他发见轻快的音乐对于神经锐敏的人，可以暂时抵消疲乏的影响，而弛缓和低调的音乐则适得其反。费瑞的研究发见不协

[1] 参看中国婚姻哲学里夫唱妇随的原则，《诗·郑风·丰》序说：《丰》，刺乱也，婚姻之道缺，阳倡而阴不和，男行而女不随。

[2] 费氏有两种著作都提到这一点，一是《知觉与动作》，一是《工作与音乐》。

[3] 见塔氏于第十一次（1894年，罗马）国际医学会议所提论文，《音乐对于人及动物的影响》。

调的音声可以增加疲倦；大部分的高调或长音键是兴奋的，但不是全部的高调，大部分的低调或短音键是抑郁的，但也不是全部的低调。不过假如疲乏的状态已经确立，则低调比高调反而见得更有兴奋的力量。这一层结果是很有趣的。我们研究虐恋的时候，[1]发见在疲乏的状态中，各种痛苦的情绪反而有兴奋的功用；低调的影响大概也是这一类的了。总之，不论细腻的或粗放的肌肉活动，也不论随意肌肉或不随意肌肉的活动，音乐都可以刺激得到。

神经与肌肉系统直接或间接受音乐刺激的时候，循环作用与呼吸作用也有它们的反应。关于音乐对于心脏和肺脏的影响，已经有人做过不少试验，有用人做对象的，也有用其他动物做对象的，最早的一位是俄国的生理学家杜奇尔（Dogiel），他在1880年就发见动物的心脏可以因音乐而增加跳动的力量和跳动的速度。后来的种种研究证明不但心脏受到刺激，循环系统与呼吸系统的全部都受影响。即如脑神经部分的血液循环，音乐也可以直接加以刺激；这是意人帕特里齐（Patrizi）所观察到的结果；有一个青年头部受伤，脑壳破落了一大块，因此就成为帕氏的观察的对象。音乐的影响教大量的血液向脑部流注。[2]

由此推之，音乐对腹部的内脏和它们各个的功用也自有它的影响。它也影响到皮肤，可以增加汗流；它可以激发流泪的倾向；

---

[1] 详见下文第四章第八节，及霭氏《研究录》第三辑中《恋爱与痛苦》一文。

[2] 见帕氏1897年慕尼黑国际心理学会议所提论文。

它可以唤起解溲的欲望，有时真可以让人遗尿。在狗的试验里，有人发见听觉的刺激可以增加氧气的消耗和二氧化碳的排泄。在各种不同的动物里，尤其是昆虫及鸟类，音乐也确乎有它的吸引的力量。[1]因为我们知道在性择的时候，两性彼此都能利用自己身上所发出的自然的音声。关于这一点的证据，达尔文在他的性择论里曾有过多方面的调查。[2]斯宾塞则以为鸟类的所以能歌唱，是一种“活力充溢”的表示，而歌唱对于求爱的关系，不过是一个配角罢了。[3]有人根据斯氏的这种见地，来非难达尔文，例如赫德逊（Hudson）。但就目前已有的更多的资料而论，斯氏的见地是站不住的了。无论动物的音调究竟是怎么来的，一般动物的音声以及鸟类的歌唱，在求爱现象中占很大的一个地位，总是一个已经确定的事实。就普通的情形说，好像总是雄的用它的演奏来引诱雌的，雌性引诱雄性的物类也有，但总属例外，并且我们只能在更低的动物里找到，例如有几种昆虫就是如此。无论演奏者是雌的或雄的，有音调天才的总只限于两性中的一性，即此一端，也足征此种才具是与性择的现象不无关系的了。

许多种哺乳动物的雄性成员都能运用发声的力量，有的平时也用，但在繁育的季节内用得特别多，有的则专在叫春的时候发

---

[1] 《书·舜典·益稷》：“夔曰，‘戛击鸣球，搏拊琴瑟以咏，……下管鼗鼓，合止柷敔，笙镛以间，鸟兽跄跄；箫韶九成，凤皇来仪。’夔曰，‘于予击石拊石，百兽率舞。’”虽然是一些过甚之词，但动物的确可以感受音乐的影响，是可以无疑的。

[2] 见达氏《人类的自来》第十三与第十九两章。

[3] 见斯氏文集中《音乐的由来》一文。

挥出来。在类人猿中间，喉间的音声实际上是求爱的主要的工具，同时也是表示兴奋或惊骇的一个普通的方法。达尔文在他的性择论里，也曾指出这一点。到了人类，大体上也还是如此。并且比起别的官觉来，只有听觉和性择的关系似乎最较正常。[1]费瑞研究人类性冲动的病理有多年，认为在听觉方面，我们没有能观察到什么严重的变态现象，至少他在这方面找不到什么细密的观察资料，来证明这种变态的存在。[2]

人类以及和人类有近密的进化关系的高等动物都有一个发育上的特点，那就是，一到春机发陈的年龄，喉头和声带都要经历一番显著的性的分化。这种分化和性选择以及性心理的发展不会没有关系，是不难想象得到的。在这年龄里，在男子方面，喉头和声带都有很快的发展，喉头长大了，声带变厚了，喉音也变得沉着。在女子方面，这种变化也有，但程度较浅薄；在男子方面，则前后的区别很大，简直可以降低一个八度的音程，西洋人通俗把这种变迁叫做“破嗓”。[3]女子喉头的放大不过是五与七之比，而男子的则为五与十之比，即放大了一倍。这种变迁与一般性发育的不无直接关系，是很容易证明

[1] 中国人以前说到婚姻生活的健全，最喜欢用音乐的和谐来比喻，可见是很有根据的；并且事实上也不止是一个比喻。《诗·郑风·女曰鸡鸣篇》第二章说：“弋言加之，与子宜之，宜言饮酒，与子偕老，琴瑟在御，莫不静好。”又《小雅·常棣》第七章有句：“妻子好合，如鼓琴瑟。”后世又每称美满婚姻为得唱和之乐或唱随之乐，也有同样的根据。

[2] 见费氏所著《性的本能》一书。

[3] 中国演小生及旦角的伶人必用假嗓来歌唱，此种假装到了春机发陈的年龄便十有八九不能维持，叫作“倒嗓”。可供参较。

的；早不发生，迟不发生，而必在春机发陈的时候发生，固然是一个简单的证明；但比较更有趣的一个证明或反证是：当太监的人，就是在春机发陈的年龄以前睾丸就被割除的人，他的喉音始终保持童年的状态。

根据上文的研讨，可知喉音与音乐和人类性择的关系一定是相当密切的，可知在求爱的时候，喉音和音乐必然是一个重要的方法。在这一点上，我们对冒尔说过的一句话很可以表示同意，就是“从耳朵里传达进去的性的刺激是多而且有力，其多而且有力的程度要在我们平时想象之上”。[1]不过，同时我也以为这种刺激的力量虽大，男女之间还有一些区别，即女子的感受力比男子更要大些。这也是很自然而不待特别解释的。女性的喉音始终保留着童年的喉音的特质，男性的喉音确乎是很属于男性而自成一派；但女性的喉音则不然，女性听了男性喉音，便知道发音的是男性，而男性听了女性的喉音，却不便十分肯定发音的是一个什么属性的人，安知不是一个孩子呢？女性的容易感受性的刺激便从容易辨别男性的喉音中来。这一层，缪勒也曾讨论过。

固然，男子往往能够把童年时期最早的恋爱观念和女子的歌唱或吹弹乐器联想在一起；不过，我们若加以推敲，这种观念，这种一时的“着魔”，只含有浪漫主义与感伤主义的意味，而不是确切的性爱。至于一到成年，男子也往往受到音乐的感动，并且以为这种感动是显然属于性爱的，但事实也不尽如此，这种貌似性感的情绪是两种别的力量所造成的，一是音

[1] 见冒氏所著《性爱之研究》一书。

乐后面必有故事，往往是一个性爱的故事，一面听音乐，一面联想到故事的情节，就觉得音乐也富有性爱的意味了；[1]二是在听的时候，理智方面总像在领会作曲者想把热情从音调里表示出来的一番努力，而此种热情在听者又以为多少有些性的成分在内。实际上这种音乐也许根本引不起什么性感。有人做过这样一个试验，就是在催眠状态下，叫被试验的人听取通常以为最富于性感的音乐，（同本页注[1]）而观察他有无性感的反应，结果是没有。但有人发见第二流作曲家的音乐，尤其是马斯内（Massenet）的，确乎有些性的影响。德国心理学家黑姆荷尔兹（Helmholtz）的见解最为极端，他认为音乐中所表示的对性的饥渴和所表示的对宗教的饥渴实在是一回事；这见解我认为是过火的。

费瑞提起过一个很特别的例子。某医院有一个患急性关节炎的男子，他在病室里只要听见（并非看见）院中掌管被单衬衣的某少女的声音，就觉得有趣，阳具便不由自主地勃起，勃起时却是十分疼痛；要不是因为这疼痛，也许他根本不告诉医生，而费氏也就无从知道了。（同94页注[2]）不过这种现象似乎是很难得的，至少也是不很显著的，就我个人探讨的结果而言，我总以为只有很少的男子，听到音乐之后，会发生性的感触。

男子所以不容易在听觉方面引起性感的理由也就是女子所以容易在这方面引起性感的理由。春机发陈期内生理上的变化教男

---

[1] 霭氏所指通常以为最富有性感的音乐是乐剧家瓦格纳的《特里斯坦》（*Wagner's Tristan*）。

子的喉音很清楚地成为第二性征的一种；同时，在一般的哺乳类里，也总是雄性的喉音特别响亮，而此种喉音的运用虽以叫春时节为多，却不仅以叫春时节为限——诸如此类的事实都可以让我们推论到一个结果，就是在雌性方面，对于雄性喉音的性的意义，总有一种感受的能力，此种能力有已经显露于外的，也有隐而未显的，但它的存在则一。我们可以作更进一步的推论，即这种感受的能力，到了有文化的人类，便转移到一般的音乐上去。换言之，起初所感受的只是男子的喉音，到此更添上一般的音乐，法小说家龚古尔兄弟（Goncourt）说得好，音乐对于女子是等于“恋爱的弥撒礼”。[1]在女子所写的小说里，我们往往发见作者特别注意到男主角喉音的特色和女主角对它所发生的情绪上的反应；同时，在实际的生活里，女子对于男子的喉音，往往一见倾心，甚至于有虽未谋面，而一聆倾心的。这些事实也是值得我们注意的。瓦希德与沃尔巴（Vurpas）又告诉我们，音乐对于女子即或不引起什么特殊的与狭义的性影响，至少也可以引起一些生理上的反应，而此种反应又是和性的兴奋十分相像而不易辨别的。大多数身心健全而受过教育的女子，听了音乐以后，总感觉到几分性的刺激，所听的音乐虽不限于一定的一类，而其感受刺激则一。对于神经上有变态的女子，这种刺激不免见得格外有力；而对于已成病态的女子（也是瓦希德与沃尔巴所说的），性

[1] 参看《诗·周南·关雎》第四、五两章中“窈窕淑女，琴瑟友之”“窈窕淑女，钟鼓乐之”诸句。

交合的时候，必须有音乐的伴奏才能成功。[1]

还有一点值得留意的，就是春机发陈的年龄来到以后，青年人对于音乐及其他艺术总会表示一些特别的爱好。知识阶层的子女，尤其是女的，在这时期里，对于艺术总有一阵冲动，有的只维持几个月，有的维持到一两年。[2]有一家的研究说，六个青年里，差不多有五个在这时候对于音乐的兴趣表现得特别热烈，假如用一条曲线来描写的话，这兴趣的最高点是在15岁的时候，一过16岁，也就很快地降落了。

第九节　性择与视觉

在人类演化的过程里，视觉已经渐渐地取其他的官觉而代之，而终于成为我们接受外来印象的第一孔道。视觉的范围最广，几乎是没有限制，它有切实的用途，也有抽象的用途。好几种艺术是用视觉做基础而发挥它们引人入胜的力量；同时，我们

---

[1]　江南迎神赛会时，必于高竿上扎扮戏剧，由多人抬之而行，叫做“抬阁”；每一抬阁也必有一个乐队随行，叫作“抬阁锣鼓”；有人说这种音乐是唐代则天皇后发明的，她和张昌宗奸通时，即用此种音乐伴奏，确否当质之熟悉唐代掌故的人。

[2]　译者记得美国心理学家霍尔（O.Stanley Hall）的《青年》（*Adolescence*）一书里有一句最有趣的话，大意说：一只不会唱歌的小鸟，到了春机发陈及求爱的年龄，也总要唱几声！当时同学中有一位朋友又正好做了这句话的一个证明。他并不是一个爱好文学的人，但因为正当求爱的年龄，而同时也确乎追求着一个对象，他忽然做起白话诗来。后来这位朋友学的是商科，目前在商界上也已有相当的地位，这白话诗的调门却久已不弹了。

饮食营养的功能也多少要靠视觉做帮衬。从性择的立场看，视觉更是一个至高无上的官觉，可见是不足为奇的了。人类狭义的相思病总是为了一个异性的对象生的，但广义的相思总是对于美的东西的一个不断的沉思与渴慕。

美的观念到底怎样来的，是属于美学的一个问题，而与性心理学无干；但即在美学的范围，专家的意见也不很一致。至于性美的标准是怎样来的，是在一般的与更基本的美的法则的影响下发展出来的呢，抑或在我们一般的美的观念之下早就有性的基础呢——我们目前也不预备做什么肯定的答复，就人类与人类的祖先的实际经验而论，美的性成分与性以外的成分是打头就交光互影似的夹杂在一起的。一件从性的观点看属于美丽的东西当然开头就有一种力量，可以打动基本的生理反应的倾向；但一件普通的美丽的东西一定也有这种力量；我们见了美丽的东西总有一番愉快的感触，初不论这件东西是个寻常的事物还是个牵涉到性的事物。换言之，事物尽管有性与非性的区别，而我们的反应总归是一回事。我们讨论嗅觉的时候，不也有过类似的情形吗？有的香味有性的影响，有的香味没有，但香味总是香味，就香的感觉说，两者也是分不清楚的。总之，美之一词是内容极丰富的一词，它是许许多多错综交互的印象的一个总和，而这种印象的全部都是由视觉的一条路以达于意识。

假如我们约略调查一下比较不大开化的民族对于女性美的标准，同时又把这些标准和我们自己的比较一番，我们可以发见这些标准往往和文明社会的没有很大的区别；他们认为美的，我们也以为美，至少也是和我们的标准不太冲突。我们甚至可以说，所谓野蛮民族的标准在我们身上所唤起的共鸣比我们欧洲中古时代的祖宗所遗留下来的所能唤起的还要多些。近代的欧洲人可以说是特别讲究审美的，对于美的事物感觉得特别锐敏，但他在所谓野蛮民族的女子身上，依然可以找出美来，即此一端，足征无论文明的程度有多少润色的影响，美与不美大体上毕竟是一件客观的事情。文明落后的民族对于欧洲女子所表示的艳羡有时候比对于本族的女子所表示的还要热烈；这一点更足以坐实这客观的说法。

在一般的生物界也有同样的情形。自然界里人类所认为最美丽的东西全部和性的现象或性的冲动有联带或因果的关系。植物界的花开花落就是例子。动物界的事实更多。英国动物学家普尔顿（Poulton）说："雄鸡的歌声或羽毛，一面固然可以打动母鸡的求偶的冲动，但在人看来，也是十有八九认为是最可爱的。"[1]这一类人兽相通的事实，以前很少有人解释过，甚至于很少有人理会过，但看了上文客观的说法，也就觉得不足为奇了。

男性美和女性美的标准里，性的特征很早就成为一个很重要的成分：这是事实上无可避免的。用一个原始人的眼光来看，一个可爱的女子就是性征特别发达的女子，或因人工修饰而特别显著的女子；这样一个女子是最能担当生育与哺乳的

---

[1] 见普氏所著书《动物的彩色》，1890年。

任务的，同样，原始女子眼光里的男性美也包括种种刚强的特点，保证他在性能力上可以做一个健全的配偶，而在一般的体力上，也可以做一个女子的保护者。因此，在所谓野蛮民族里，第一性征往往成为可以艳羡的对象。在许多原始民族的舞蹈里，男子性器官的卖弄有时候是一个很鲜明的节目；原始的舞蹈本来又往往富有性的意义，这一类的卖弄自属在所不禁。不说原始的情形，就在欧洲中古时代，男子的衣饰有时候特别要在性器官的部分加些功夫。在有几个半开化的民族里，女性在生殖器官的部分，如大小阴唇及阴蒂，特别要用人工放大，越放得大，越是令人艳羡。

不过，这一类赤裸裸的拿生殖器官来炫耀的现象，普通只限于文明很落后的少数民族。在日本，性爱的图画里往往把两性的性器官画得特别大，只好算是一个例外了。此外引人注意的方法还多，事实上也是要普遍得多：一是在性器官上黥墨，二是加上饰物，三是服装上在这一部分添些特点，用意所在，有时候貌似遮掩，事实上却是引人注意。拿衣服之美来替代身体之美，也是很早就出现的一个原则，并且我们知道，到了文明社会里，更有成为一种天经地义的趋势。这种趋势发生之后，我们实际上的审美观念和传统的审美观念有时也弄得南辕北辙，彼此完全不能照顾。我们的艺术家眼光短浅，也往往弄得莫名其妙，无所适从；德人斯特拉兹（Stratz）曾经再三地说，他们的造像画，时常根据一些很不健全的活人的模型，而以为天下之美，尽在于此，岂不可笑。[1]

不过原始时代装饰与衣着的主要目的之一，上文已提过，是不在掩盖身体，而在叫人注意，叫人羡慕。同时我们也得承认，装饰以及肢体的人工毁损另外有一个作用，就是，从巫术的立场看，它们可以把原始人所认为有危险性的生理功能隔离起来而加以禁卫。这两种动机大体上是交织在一起的。在草昧初开的时代，性器官便开始成为一种神圣的东西，而性的功能也就从而取得了宗教上的尊严。生殖之事，造化生生不已的大德，原始的人很早就认识，是原始文明所崇拜的最大一个原则，原始人为了表示这崇拜的心理，设为种种象征，其中主要的一个就是生殖器官本身。这样一来，生殖器官就成为比较不可侵犯的东西，要把它特别装点起来，一面既不大可以侵犯，一面要它施行性的诱惑，也就不大可能了。阳具的崇拜可以说是一个普遍的现象，即在文明很高的族类里也可以找到，例如帝国时代的罗马和今日的日本。[2]

除了巫术与宗教的理由而外，性器官的所以不能成为普通的性诱惑的直接刺激物，或始终保持这种地位，也还有别的理由：一是无须，二是不便。即在动物中，性器官极难得有形色美丽而足以打动异性的视觉的；其往往可以打动嗅觉则是另一回事。性

---

[1] 斯氏曾著一书，叫做《女体美与女子的种族美》，就是这句话的出处。

[2] 中国似乎也有，商代甲骨文里，祖宗的祖字作“且”，有人说就象征着阳具；晋代以后流行的饰物，叫作“如意”的，也似乎是阳具的一个象征：至今江南一带行旧式订婚礼的时候，乾宅往往向坤宅致送金属所制的如意一件，叫做“一定如意”，更见得富有性的意味。如意的对面，似乎是“元宝”。最近中国社会上有一种运动，其所用的徽号和女性生殖器官的形象最为近似。

器官所在的区域也是特别容易受攻击而需要保护，尤其是到了直立的人类，这种保护的需要又不免和卖弄的动机发生冲突。既不好看，又需保护，是“不便”之说了。不好看的一点，后来另有补偿的办法，就是把前半身和上半身的一些可以施展性的诱惑的要点演变得更鲜明、更可爱。这在低等动物里也早就很普遍地成功了，到了人类，更不待说。这便是“无须”的说法了。

性器官的不美观还有一个解释。它和别的器官不同，因为功能的关系，阳具所以插入阴道，阴道所以接纳阳具，事实上根本不能不保留动物界原始的状态。性的选择与自然选择的修改的力量在这一方面是势必很有限的。因此在情欲的驱策之下，无论性的器官对于异性如何的可爱，要从心平气和的审美的立场看，我们总不容易加以称赞。在艺术的影响之下，我们甚至于不免加以贬薄，因此，在反选择的影响之下，说不定我们的生殖器官已有缩小的趋势；在我们的文明里，艺术家要用一种作品来表示标准的男性美时，他决不会把勃起的阳具安排进去。女子的性器官也不能算美，但在寻常裸体的姿势之下，比较隐而不现，所以一般的看法总以为女子的体态比男子的为自然美丽，而值得鉴赏。一般人口口声声讲曲线美，艺术家造裸体像也多喜欢造女的，这便是一个主要原因了。假如撇开了这一点显隐的区别，而从严格的审美的立场说话，我们不能不承认男子的体态之美至少不在女子之下。女子体态之美，很容易越过一个顶点而降落下来，男子的却不然。

文明进展以后，最初所以引人注意到性器官的种种方法终于改变了用途，而成为遮掩性器官的工具；我们讨论到此，也就可以搁过不提了。用第二性征来做性的诱惑的种种方法毕竟要普通得多，不但打头在动物界就很流行，就是到了现在，在文明大开的社会里，绝大多数的人口还是在这方面用功夫；在发育健全的人身上，凡属主要的第二性征也确乎是很美观的。我们不妨分别地缕述一下：

欧、亚、非三洲的土著民族大都承认女子肥大的臀部是很美的，这一个第二性征本来是女性型在结构上和男性型分歧得最清楚的一个，也是女性的生殖功能所必须的一个条件。美的东西既受人拥戴，就和性择发生了关系，生殖功能既为种族竞存的前提，就和天择发生了关系；所以这一方面，天择和性择是完全同功的，而其结果是女子臀部的越来越肥大。这种肥大的趋势，到了相当程度以后，是和审美的标准不合的；不过这总是陈义过高的话，若就一般的眼光而论，大臀总比小臀为美。[1]男子的臀部是组织得很紧凑的，与女子的恰好相反。这种大小的相形，加上臀部和活动有联带关系的观感，再加上臀部的健全发展是胎养与母道的基本条件——这些事实并在一起，就使大臀为美的标准越来越牢不可破。同时，我们不要忘记，世界上高级的族类都是有大的臀部的；臀部大，表示骨盘也大，骨盘大，才可以容许大的头颅的通过，而高级族类的头颅也一定是大的。

---

[1] 希腊关于爱神阿佛洛狄忒（Aphrodite）的雕像最多，流传到今日的也不少。其中有专门表示臀部之美的一尊，叫做Aphrodits kallipygos，kalli 是希腊文的“美”字，pygos是希腊文的“臀”字。几年前译者为德人利希特（Hans Licht）所著的《古希腊的性生活》作一书评，曾经把 kallipygos 译作“佳丽屁股”，音义两会，可称奇巧。

一部分黑种人很羡慕有的族类的大骨盆，并且进而就自己的骨盆的部分加以后天的培植，而成为所谓“脂肪肿臀的现象”（steatomata of the buttooks 或 steatopygia）。这一部分黑人的骨盆本来最小，有小骨盆的因，才有这种欣羡的心理与人工培植的努力的果，可见不是偶然的了。所谓脂肪肿臀，顾名思义，是由脂肪造成的，女子臀部及大腿上部的皮层下，本来有一片很厚的脂肪，这层脂肪的畸形发展可以成为一种脂肪性的瘤，那就是脂肪肿臀了。真正的脂肪肿臀，现在只有非洲的布什曼（Bushman）与霍登图（Hottentot）两族以及和他们有血缘关系的部落的女子才有。在其他的非洲民族里，骨盆虽小，臀部却也异常发达，唯不到脂肪肿的程度罢了。有时候一个赞美大臀的民族也往往赞美一般身体的肥胖。这也是很自然的，女子的肥胖，假如不太过分，也可以说是一个第二性征，自有其引人的力量。[1]这种对于一般肥胖的爱好也是一部分非洲民族的一个特点。大臀的爱好与对妊娠时人肚子的赞美也有些联带关系，中古时代的欧洲人把怀孕的女子看做女性美的登峰造极。而形诸绘画，便是一例了。

女子的臀部而外，在比较有高级文化的社会里，最能够引人入胜的第二性征，要推女子的乳峰了。在欧洲人中间，乳峰的特别受人重视有一个很简单的证明，就是，社会生活一面严禁肉体的裸露，一面却又容许女子在雍容华贵衣冠楚楚的场合里，多少把乳部暴露于外。反之，在所谓野蛮的族类里，乳部却不大受人注意，

[1] 我们到此很容易联想到唐代杨太真的美。

有的甚至于认为坟起的乳部是很丑的，而设法把它压下去。这种看法，在近代的欧洲间或也有，而在中古时代的欧洲，还相当流行；中古时代以苗条瘦弱为女性美应有的标准，当然是不欢迎坟起的乳部的，所以当时女子的衣服也趋于逼窄一途，使坟起的变为平坦。[1]不过，到了文明更进的今日，这种看法是没有了；这倒又是和半开化的民族一样，在这种民族中间，乳峰的发展是很自然的。因为重看乳部，同时也注意到肥大的臀部，这一类的民族又用束腰的方法，使两部分变本加厉地突出，[2]古代流传下来的紧身褡便是此种方法之一了。紧身褡的利用在欧洲人中最为普通，在有些时代里几乎普及全部的妇女界，在别的族类里也有。[3]

还有一个显著的第二性征，就是男子的须。它和女子的乳部与臀部不一样，它的发达与否，虽和性的功能不无关系，此种关系却不显明，而不能用作一个指标。因此，我们只能把它当做一个纯粹的性的点缀品，可以和许多雄性动物在头部所生的羽毛互相比较，例如牡马的鬣。须髯的培养是因时代与文明程度而有不同的，但在未开化的民族里，培养的功夫最为精到；这种民族甚至于把个人的须髯认为与人格的神圣有关，不许侵犯。但一到文明社会，须髯的一般价值便渐渐地减少，至于性择的意义便更没

---

[1] 不多几年以前，中国通商口岸及女学生界也盛行束胸的风气，把发展中的乳部用所谓小背心强压下去，显而易见是一个退化。

[2] 相传战国时代，楚王好细腰，宫中竟有饿死的女子，其实所好并不在腰，而在腰的上下两头，和数十年前西洋所流行的是一件事。

[3] 近年来中国女子用此种紧身褡的也渐多，但主要目的似不在束腰，而在束肚，至少已婚而已生育的女子注重的是后一个目的。

有人过问了。在古代的文明里便已经有这种情形。初期的罗马人是很讲究须髯与长发的美观的，[1]但到了后期，风气一变，须髯成为从事学问的人的一种专利的点缀品。只有读书人才配有这种庄严的标识，其他行业的人就没有了。同时在罗马，女子阴毛的拔除，也曾经成为一种时髦的习俗。在希腊人雕塑的女像里，我们固然也找不到阴毛，但这不过是艺术上的一种习惯，显然与实际的生活无干；在同时代的花瓶上的画里，所有的女像是有阴毛的，甚至于在艺妓的裸体像上，阴毛也还存在；特洛伊的海伦（Helen of Troy）是希腊女性美的典型人物，她的画像里也有阴毛，其他就可想而知了。总之，人类对于毛发的估价，因民族而大有不齐，而在一个民族之中，又往往因时代而各异其趣（关于这一点，斯托尔曾经有过一番详细的讨论）。有时候它的价值极高，在男子，它代表着人格的尊严华贵，在女子，它是美貌的一个至高无上的标识；但有时候它不免遭人厌弃，以至于被截短，被薙光，甚至于被拔净。[2]

---

[1]　中国男子向亦崇尚须髯，三国时关羽有美髯公的称呼。晋王育、刘渊须长三尺，渊子曜长五尺，但只百余根。六朝时，崔琰须长四尺，谢灵运须美，其长过膝。明石亨、张敬修须皆过膝。清初有陈国忠，湖北公安人，其须亦长过膝，行则自两肩搭于背上。以上各例先后见《三国志》《晋书》《宋书》《北史》，明徐应秋《玉芝堂谈荟》（卷十四）及清王士祯《香祖笔记》（卷三）。《香祖笔记》又引二例——赵统《诗话》：“杭人陆涛，言其乡有役为老人者，须长委地，行则辫而绕之颈。”《白醉琐言》：“攸县有徐寨主者，须十余茎，以囊盛之，舒之则其修二丈。”专说须长，多少已失审美的真意，而涉及了好奇爱怪的心理。

[2]　北齐颜之推《颜氏家训》说：“梁朝子弟，无不熏衣剃面，傅粉施朱。”所谓剃面大概是不利于须的存在的。

这种爱恶无常的主要理由是不难寻找的。全部的毛发系统当然和性的现象有联带的关系，但虽有关系，却又没有什么确定的生物的价值，有之不足为多，无之不足为少。因此，好恶心理就可以自由地发挥，而形成种种不同的习尚。宗教中的禁欲主义的成分显然是和毛发作对的，在古代的埃及就有这种情形，古尔蒙（Remy de Gourmont）说过一句很能够揣摩政教家的心理的话："人体的不道德必有所寄托，而最大的窝主是毛发的系统。"[1]基督教是富有禁欲主义的色彩的，它当然也不免和毛发作对，所以早年则极力反对须髯的培养，后来又主张阴毛的芟除。就英国而论，即降至维多利亚女王的时代，一般人以为把阴毛在人像画里描绘出来是可以叫人做三日呕的事。总之，毛发的存在在文明社会的眼光里本来是一件不很雅驯而有伤风化的现象，宗教既以维持风教自任，自不免在这方面多用一些功夫了。到了今日，男子刮胡子，女子拔腋毛以至于阴毛，男女双方又就一般的毛发系统，努力设法缩减，相习成风，越流越广，其实还是这种见地的结果。

上文说过，美的标准是多少有客观的根据的，所以不论东西古今，至少就最有知识的一部分人而言，这方面的经验是可以共通的。不过共通的标准并不根本排斥各民族的地方色彩。不同的民族里，或一个民族的不同的时代里，性冲动活动的结果，总有一种倾向，一方面把这个第二性征抬出来；另一方面把那个第二性征压下去，而这种故为轩轾的行为就未必都合乎

[1] 古尔蒙著有一书叫做《恋爱的物理》，大概就是这句话所从出。

审美的标准了。

此外还有一个趋势，可以教共通的审美的标准发生比上文所说的更大的变化，那就是种族型或民族型的影响。一个种族或民族总有它体格上的特点，爱护这种特点的心理很容易变为赞美与颂扬的心理。[1]在一般民族分子看来，凡是最足以代表民族型的，即这种特点最多与最发达的人，大约是最美的了。一部分人工的肢体的毁损与形态的畸变目的往往就在于教原有的特点变本加厉地显露出来。[2]东方的女子本来就有很大与鲜明的眼珠，这种大而鲜明的程度，东方人却犹以为未足，还要在艺术上加以渲染。日本北海道的虾夷是毛发最多的民族，所以虾夷的美的标准里，发是最重要的一个成分。紧密而圆满的乳峰，确乎是一个很美的特点，[3]但在非洲的黑种女子，这种乳峰很早就松弛而下垂，因此，非洲民族里往往有认为下垂的乳峰是最美而最可爱的。非洲人这一类的美的观念就不免和共通的标准离得太远了。男女所属的种族型太不相同，彼此之间不容

[1]　霭氏尝引斯特拉兹的见解，认为中国的观音像是代表中国的女性美的，观音的崇拜虽来自西方，观音的面貌体态却是中国民族的。斯氏的见解见其所著书《女体美与女子的种族美》，而霭氏的讨论则见《研究录》第四辑，154页。

[2]　依霭氏及斯特拉兹的看法，中国人缠足的风气就属于这一类，中国女子的足本来比较的小，如今中国人喜欢教小的变做更小，甚至于认为越小越可爱。见斯氏所著另外一本书，叫《女子的衣着》，霭氏自己的讨论则见《研究录》第四辑176页及177页。至于裹足的由来演变，可以参看清钱泳《履园丛话》卷二十三。

[3]　中国人的女性美的标准里也有这一点："嫩红新剥鸡头肉"一类的诗句可以作证。

易发生性的吸引，美的观感不一样，也就是一种原因了。

要把性美的观念分析得相当周到。我们还得提出一个因素来，那就是个人的风趣爱好了。每一个男子，至少每一个文明社会里的男子，在相当限度以内，总独自有一个女性美的理想。这理想往往有两个根据，一是他个人的机体和此种机体的需要，二是他有生以来一些偶然机遇而有性的引力的经验。这一个因素的存在，是文明社会里的男女都晓得的，在实行选择的时候，谁也都知道运用，我们自无须加以申说。不过这因素可以有很多的变相，在热恋中的男女竟会把对方很丑的特点认为极美，而加以誉扬颂赞。[1]到此我们就接近性的歧变或性的病态的领域了。

时地的不同、种族的各异、个人的区别而外，我们还得承认另一个因素的存在，那就是好奇爱异与喜欢远方异域的东西的心理了。[2]在一般人的眼光里，凡属稀罕的东西总有几分美。严格说来，这是不确的，除非这东西并不太稀罕。他们也许见到一种新的拼凑出来的东西，也许在一件东西身上发见一些以前未见到过的特点。但这些大体上总得和我们经验里早已认为美的事物并不差得太远，否则还是不美，而只是稀有罢了。古语说得好：只有花样翻新的东

[1] 此种性爱的心理，中国人也所深悉。我们有一句俚诗来形容它，叫“情人眼里出西施”。自精神分析派出，我们才得到一个比较合理的解释；这派的学者又替它起了一个名词，叫“性的过誉”（sexual overestimation），详见拙作《冯小青》，新月书店第一版、第二版，续版归商务印书馆。

[2] 中国俗谚有“远来和尚好念经”的话，佛经犹且如此，揆诸好德不如好色的一般原则，性美的更容易受此种心理的支配，自不待言了。

西才有趣（Jucundum nihil est quod non reficit varietas）。近代文明生活的熙来攘往，厌旧喜新，更叫这种心理变本加厉地发展，即在有美术天才的人亦在所不免。因此，在各国的大都市里，民族的审美标准多少要因外国输入的影响而发生一些变迁，甚至于外国的标准、外国的时尚，喧宾夺主似的代替了原有的标准。

总之，性择与视觉的关系里，审美的观念固然是一个主要的成分，但不是唯一的成分，不论古今中外，一向就是如此，也是各地都是如此，在求爱的过程里，在促进积欲的种种努力里，审美而外，视觉的用途，尚不止一端，同时别的帮衬的力量也不少。

这种视觉的用途我们不妨略举一二：有一种现象叫做“性景恋”（scoptophilia 或 mixoscopia），就是喜欢窥探性的情景，从而获取性的兴奋；或只是窥探异性的性器官而得到同样的反应。在相当限度以内，这也不算是不正常的；有此种行为的人不能不出诸窥探一途，倒不一定因为这人根本心理上有变态，乃是因为社会习惯太鄙陋，平时对于性生活及裸体的状态，太过于隐秘了；平时禁得越严的事物，我们越是要一探究竟，原是一种很寻常的心理。有许多操行很好的男子在青年时期曾经探过女子的卧室，女子亦然。不过谁都不愿意把这类行为招认出来就是了。至若客店的女主人以及仆妇之类，这类行为几乎成为一种习惯，不足为奇了。那些专事窥探而一心培植这种所谓性景恋的人，在西洋就叫做“窥探者”（peepert）；这种人往往喜欢在公共的厕所一带逗留，而被警察捉将官里去。

性景恋还有一种方式，就是看性恋的图画或裸体的雕像。喜欢看所谓淫书春画的心理属于前者，而所谓“雕像恋”或“皮格马利翁现象”（Pygmalionism）则属于后者。相传古希腊有一个雕塑家叫皮格马利翁，有一次雕好了一个女像之后，竟和它发生恋爱起来；“皮格马利翁现象”的名称就是这样来的。性景恋，包括阅读性恋的小说及观看春画在内，只要不到一个非看不可的程度，是自然的，也是正常的。但雕像恋却是一种病态，因为所恋的对象，已经替代了活人，而自成一个目的。[1]患雕像恋的人以男子为独多，但希尔虚弗尔德也曾说到过一个女子的例子。一个很有社会身分而在高等交际场中进出的女子，常喜欢到美术馆里去，把陈列的男石像胯下的无花果叶子轻轻举起，而在掩护的一点上不断地接吻。近年以来，性景恋表现得最多与最普遍的场合是电影院；影片不比普通的图画，不止是栩栩欲活，简直就是活的，也无怪其魔力之大了。许多人，尤其是青年女子，每晚必到电影院光顾一次，为的是要对其崇拜的某一个著名的男主角，可以目不转睛看一个饱，因而获取一番性的兴奋。要不是因为这银幕的媒介，这还在千万里以外的男主角又何从得见呢？

视觉在性择方面还有一个用途，不过这用途必须和身体的动作配合之后才发生效力，那就是舞蹈了。塞吉尔把舞蹈叫做“肌肉的性恋”（muscle erotism）。希利（Healy）认为舞蹈是一种肌肉与骨节的享乐，又添上“皮肤的性恋”。不过舞蹈的时候，视觉确也有它的任务；视觉的观看与肌肉的活动需双方合作，缺一不可；而在相当形势之下，两者又都可以成为性的刺

[1] 中国“画里真真，呼之欲出”的故事所代表的性恋心理，似乎是介乎性景恋与雕像恋之间的。

激，有时候观看所引起的性刺激比动作还大。在许多所谓野蛮的族类里，舞蹈是性择的很重要的一个方法；体格健全、动作精敏的舞蹈者真可以接受女子的青眼而无愧。到了文明社会，舞蹈的影响究属健全不健全往往成为一个辩论的问题。几年以前，美国精神分析派心理学者布里尔（Brill）曾经在纽约调查过这个问题，[1]他找了三百四十二个特别热心提倡所谓“新式”舞蹈的人（其中有他的朋友，也有神经上小有问题而曾请他分析过的病人以及其他可以供给可靠答案的人）；其中三分之二是男的，三分之一是女的。他提出三个问题来让他们答复：（一）你作新式舞蹈时感受到性的刺激么？（二）假如你只看别人跳，而自己不跳，你也感受到刺激么？（三）假如你作旧式的舞蹈或看别人的旧式的舞蹈，你也感受到同样的刺激么？

对于这一个问题，作肯定答复的，有14个男子和8个女子；对第二个，则有16个男子和29个女子；对第三个，有11个男子和6个女子。对第二个问题作肯定答复的若干男女中间也包括所有对第一、第三两个问题作肯定答复的那些人。作肯定答复的，绝对的数目虽男多于女，但相对的，则女比男的略微多几个；这些人都是布氏的相识，而在布氏的眼光里，他们在性的方面都是些神经过敏的人。其余的人里，大多数答复说，他们只得到一番高兴与舒服的感觉。无论如何，要说新式

[1] 见布氏所著文《新式舞蹈的精神病理学》，载《纽约医学杂志》，1914年4月号。

的舞蹈是一种粗野的舞蹈，足以煽动性欲，实在是不确的。布氏全文的结论是很公正的；他说新旧各式舞蹈多少都可以减轻一些性的紧张程度，无论它们所能减轻的分量如何，对于神经过敏与多愁善病的女子往往是大有裨益的，舞蹈的风气有时候可以弄得很披靡很猖狂，那固然是要不得的，但尽管有这种危险，文明社会还是值得加以培植，因为它是纵欲与禁欲两种势力之间的一个折衷，既然文明社会的生活锅炉里有到这两方面来的高压力，舞蹈便可以权充这座锅炉的一个安全阀了。[1]

我们的讨论将近结束了，不过还有一点应当添上，美根本是女子的一个特质，可以供男子的低徊思慕，就是女子所欣赏的也仍然是别人中间的一些女性的美；[2]反转来，通常的女子对于男子的美却不这样景仰崇拜。男子何尝不美，其美又何尝不及女子？不过男子之美所能打动的只有两种人，一种是美术家和美学家，一是有同性恋的倾向的男子。至于能打动性的兴趣，

[1] 中国在这方面是有一派比较合情理的哲学的，禁欲与纵欲之间，我们也有一个折中的主张，叫做“及时的婚姻”。《诗经》所称“周南召南”之化，整个讲“好色而不淫”的《国风》，“内无怨女，外无旷夫”的社会政策，所再三讽咏讲述的无非是这个主张。我们以为即在今日，这主张还是有它的中心地位，假使它完全没有地位，而非主要靠舞蹈一类的安全阀的方法不可，那座高压的锅炉还是要爆炸的，事实上零星爆炸的惨祸也正天天发生着。

[2] 这观察是很对的。日常经验里，不但男子称誉与注视女子的美，女子见了美的女子，也不断的注视与称赞。假如一般人或女子特别注视或称赞一个美男，那美男之美大概是近似女性的美。中国在两晋六国的时代，是盛称男子之美的，官史里也往往把美男的例子特别记载下来，例如潘岳的掷果盈车，卫玠的被人看杀，王濛的破帽有女子抢，王溥的受衣冠金玉的馈遗（最后一例见《拾遗录》，余见正史及《太平御览》）：这种美男的美很有可能是一些女性的美。

那就只有这两种里的后面一种了。无论在一般动物界的情形如何，也无论所谓野蛮族类的情形如何，在文明状况之下，最能得女子欢心的男子往往不是最美的，说不定是美的反面。斯登达尔（Stendhal）站在女子的地位说：“我们要求的是热情，只有热情是靠得住的，美不过供给一些有关热情的概率而已。”[1]的确，女子所爱的与其说是男子的美，毋宁说是男子的力，身心两方面的力。力是多少看得见的，所以还在视觉的范围以内；但我们一想到力的使用，我们便又牵涉到另外一个官觉的领域，那就是我们已经讨论过的触觉了。我们往往很自然地与不知不觉地把看得见的活力翻译成为觉得出的压力。我们称赞一个人有力，我们实在并没有直接觉得他有力，不过间接看出他有力罢了。所以，男子爱女子，是因为女子美，而美的印象是从视觉传达给意识的；而女子爱男子，是因为男子有力，而有力的印象，虽属于更基本的触觉的范围，却也需先假道于视觉以达于意识。

力的充盈在视觉方面发生印象，固然是尽人而有的一种能力，不过这种能力，在女子一方要比男子一方强大得多。为什么男女有此区别，是很容易答复的。女子不作性的选择则已，否则她总会选一个强有力的男子，因为只有这样的一个男子才有希望做健全儿女的父亲和保家之主。这固然是一个很普通的解释。不过，这种解释总还是间接的，我们不妨搁过一边。我们还有一个更直接的解释。男女的性的结合是需要体力的，不过比较主动而用力的总是男子一面，而女子则比较被动；因此，女子有力，并

[1] 见斯氏所著《恋爱论》第十八章。

不能证明她是一个富有效率的爱侣，而男子有力，却多少是一个保证，这保证也许是靠不住的，因为一般肌肉的能力和性的能力并不一定有正面的关联。有时候肌肉能力的极端发达和性能的特别薄弱倒有几分关联，但无论如何，肌肉能力的发达多少可以供给一些上文斯登达尔所说的“有关热情的概率”，多少总是一个性能旺盛的符号，不会全无效果的。这一番的讨论虽然很实在，一个正在择偶中的少女，即或她选上一个富有体力的男子而抛撇了另一个美貌的男子，[1]她当然不会有这一类精密的考虑。这是不消说得的。不过，性择多少是一个良知良能的举动，她自觉的意识里尽管不作这种计较，她一般的情绪的态度里却自有一番不自觉的辨别与抉择的努力，而这种努力总不会错得很厉害的。总之，一样讲性择，一样用视觉来做性择，女子所注意的始终是更原始的触觉的方面；触觉原是最基本的性的官觉，上文早就讨论过了。

有人特别喜欢观看运动家那种敏捷、矫健与富有流线型的动作，而获得性的兴奋。费瑞替这种心理起了一个特别名词，叫做“动作恋”（ergophily）。动作恋男女都可以有，但女子的表现往往特别显著。这种心理虽不正常，却还不是病态；另有一种人不仅喜欢观看动作，而喜欢观看残忍与惊骇的动作，因而得到性的刺激，那才是一种病态了。费瑞曾经提出过一个极端的动作恋

[1] 霭氏在原文中引用希腊神话里两个神，一是有神力的英雄赫丘利斯（Hercules），二是爱神所悦的美少年阿多尼斯（Adonis）。这两个神，一个喻力，一个喻美，是后来西洋文学里常用的典故，好比我们用乌获以喻力，子都以喻美一样。

的例子，我们不妨在此转述一下。有一个少妇，对丈夫相当没有爱情，但也没有什么特别的恶感。她从小就很很脆弱，在4岁的时候，有人带她出去看走江湖的马戏，马戏班里有一个玩球的女孩，年纪比她稍微大些，可是玩球的一套把戏真是高明，她看到高兴处，觉得生殖器的部分一阵发热，接着又一阵抽搐，就不由自主地遗了尿。（抽搐是解欲的表示，但幼年时的解欲时或出诸遗尿的一途）从此以后，这马戏班里玩球的小姑娘就成为她的白日梦里的主角，夜间睡梦之中，也时常有她的踪迹，而其结果也总是一阵抽搐与一次遗尿。到了14岁，已在春机发陈以后，她又有机会看马戏，戏班里某一个漂亮而技术纯熟的运动家又在她身上产生这一类的影响；从此以后，那个小姑娘和这个运动家就在她的梦魂里轮流光顾。16岁那年，她登山游览，一阵饱餐之后，她睡着了，一觉醒来，好像那运动家就在她的旁边，而初度的经验到色情亢进却已不再遗尿（到此解欲的过程已与膀胱无干）。后来她到巴黎居住，从此一切精熟而矫健的动作，如戏院里的表演、工厂里的劳作，等等，都成为她觅取性的快感的源泉，真有取不尽用不竭之概。她终于结婚了，但婚姻生活并不改变她这种性癖，但后来她把这种情形对丈夫讲明白了。这当然是动作恋的一个极端的例子，多少有几分不正常，但轻的动作恋是不能算不正常的。

总结上文，我们可以说美的观念并不是一个飘忽不定的东西；有人以为飘忽不定，那是错了的。美的观念是建筑在很稳固的基础上的。（一）它有一个客观的美学的基础；古往今来的许多种族或民族，至少就其中最有见识的一部分人而言，对于女性美的标准，在小处尽有出入，在大处却有一个不约而同不谋而合的共同的看法。这一般客观的基础而外，我们又发见下列的几点。（二）民族与族类的特性上的歧异，对于美的观念的养成也有一部分力量，而使客观的标准发生变化。这是很自然的。在各个族类自己的成员看来，总以为其所以不同于别的族类的地方，正是其所以美于别的族类的地方；族类的特点越是发达，美的程度就越是进步。我们就客观的立场看，也至少觉得族类特点的充分发展多少是健康与活力的发展的一种指示。（三）美的观念又不能不受许多第二性征以至于第三性征的影响；很多地方的人所特别注重的，也许是女子的毛发，也许是女子的乳部，也许是女子的臀部，也许是其他更属次要的性征；[1]但无论一个性征的重要程度如何，一经受人注意，对于性择的现象都可以发生意义，发生作用。（四）各人的机体与经验不同，因而各人的风趣爱好也不一样，这种个别的风趣也势必影响到美的观念。个别的风趣又往往会集体化，而造成短时期的美的风尚，即始于一二人的好恶的，最后可以牵涉到许多人，虽时过境迁，终归消灭，其足以影响美的标准则一。（五）最后我们还有那好奇爱异的心理，在近代文明里，尤其

---

[1] 例如肤色的洁白，霭氏在本书里未加讨论，但在《研究录》第四辑里是讨论得很详细的。即傅粉的风气一端已足征许多民族是爱好皮肤洁白的。但此种爱好也往往因时代而有变迁。例如在中国六朝至宋代，匀面亦兼尚黄，号称“佛妆”。梁简文帝诗：异作额间黄。唐温庭筠诗：额黄无限夕阳山。李贺诗：宫人正靥黄。辽诗：燕俗女子有颜色者，称细娘，面涂黄。宋彭汝砺有诗说：有女夭夭称细娘，真珠络髻面涂黄；南人见怪疑为瘴，墨吏矜夸是佛妆。详见清褚人获《坚瓠补集》卷三。

是对于神经质而生活欠安定的人，这种心理是很发达的，他们所欣赏的美，往往不但不是本国原有的特点，如上文（二）以下所讨论的，而是外国人或远方人所表示的特点。

我们在上文又曾经讨论到男女在性择上都发挥作用但彼此的依据很有不同，男子看女子的美，而女子则看男子的力；同一利用视觉，而女子则事实上又转入触觉的范围。

我们这番讨论当然不能穷究全部性择问题的底蕴。我们讲了不少关于标准的话，但事实上性择的结果，也许和我们所说的很不相干；也许既没有参考别人的经验，又没有照顾个人的脾气和癖性；也许一大半是碰巧，是童年时一些性爱的印象和成年时实地的机遇牵扭在一起，是传统的一些观念和习惯染上的神秘的浪漫主义的色彩。选择的功夫一旦完成，当事者也许会发见他上了一个当，他的性冲动固然是被唤起了，但唤起他的种种官觉的刺激，大半不是他当初理想中所想象的，甚至于完全和理想相反。这是常有的经验。[1]

还有一点，性择的问题是不简单的，我们所已讨论到的不过是一些心理的因素，其间也许还有更基本的生物的因素，为我们所计虑不到的，我们时常遇见有一种人对于寻找与选择配偶的勾当，特别能干，他的力量比别人大，成功也比别人多；至于理想上与事实上他是否真正中选，真正最宜乎配偶的生活，反而成另

[1] 参看上文110页注[1]。译者认识一位朋友的朋友，在欧洲大战将近结束的时候寻求配偶，受了威尔逊总统和平建议十四条的暗示，立了十四条选择的标准，第一条是“天足”，但后来根据这些标准而选到的新夫人却是缠过脚而放脚的痕迹还很显然的一位女子。

一问题。这些人在身心两方面的先天气质，确乎有过人之处，他们在生活的其他方面，也比别人容易有成就，也就难怪其对于猎艳一事，也比较轻而易举了，不过他所以成功的理由，恐怕需向生物的因素里去寻找，不在我们的讨论范围之内。

总而言之，人类的性择问题是极度复杂的，我们在上文所叙述的，只不过是少许比较已经确定的资料，并且大体上和问题的真相大概不至于离得太远；我们当然更希望有些定量的研究，但若一时只能有些定性的研究，则上文云云也许就是我们目前所能做到的了。不过这些资料的切实的意义，我们还不敢说已经完全明了，假使我们一定要有一个结论的话，我们不妨说，性择的时候，在族类品性与人类通性方面，我们所求的是同；在第二性征方面，我们所求的是异；在心理品性方面，我们所求的是相得益彰。

我们求的是变异，不错，但只是一点轻微的变异。[1]

---

[1] 关于性择与各官觉的关系，霭氏在章末又曾提出下列的一般参考用书若干种：

达尔文：《人类的由来》。

达尔文（Leonard Darwin，上引达尔文之子）：《优生的改造》，第二十章。

派伊克拉夫脱（Pycraft）：《动物中的求爱》。

韦斯特马克（Westermarck）：《人类婚姻史》，第一册。

克劳莱（Crawley）：《神秘的玫瑰花》。

斯通（Alexander Stone）：《阳具崇拜的一个研究》。

第三章　青年期的性冲动

第一节　性冲动的初期呈现

以前的人有一个误解，以为在儿童时期性冲动是不存在的。现在我们知道以前有这个误解的人虽有，幸而还不太多。不过承认性冲动存在的人，又往往以为此种存在并不是正常的存在；既不正常，则性冲动的每一种表现岂不就是歪的邪的，以至于反复无常不可捉摸的么？甚至于弗洛伊德，一面承认幼年的性现象性活动是正常的，一面却又常用“乖张邪僻”一类的字眼（perverse）来形容它们；他说过，幼年的性现象是“多形的乖张的”（polymorph-perverse）。我们若不讨论这问题则已，若要讨论，则无论讨论的精粗疏密，这一层见解上的混乱是一定得先弄清楚的。

我们开头就应该说明一点。就是所谓性冲动的表现，即就“性”字的狭义而言，在幼年及童年时期，确乎是很寻常的事，比我们以前所猜想的要寻常得多，并且这些表现的力量之大，出现之早，以及性质上的变化之无穷，也是以前所没有想象到的。

即在婴儿出生不久的时候，生殖器官感受性刺激的自然倾向已经有一个基本的变异的范围。初生的婴儿，这一部分也往往感觉到刺激，做大人的也未尝不知道，不过仅仅以寻常刺激目之罢了。婴儿时期这一类的经验，我们自己是记不起来了，所以当时究竟有没有快感，谁都不能答复，不过一到童年，这一类刺激与其所引起的快感，是很多男子和女子能够回想到的。有人以为这种刺激与记忆不免受意识所抑制。其实不然，真正受抑制的，甚至完全不进入意识范围的，是另一种冲动，就是把这种经验对年长的人诉说的冲动，事实上，在普通环境下，也确乎很少有人把这种经验去对任何人诉说。不过，这种经验既与寻常经验不同，又很不相干，甚至和寻常经验发生抵触，所以反而容易在记忆里保留下来而不至于消失。

幼年时不但可以有上文所说的快感，并且可以有很清楚的性的刺激与兴奋，在十九世纪初年，法国和别国的作家，例如马克（Marc）、方萨克瑞夫（Fonssagrives）、佩雷斯（Perez）[1]，等等，都提出过幼年手淫的例子，男女都有，有的只有三四岁。到了近年，医学家罗比（Robie）发见，[2]这种刺激与兴奋的初次呈现，男子在5岁与14岁之间，而女子则在8岁与19岁之间；又无论男女，呈现得迟些的比呈现得早些的多，但14岁与19岁总是最迟的年龄了。最近，汉密尔顿医师（Hamilton）[3]作过一次更精密的探讨，发见20%的男子和14%的女子，在6岁以前，性器官就会感觉到快感，女医生戴

[1] 贝氏于1886年即发表一本著作，《三岁到七岁的儿童》。

[2] 罗氏为美国的一位医生，著有关于性问题的书多种，在十余年前，流传很广。译者在美国游学的时候，大学青年所最熟习而称道的就是罗氏。但罗氏的观察，时常有不正确的地方，霭氏也提到这一点，见正文下文。

[3] 见汉氏所著《婚姻的一个研究》一书。

维斯[1]比较男女性发育的结果，发现在11岁以前，包括11岁那年在内，男孩开始手淫的有20.9%，而女子有49.1%，女子比男子多出一倍半；但从12岁到14岁，三年之中，男子开始手淫的例子，比女子的要超过很多很多。不过，看了这一类的数字，我们不要误会，以为一切男女孩子都有，或都可以有这一类的经验。有的男孩，天真烂漫地听从了另一个男孩的劝诱，误以为磨擦可以叫阳具发育得更大，于是开始手淫，但在初期，往往阳具既不勃起，又无快感，一直要到春机发陈的年龄或将近这年龄，才真正可以接受性的刺激。所以，幼年时期，各人生殖器官感受刺激的力量是大有不齐的。这种不齐究竟有多少遗传的成分在内，是很难说的。不过就大体而论，一个血统健全的孩子，在这时期里是比较不容易感受刺激的；反之，一个不很健全的血统，或性的素质比较特殊强烈的父母所生的子女，便容易早熟，而提前感受到刺激。汉密尔顿医师的调查告诉我们，性生活[2]越是发轫得迟，则未来的婚姻关系越见得比较美满。

如果我们离开了限于生殖器官部分的性现象说话，我们的

[1] 见戴氏所著《女子二千二百人的性生活的因素》。戴氏此书与前引汉氏一书为近年来性的题目上最客观的两种作品。两氏都是医师，以医师资格作此贡献，多少可以让霭氏知道，十年来的医学界是进步了，他在本书篇首所评论的种种已有逐渐改革的希望。

[2] 霭氏原文中常用“性生活”一词，但此词实有广狭二义，生活之属于性的现象的，都是性生活。若以婚姻中夫妇的性生活为狭义的性生活，则其余一切涉及性的生活都可以看作广义的性生活了，读者应就上下文的文义来断定词义的广狭。

题目就要复杂得多。逾越这范围以外，我们就不免碰上精神分析派所论的“性欲”或单单一个“欲”字（libido）[1]。在这派学者最初创论的几年里，他们曾经遭到强烈的抨击，因为他们认为一个人在婴儿时和童年时，也未尝没有性欲的表示；事实上这种抨击或反对的论调到今日也还没有完全消失。不过我们如今承认、赞成与否，要看我们对这个“欲”字究竟作什么解释，下什么定义。像许多弗洛伊德派的名词一样，这名词的采用是不很满意的，其中不满意的原因之一是：它就是英语中“淫荡”（libidinous）的词根，在习用已久的人不容易加以剖别。弗派以外的著名的精神分析学者，如荣格（Jung），事实上又把 libido 一词所指的欲和特殊的性欲完全分别看待，认为这种欲是一种广泛的“精神的力”，相当于法国哲学家柏格森（Bergson）所称的“生命的驱策力”（法文 élan vital，英文vital urge）。有的人愿意用这一类的词来指一般的生命的力，而不愿意用 libido 或欲这个词，因为此词总不免和特殊的性欲相混。弗氏自己对于此词的见解以及此种见解的演变也很不一贯。在他那篇很发人深省的论文《欲的幼稚时期的组

---

[1] 关于弗氏这方面的议论，见其所著《精神分析论导论演讲集》。至其所用 libido 一词，译者以前在《冯小青》一书中译作“慾性”，以示与“性慾”微有不同。今拟改译为“欲”，“慾”本是“欲”的俗字，孟子称饮食男女为人之大欲；正文下文说精神分析派的 libido 事实上等于哲学家柏格森所称的“生命的驱策力”，则译称为“欲”实较恰当。“欲”也可以现“性”相通，《素问 · 上古天真篇》：“以欲竭其精”，注：“乐色曰欲。”不过 libido 之为欲，比性欲的欲涵义更广，我们如今把它译成“欲”字，当然也取此字的广义。

织》（*In fantile Organization of the Libido*，1923）里，他自己说在有一个时候，所谓欲，所指与所申说的是生殖器官发育以前的那种组织，不过后来他又承认儿童时期的性欲与成人的性欲很相近，似同样可以用这个欲词来代表。不过他又继续说，就在幼稚时期的组织里，阳具所占的依然是一个原始与基本的地位。据弗氏的见解，儿童时期所认识的生殖器官也只有阳具一事，其他则是惘然的。同时他又说到所谓“生殖器官前期”的一个时期，并且肯定地说，“一直要到春机发陈的时期，性的两极在儿童的认识里才分化而成阴阳男女”。一部分弗氏著作的读者，在这一类的议论里，不免发见一弱点，就是弗氏的理论失诸过于笼统；在这样一个由大量个人集合而成的世界里，各人有各人的遗传，对于身外的环境，又各自有其反应的方式，这种过于概括的说法是不相宜的。不过，在弗氏的见解中心里，性的两极分化既需到春机发陈时期方才完成，而就一个寻常的人而言，“性欲”又需建筑在这种两极分化之上，则弗氏的用到“欲”字或libido一名词，事实上也不值得我们大惊小怪了。总之，弗氏的名词虽有问题，其名词所指的事物则我们大体上总可以承认。我们不妨同意另一位分析派学者琼斯的见地，就是把人生的性的活动分成“初始的快感”和“归宿的快感”两路，而把“春机发陈以前的种种表现都归作初始的快感一路”。[1]例外尽有，大体上这见地是不错的。

弗洛伊德对于欲或libido的见解，如果在开始的时候，就

[1] 见琼氏《精神分析论文集》。

采取他后来在1925年出版的《自我与一己》（*Das Ich und das Es*）[1]一书里的立场，当时攻击他的论调可能就不至于那么多了。在这本书里，他就不大用到这个名词，似乎多少有些摈弃的意思，同时却把“自我”和“一己”的关系阐述出来。“一己”所指的我和许多附带的情绪，多少是蒙稚的和不自觉的，而“自我”所指的我，多少是自觉的与理智的，并且是和自我以外的世界更有亲切的反应关系的；自我之我自然是后于一己之我，并且是从一己之我中逐渐蜕变而来，而终于成为一个分立的东西。弗氏自己说，这样一个看法大体上和寻常一般人所接受的见地很相吻合。

我们把儿童的活动作一番广泛的观察之后，我们似乎可以发见，此种活动中，通常占有原始与基本地位的，实在不是儿童的阳具，这和弗氏所见不同，而是很出乎意料之外的（和婴儿生活接触最多的人，大多数会告诉我们，占有这种地位的是

---

[1] 弗氏Ich与Es的分别当然是一个创举，我们的“自我”与“一己”的译名当然也是故示分别的办法了。不过这其间也略有根据。小儿至3岁而有自我的意识，说到本人的时候，才知道用一个“我”字或“自家”两字。在此以前，只会称引本人的名字，好像是称引一个第三者一样。所以说到自觉的我时，我们不妨径用“我”字。“己”字所指的我，我们如今假定是比较不自觉的，比较属于潜意识的。《说文》“己”字下面说：“像万物辟藏诎形也，己承戊，像人腹。”所谓辟藏诎形，很有潜在的意思；心理学家说潜意识与各种情欲和脏腑（viscera）的关系是最为密切，最为基本，是则“像人腹”的说法也不无参考的价值了。不过我们采定这个译名，目的只在取近便，而丝毫没有把中西古今的名物牵扯附会在一起的意思。这是应请读者特别注意，不容误会的。至于德文的Es，本属代名词第三身，今作第一身，当然是根据了弗氏的本意酌改，而不是误译，可以无须解释。

大拇指和脚趾，而不是阳具）；即使有少数以阳具做最先注意的对象，那最初也往往是由于好奇心的冲动（弗氏自己即有此说），无关紧要。不幸的是，有的母亲不免加以申斥，而一经申斥，这种对象便不免在婴儿的心理上留下更深的印象，见得更特殊的重要。阳具、手指、脚趾，原是儿童身上最“奇特”的部分，最可以供它玩弄的部分。玩弄的结果可能引起愉快的感觉，不过就大多数的儿童说，可能认为足以发生性感觉的事物似乎还并没有集中到生殖器官的领域以内，换言之，它们是一些门槛上的性感觉，逗留在性领域的边缘上，其在成人，便应是一种引进到真正的性感觉的一种准备的感觉（因此，倒也未始不是恋爱艺术的一个正当的部分）。总之，儿童与成人在这方面的区别是很清楚的，儿童的感觉虽也是愉快，大抵并不逾越性领域的门槛，而成为真正的性感觉。

这一类的现象最先发见的地方通常是在嘴的部分。这是可以想象得到的。因为嘴是吸食乳汁的，嘴唇的感觉又是极端的敏锐，当其和乳汁所从出的母亲的乳头发生接触之际，在婴儿势必感觉到极度的愉快。口部到了成人时期既然是一个发欲带，有如第二章第三节中所述，则其在婴儿时期，大概是在性领域门槛上的一个快感的中心，是很合情理的一个推论而不足为奇的。婴儿吸不到乳头的时候，或已过哺乳时期的较大的幼儿，又往往喜欢咂吮大拇指，[1]这种行为显然也可以供给一

[1]　这种实例是不少的。译者记得最清楚的一例是一位中学时代的同学，他用不到手做工作的时候，就是他吮咂大拇指的时候。

些快感；一部分观察家甚至认为此种行为，对于先天[1]不很健全的儿童，不妨算作一种手淫，并且可以从此引进到真正的手淫。许多别的观察家虽反对这种推论，但无论如何，这是一个在男女儿童中相当流行的现象，甚至于在呱呱坠地以后便尔开始的。

口部的一个中心而外，第二个出现的中心大概是肛门的部分了。如果平日大解的行为很自然、很顺利，而并没有秘结或其他抑制的情形，则肛门部分成为快感中心的机会便不多。否则，排泄的行为势必引起一种通畅与愉快的感觉，而日久就可能成为一种习惯；肛门的终于发展为一个发欲带，就是这样来的；其发展的可能与发展的程度虽次于口部，但其不失为发欲带则一。一部分的精神分析派学者认为，有的忍粪的行为是故意的，其目的端在取得排泄时的快感，而此种故意的倾向对于未来精神生活的发展，一定大有关系。这种看法虽有趣，却不容易证明，因此也就有人否认。上面这一番话大致也适用到便溺的行为，不过这方面的愉快无论在婴儿或成人身上，是完全由于便溺行为所给予的解脱而来，而与尿道无干。有的观察家又认为婴儿于便溺时，特别喜欢以某一个人做对象，叫他成为便溺的接受者，这种行为可能也引起几分快感；但我以为这是一个错误的解释，婴儿在愉快的情绪下，可能失去控制，以至便溺在别人的身上，但这决不是故意的，好比成年的妇女，在色情亢进之顷，有时因反射作用

[1] 我们在译文里时常要用到“先天”两字。我们的用法和以前理学家或医学家的用法微有不同，他们的先后天是以出生之顷做界线的，我们则以成孕之顷。我们所称先天的品性等于遗传的品性。

的关系，也不免于遗尿一样。但对于这种妇女，此类失去控制的行为不但不引起快感，并且引起懊恼；约言之，其他愉快的情绪状态可能是因，而遗尿的行为是果，所谓情不自禁者便是，倒果为因，便是这班观察家的错误了。汉密尔顿医生在他的研究里，发见在幼年时期，男子有21%，女子有16%对于便溺曾经发生兴趣，并且曾经加以玩弄，男女两方关于大便的兴趣的数字也恰好一样。

儿童的经验里，有一部分未尝没有性的意味，这在体格方面，上文云云，已足够加以证明；至于在心理方面，儿童也未尝不能体经验到性的情绪，那情形更自显然。好多年以前，倍尔（Sanford Bell）曾经收集不少的资料，证明这种情绪是很普通而任何人都可以随时观察到的。他那篇报告[1]如今还值得一读。倍氏研究这问题，前后达十五年。他在学校和其他场合里，总共亲自观察到800个例子，而间接从其他360个观察家得来的，又有1700个例子的纪录（共2500例）；这360个观察家自己中间，只有5个记不起童年时发生过什么性的经验；这也可以证明，童年抑制的现象实在不算普遍，除非其人先天有些缺陷，抑制是不发生的。倍尔发见性情绪的发生可以早到两岁半，并且这种发展又自有其表现不同的几个阶段：第一段到8岁为止，第二段到14岁。在8岁以前，男的往往比女的为羞涩，也比女的为容易取守势，而不取攻势。又观察这种情绪时，直接所能见到的固

[1] 见倍氏所著《两性间的恋爱情绪》一文，载《美国心理学杂志》，1902年7月号。

然是一些零星的举止，但间接所推想到的无疑是发生性冲动的情绪了。所谓零星的举止，比较普通的是拥抱和亲吻，但也并不经常看到，因为一方面表现性情绪的动力虽强，一方面掩饰这种情绪的动力也不弱。有这种情绪的人不但不愿意在众人面前传达出来，就是对所爱悦的对象也往往讳莫如深，不欲有什么行为上的表示。其他触觉方面的接近也时常可以观察到，但倍尔以为这种接触不一定有很清楚的性的含义，除非主动的人是发育得特别早。倍尔又说得很对，这种情绪后面的性的兴奋也许以性器官为集中之点，但就大多数而论，是和性器官没有什么特别关系，而是分布到全身的。尤其是全部的循环系统与神经系统。倍尔又说，性情绪的表现以春天为独多。

倍尔这些观察，后来研究儿童问题的人，包括精神分析学派在内，全部能加以坐实，并且作更详细的发挥。弗洛伊德的研究工作里，很大的一部分就属于这范围，而菲斯特（Oskar Pfister）的著作也归结到同样的一个结论，就是，在儿童生活里，恋爱的情绪表示是多到一个意想不到与骇人听闻的程度的；菲氏的那本书，一面叙述儿童的恋爱生活，一面更申说到性发育的种种缺陷，是包罗既广而推论又很精细的一本著作。[1]

总括上面的讨论，我们不妨再简单地说，儿童的性的兴趣或类似性的兴趣自有它们的特点，自有它们的领域。这领域是在成人的性领域以外的，一则因为在体格方面，生殖器官还没有发展，再则，在心理方面，对于所谓异性还没有清楚的认识，即异

[1] 见菲氏所著《儿童的恋爱》一书。

性之所以异，其意义还不明显；一直要到春机发陈期过去以后，这种发展与认识才将次第来到。

儿童的性生活里，有一个很有趣而往往不受人注意的特点，就是“虐恋”或“痛楚恋”（algolagnia），即对于肤受的痛楚所发生的快感。所谓痛楚包括目击别人的痛楚，或由我加害的别人的痛楚，或本人身受的痛楚。这种心理的表现，在成人的语言里，有叫“残忍”的，有叫“施虐恋”（sadism）的，有叫“受虐恋”（masochism）的，还有其他通用的名称。讲到儿童有这种心理的表现时，一般人也往往袭用这一类的名称；这也许是无法避免的，因为他们虽不了解儿童的心理，却也未尝不想对此种心理加以解释，用到了这些名词，在他们就算是解释过了。不过这是很不幸的，也是要引起误会的，因为儿童的心理中绝没有此类名称所影射的动机。即举“残忍”的观念为例，我们先需有人道与慈善等观念，而后才会有残忍的观念，但这种观念，即在成人，也往往弄不清楚，何况儿童？唯其儿童的意识与知识程度里还没有残忍的观念，所以对于别的动物或别人的痛楚，可以作壁上观而不觉得难受，甚至于觉得有趣，觉得好玩，再甚至于自己动手，来造成或增添这种痛楚。我们应当知道，童年时期是一个人好奇的理智与尚待分化的情绪正在操练的时期，也可以说，正在玩弄的时期，这一类心理的表现就是操练或玩弄功夫的一部分；我们如今用成年人的那一套多少已经僵化的道德观念来作为他们的准绳，岂不是无的放矢？真正的教育（我说真正的教育，因为目前流行的教育，还是灌输多而启发少，而教育在拉丁文里的原意是启发，不是灌输）在这里就有它的功用，就是要帮儿童的忙，把成年时期的种种活动逐渐启发或导引出来，更要根据儿童理解力进展的程度，叫他知道，他早年的那些横冲直撞的行为，在成年人的世界里，是行不通的。上文说，童年时期是浑成的情绪尚待分化的时期，还有进一步的证明。分化的发展是需要试探与习练的，试探与习练的功夫所达到的情绪的领域不止一个，痛楚或痛苦的领域便是其中之一。在试探中的儿童当然会问津到，也可以达到，至少可以踏着这领域的门槛。因为这是试探与习练的工作，所以儿童在这时还没有分人我彼此，它可以看人受痛，教人受痛，但自己一样可以身受痛楚，甚至于觉得自己受比别人受还要有趣。这其间不能受成人道德的绳墨，不更显而易见么？男女孩子的游戏里，带有科罚性质的很不少；在大人不看见的时候，他们便喜欢玩这种游戏，一面相互科罚，一面又相互接吻，痛楚恋和虐恋与性发育的关系很密切，就这点已经可以看出来。这种科罚性质的游戏在女童中尤其流行；她们所用的刑具里，最普通的是刷头发的刷子。有时候儿童喜欢鞭笞自己，即在春机发陈期以后，生殖器官已经相当发育，假若一时找不到异性的朋友，使性的情绪有所寄托，男女青年也就用自我鞭笞的方法来取得性的兴奋。即在幼童的生活里，“白日梦”[1]也是常有的事，而严刑拷问是白日梦里不算不普通的一种成分，而一到年龄稍长，自

[1] 英文day-dream 或 reverie（亦作 revery）一词，中文中没有现成的相当的字。俗话中有“出神”的说法，最较近似，但又不便用作译名，今姑直译为“白日梦”。

己能够看读物的时候，福克斯的《殉道列传》（Foxe，*Book of Martyrs*）一类的书便成为最能供给快感的源泉。[1]再进一步，有的男孩往往喜欢对自己而且常常是对自己的阳具施以痛楚；这表示阳具已经成为情绪的兴趣中心，甚至未尝不可以说它已经是用成年人的眼光来看的性的兴奋的源头。这一类的事实就叫我们联想到一部分精神分析派学者所特别重视的所谓“阉割症结”（castration-çomplex）。[2]有的用绳子把阳具紧紧地扣住，有的用力地加以扑击。女童也有类似的行为。最近有人记载着一个9岁的女孩用绳子扣住了阴蒂，一时解不下来，终于不得不烦劳外科医生。总之，在这个时期里，知觉与情绪都还相当散漫，都还没有条理，也可以说都还没有结晶化。痛楚是人人怕的，怕痛也是谁都很早就学到的，因为他根本和生命的保全有关，然而儿童竟不怕痛楚，甚至于欢迎痛楚，可见他虽在感受痛楚，而一种模糊的快乐的情绪也就在这痛楚中逐渐地培养成功。汉密尔顿的调查里，发见从来没有过虐恋的经验的，男子中间只有49%，女子中间只有68%；反过

---

[1] 此层固属事实，但在同一时期里，因为同情心的日渐发展，儿童对于酷虐的事实的记载，也未尝没有“不忍卒读”的心理。犹忆译者在这个年龄的时候，阅《说岳全传》，至“风波亭”一段，便看不下去，终于没有把这部《精忠传》看完。

[2] 精神分析派常用的complex一字，有人译为“症结”，也有人说，可以译做“疙瘩”，都可以过得去，今酌定用“症结”。精神上郁结不解的“症结”与普通行文时所用的“症结”，例如，问题的症结，自是不同，读者参照上下文，自可不致相混。

来，有过这种经验的，男女之中，差不多都占到30%；而汉氏所调查到的男女，在品行上与知识上全部可以说是很有地位的人。

这一类情绪的表现虽多，毕竟是属于童年时期的，去成人的阶段还远。何以见得呢？从儿童恋爱生活的对象上就可以见得。这对象也许是一个同性的人，也许是一个血缘十分密迩的人；若在成人，在这些地方就不免有禁忌了。这一点事实现在已经有很多的成年人了解。但是他们的了解还不到家，他们有的只是一知半解，他们看见儿童不避同性，就说它发生了“同性恋”，看见它不忌亲属，就说它有些“乱伦”，见它和母亲的感情特别好，就说它有“俄狄浦斯症结”。[1]这真可以说是胡言乱语。他们不知道把适用于成年人的名词，随便用在孩子身上，是犯了一种很严重的不可饶恕的通病。小孩子根本还不懂得“性恋”是什么，试问他怎样会懂得“同性恋”；不懂得

---

[1] “俄狄浦斯症结”（OEdipus-complex）的名词是根据希腊神话来的。神话说：希腊的城邦之一底比斯（Thebes），国王叫拉伊俄斯（Laius），王后叫伊俄卡斯忒（Jocasta），生王子叫俄狄浦斯。俄狄浦斯初生的时候，神道预言国王将来必为此子所弑，国王于是把他抛弃在荒野，像中国周代的始祖弃一样。俄狄浦斯却没有死，被另一城邦哥林斯（Corinth）的国王收去养大。俄狄浦斯长成后，并不知道哥林斯王是他的养父；同时，又听到神道的诏示，说他将弑父而以母为妻，于是便离开哥林斯；中途遇见了拉伊俄斯，因事争论，竟把拉伊俄斯杀了。接着底比斯邦发生国难，俄狄浦斯用他的智谋替它解决了，于是被拥戴为底比斯邦的新王，接着就娶了伊俄卡斯忒做王后，终于成全了神道的意志。后来他和伊俄卡斯忒发见了彼此原有的血缘关系，伊俄卡斯忒使自缢，而俄狄浦斯也自己把眼睛挖了出来，结束了这一出悲剧。希腊三大悲剧家之一索福克勒斯（Sophocles）著有剧本，即名《俄狄浦斯》。

“伦”是什么，试问又怎样会把它来“乱”。有一位著名的精神分析派学者杰利夫医师（Jeliffe）说得好：“我们在童年的冲动行为上把成年的签条乱贴在一起是最荒唐不过的。”就在性的范围以外，谨严的儿童心理学家，例如著《童年初期的心理学》（*Psychology of Early Childhood*）的斯特恩（Stern），他正在努力设法，叫我们不要把衡量成年心理的尺度来衡量童年心理，童年心理自有其独特的性质，应该分别研究，而不应混为一谈。[1]我们要不了解这一点，不先把前人对于童年性心理的这一类误解彻底地澄清一下，我们对于性心理的发育一题，便始终不会有拨开云雾见青天的一日。以前的成年人，以成年的立场来妄测童年的心理，根本忘记了自己也有过童年和童年的特殊经验，这种覆辙我们是万万不能再蹈的。基督教的经典上说，我们不变做赤子，我们不能进天国；假如我们不变做赤子，不能体验赤子之心，我们也休想进当前的知识的新园地。

讨论到此，我们对于上文一度提到过的所谓“俄狄浦斯症结”不能不介绍一下。这名词所指的心理现象，最先提出叫我们注意的是精神分析派的学者弗洛伊德。这一派的学者一向把它看做万分重要，就在今日，在他们的眼光里，尤其是弗氏自己，这种重要性还是相当的大。从字面上看来，这名词是不很

[1] 心理学中本有所谓“区别心理学”一门，这一门的心理学至少应当包括个别的心理、性别的心理和年龄别的心理。就目前的心理学发展而言，大约关于个别心理的研究比较的多，其次是性别的心理，最欠缺的就是年龄别的心理。又就大体说，这三方面的研究都嫌不够。

贴切的。现象本身是这样的：在性发育过程的某一个阶段里，一个小孩对他的双亲之一（男孩对母，女孩对父）会发生恋爱的情绪（简直可以说一个“婚娶的愿望”）；[1]同时对于双亲中的另一人（男孩对父，女孩对母）发生同等强烈的嫉妒的心理。[2]但是在希腊神话里，俄狄浦斯并没有感觉到这一类的情绪，他在神灵的诏示之下，不得不娶他的母亲，并且于无意之中，把他的父亲杀了，他自己还挣扎过一番，不愿做这两件犯罪的事，但终归无用。不过弗氏对于这一点另外有一个解释：他认为所谓神灵诏示，其实就是潜意识的冠冕堂皇的化身罢了。无论如何，三十几年前，弗氏最初把这部分学说提出来的时候，他是相当不经心的，并且当时他用到“乱伦”一词，也是一个错误。因此，弗氏自己也时常提到当时这部分的学说很震骇一般人的耳目而受人咒骂。不过这种咒骂的态度，碰上弗氏这样

---

[1] 子女对于父母，可以发生恋爱的情绪，以至于婚嫁的愿望，这在寻常经验里虽不难寻找，而在以前文献里，却不容易觅什么佐证，在注重伦常与孝道的中国文献里，自然更不必说。不过在唐人说部里（载君孚《广异记》），我们看到很有趣的一段记载：“顾琮为补阙，尝有罪系诏狱，当伏法；琮一夕忧愁，坐而假寐，忽梦见其母下体。琮愈惧，形于颜色，流辈问琮，以梦告之，自谓不祥之甚也。时有善解者，贺曰，‘子其免乎！’问，‘何以知之？’曰，‘太夫人下体，是足下生路也，重见生路’何吉如之？吾是以贺也。明日门下侍郎薛稷奏刑失入，竟得免。琮后至宰相。”生路之说，固然解得好，但顾琮这个梦毕竟是一个带有“母恋”的性梦（性梦的讨论，见下文第四节）。人穷则呼天，劳苦倦极则呼父母，顾琮在当时的环境下有此种潜意识的活动，而至于形诸梦寐，是极可能的。

[2] 女儿对父亲的俄狄浦斯症结又有过一个不同的名称，叫厄勒克特拉症结（Electra-complex），亦出希腊神话，但不甚通用。

一个意志坚强而爱好多辩的人，不但没有用处，反而变本加厉刺激他，叫他更把这学说抬出来。弗氏宣称说，程度尽管有不齐，形式尽管有不同，甚至于形式上尽管发生逆转[1]的变化，“俄狄浦斯症结是儿童心理生活里一个照例存在而很重要的成分”。他更进一步说，这症结是一切邪孽的源头，也是“一切神经病的真正的核心”，这些都“似乎并不是不可能的”。朗克（Rank）在那时候正和弗氏密切合作，也利用他在文学方面的博识，指证在戏剧的诗歌里，俄狄浦斯症结是一个时常遇见的音乐家所谓的主旋律，其在形式上尽管有些出入，但底子里总是这症结在那里活动与导引。最后，到1913年，在《图腾与禁忌》（*Totem and Taboo*）一书里，弗氏终于把俄狄浦斯症结的概念扩展到一个很广泛的程度，认为它是原始道德的根苗，有了它，原始人才有罪孽的自觉，而这种自觉便是宗教与道德的源泉了。哲学家康德所称的无上命令（categorical imperative）以及宇宙之间种种主宰的神物，也都可以溯源到它：本来只是生身的父母，终于变做了上帝、命运、造化等等主宰的东西。

精神分析派的学者把俄狄浦斯症结看做如此重要，把它认作人类文化中很大一部分的基础，固然有他们的说法，但他们根本没有想到这个特殊的症结，不和文化发生联系则已，

---

[1]　所谓“逆转”，指的是性恋情绪的对象，不是异性的人，而是同性的人，所以一般的同性恋现象，西文中很概括的叫作“逆转现象”（inversion），而这种人叫作“逆转者”（invert），详见下文第五章，尤其是第一与第二两节。这里所称的逆转，是男孩的性爱情绪不以母亲做对象，而以父亲做对象，女孩则不以父亲做对象，而以母亲做对象。

否则一定得和某一种特别的家族制度发生联系，而家族制度的形式根本上就不一而足。俄狄浦斯症结的先决条件是父权的家族制度。这在我们所最熟悉的欧洲各民族的历史里，固然是找得到的。但父权家族决不是一个古今中外普遍通行的一种家族制度，也何尝不是一个事实？家族的实质固然是生物的，但家族的形式却是被社会的影响陶铸而成。麦林诺夫斯基（Malinowski）在他那本《未开化社会中的性与性的抑制》（*Sex and Repression in Savage Society*）里对于这一层阐明得很清楚（同时我们不妨注意，麦氏在开头的时候，对精神分析派的理论是多少有些偏袒的）。弗氏等所认为足以陶铸文化的种种症结，事实上要有了文化才会发生，文化的种类既不一而足，症结的发生即不免各异其趣。若说“一个太初的渔猎的部落，早就具备着许多现成的心理上的偏见、冲突、怪僻，和目前欧洲中等阶级的家庭里所有的一样，然后再向原始的丛莽中各自乱窜”，我们也是无法承认的。每一种文化一定有它的特殊的心理上的症结，这种症结是这种文化所必有的副产品；文化的演展在前，症结的发生在后，因果是不能倒置的。

又有进者，俄狄浦斯症结有一个假定，就是一个人出生以后，很早就有一种天然的趋势，要在它近亲的身上，发生性爱的经验，但这种趋势又是相当的强烈，非有严刑峻法的抑制，无法制裁。这假定又是对的么？一切人类学的权威都认为亲属相奸或相恋的冲动的自由发展是和家庭制度的存在根本不相容的，此种自由发展的结果，不但家制不成事实，整个的文化就无从出现。

不过这种亲属相恋的趋势究属是不是天性的一部分，非发展不可，这些专家的意见便不一致了。人类婚姻史的权威韦斯特马克（Westermarck）起初认为人类对于亲属相奸，是有一个确切的厌恶的本能的；弗洛伊德则主张从婴儿时期起，人类便有强烈的亲属相奸的自然倾向。麦林诺夫斯基承认韦氏所说的厌恶心理的存在，但认为这心理不是天然的，而是文化所造成的，是“文化反应里的一个复杂的配合”。我自己的立场，多年以来，大体上可以说是这几家的一个折衷，就是：对于密切接触的人，一个人总有几分性的系恋，这种密切接触的人既往往是近亲，于是这种系恋的关系便叫做“亲属相恋”或“亲属相奸”了。汉密尔顿医师的研究里，发见男子中间，14%在童年时期曾有过亲属相恋的冲动；这种冲动并没有引起什么恐惧的感觉；男子中间，10%对他们的母亲偶然有过一阵性的感觉，28%对他们的姊或妹有过同样的感觉；7个女子对她们的父亲，5个女子对她们的兄弟，也复如此。这种感觉的事后追忆固然教他们有些难乎为情，但并不引起什么严重的良心上的责备。在寻常的形势下（例外的形势固然也总是有的），孩子对家中人也有些薄弱的性的系恋，但只要在家庭圈子以外，遇见了更可以留恋的新对象，这种原有的系恋也就被克服过去了。实际上我们到此所发见的，并不是一种反抗亲属相恋的本能，也不是什么天然憎恶的心理，而是性冲动已经像蜇后的昆虫，进一步活跃起来，从而需要一番进一步的刺激，于是家庭中司空见惯的对象便失去效力，而家庭以外的新对象取而代之。这样一个见解，韦斯特马克后来在他的修正版的《人类婚姻史》里也表示过很可以接受，至于克劳莱（Crawley）[1]和希普（Heape）则在此以前早就表示过同意。其实任何人对于性的生理学和求爱的心理学有了充分的了解以后，对于这一点是很容易认识的，我们不妨举一个富有代表性的例子：布雷东（Restif de la Bretonne）的自传《尼古拉先生》（*Monsieur Nicolas*），是性爱心理学上的一部大可宝贵的文献。我们在这本自传里读到一个4岁的男孩，成长得异常早，他和女孩结伴玩耍的时候，已经多少可以感受到性的刺激，他在被她们拥抱的时候，虽不免表示十分羞涩，但一种兴奋的感觉是很明确的。但一直等到11岁，他的冲动才趋于强烈，他甚至于还做过交合的尝试，到此，他的羞涩的态度就完全没有了，原来这一次的对象是一个从邻村来的素不相识的女孩。“素不相识”四个字便是他前后行为所以不同的一个关键了。假如大家把这一层认识清楚了，我以为许多不相干的学说便大可不必提出。所谓“对于亲属相恋的憎厌心理”，又何尝真有呢？不过在自然的状态下，性的系恋必须依靠比较强烈的刺激，而家庭环境中人，彼此朝夕相见，惯熟已久，纵有性的刺激，事实上不够强烈的程度，不足以引起反应，又何尝因为憎厌的心理，而根本不作反应或避免反应呢？我们知道，最强烈的亲属相恋的例子往往发生在从小就分开的兄妹之间，即此一端，便可以教我们爽然了。

---

[1] 见贝斯特曼（Besterman）所辑克氏遗著《神秘的玫瑰花》（*The Mystic Rose*）一书。

我从前提出过族外婚[1]有心理学的基础。对于这一点很多人都表示过反对的意见，不过我始终以为反对的人误会了我的意思，同时对于许多很有关系的事实，也没有充分地考虑到。有几位评论家过于注意文明社会和家畜的状态，以致误入歧途；有的没有理会到，所谓惯熟则生厌倦而不容易引起性刺激的观察，也并不是绝对的，惯熟而不生厌倦，照样可以发生性的刺激，也是可以有的事，甚至于此种刺激反而来得特别强烈。但有的评论也是对的，有几位说，亲属为婚，一则不见得会产生最优良的子女，[2]再则也许不容易维持家庭生活的和谐，因此，族外婚就逐渐通行起来，终于成为社会进化的一个很重要的因素。我说这一类的观察是对的，因为亲属相奸的禁忌也许真是这样成立的，而其所以能维持于不败的缘故，或许也就在此。不过这些观察并没有追溯到这问题的源头。亲属相奸的禁忌，其所以成立与所以维持，固然一部分由于社会的原因，但族内婚的禁忌究竟从何而来，其最初的根源如何，一经发生，社会的势力又有什么凭借，而可以叫它成立，叫它历久而不替；要答复这些问题，就不能不回到我的心理的说法了。要不是因为这种有如上文所已叙述的心理的倾向，亲属相奸的禁忌就根本无从发生，发生了也无法维

[1]　族外婚，西文叫 exogamy。大多数的民族，婚姻择偶，必取之于部落或氏族之外，所以叫族外婚。以前中国人同姓不婚，就是一例。

[2]　中国以前也有同姓为婚“其生不蕃”的说法。但近年来的遗传学识证明此点也不尽然，详见译者所著《中国之家庭问题》中“婚姻之血缘远近”一章，商务印书馆出版。

持。要知社会制度的起源决不会不自然的；它们总得有一个自然的基础；这种心理的倾向便是自然的一种倾向了。不仅如此，在原始生活里，人类有一种很天真的愿望，想帮造化的忙，怎样帮法呢？就是在自然与寻常的东西之上，特地加上些风教与法律的无上命令，叫它们越发显得神圣不可侵犯。这一点，克劳莱也曾指出过。亲属相奸的所以终于成为一个禁忌，而族外婚的所以成为一个制度，这也是原因的一部分了。

到了今日，我们对俄狄浦斯症结和它所引起的好像很凶险的反响，不妨心平气和地再回头看一看了。我们只需把所有的事实直接地观察一道，单纯地观察一道，既不想把它们装点起来，以耸动人家的视听，也不想把它们补缀起来，成为一套无所不包的学说，那我们所发见的不过是一个很自然的现象，就是，男孩对他的母亲（或反过来，女孩对她的父亲）有一些系恋的情绪，而对于凡属可以分他母亲的心，使她减少对于他的关注的人或事物，他更有一番嫉妒的情绪。嫉妒原是一个十分自然的原始的情绪。一只狗，看见有别的狗好像要抢它的骨头的时候，自然会呼呼地叫；一只猫遇到别的不相干的猫想染指它的饭碗的时候，也自然会有不甘心的表示。就是我们自己中间，许多人都记得，或者有大人提醒过，他们在孩提的时候，对于一个小弟弟或小妹妹的出世，起初也表示过痛心的不愿意，而这些人都是神经上很健全的人。不过我们也记得，过不了很久，我们对于这种人事上的变迁，也就完全接受下来，不但接受，并且还肯出力，来帮同照管新出世的弟妹，并且以能参加这种照管的工作为荣。至于童年时期对于父亲的仇视，在正常的状态下，是始终很难发生的。其所以然的缘故也是不难了解的。新生的小弟妹确乎是一个新的人事上的变迁；父亲却是打头就在那里的；环境既没有什么新的变化，它对父亲的态度也就无须更动；家庭中有一个父亲，对它是一件当然的事。

但我们也看到对于先天神经脆弱的儿童，情形便不这样乐观；假如做父母的人管教得不得当，不失诸溺爱，便失诸放任，又或失诸过于严厉，那情形就更坏了。不良的遗传与不良的环境里应外合的结果，确乎可以使儿童情绪的发展走上变态以至于病态的路。到此，我们便不免发见精神分析派所缕述的那一大串心理的表现了。这一大串的表现确乎是可能的，凡是关心儿童生活的人一定得密切地注意着，同时，我们也得有充分的准备，使这种可能一旦成为事实的时候，我们可以大胆地加以分析、诊断而设法解决。心理学的路是一条崎岖的路，非大胆的人走不来，但同时我们不要忘记，这种变态与病态的例子尽有，我们却也无须根据一两个例子或好几个例子，去说许多概括的话。假如我们先有了一番成见，一个概括的学说，然后再找例子或遇到了例子，不管例子的真相如何，硬把这学说套上去，那是最危险的，那就永远得不到真正合理的结论了。

上文所论的一点，现在已经有很多人渐渐能够了解，甚至于精神分析派的人也已经慢慢地承认，例如上文提到过的朗克。俄狄浦斯症结的所以能成为一个概念，当初未始不是因为朗克的一部分的努力。但二十年后，在他那册很能使人发挥新义的《现代教育》（*Modern Education*）里，他却说：“俄狄浦斯症结，希腊神话中虽言之凿凿，而弗洛伊德当初虽也笃信它的存在，我们在实际的生活里，所见到的却并不真切。”又说，到了今日，就是精神分析派的学者想维持这个概念，也觉得并不十分容易。在别处朗克又说，著称了好久的所谓“母恋症结”（即俄狄浦斯症结，不过单就比较更显著的男童恋母的一方面而言），与其说真是儿童对于母亲的一种精神上的固结不解（fixation），毋宁说不过是一种符号，所以暗示当代教育里一个很普遍的信仰。什么信仰呢？就是对于母亲的影响之大的信仰。当代思潮中既有此笃信，母恋症结一类的学说，便应运而生了。

上文也提到过阉割症结。依精神分析派的见解，阉割症结是和俄狄浦斯症结有联带关系的，弗洛伊德认为它是童年时期在性的方面受过恐吓的一个反应，而这种目的在限制儿童活动的恐吓，推溯起来，势必推到做父亲的身上，这样，岂不是就和俄狄浦斯症结发生了联系？这种恐吓是有的，做母亲或保姆的人，看见小孩子玩弄他的阳具，有时候闹着玩的吓他，说要把阳具割掉，小孩子也许以为是真的，要是他在事前已经发见他的姐姐或妹妹是没有阳具的，而以为她们大概就是被割的人，这种恐吓就更有力量了；同时在女孩方面，有时候也觉得没有像她哥哥、弟弟所有的阳具是一件缺憾。[1]不过若说这种感想很普遍，很有力，凡属寻常的儿童都有，那我怕是言过其

[1] 西洋有一个当笑话讲的故事：一个男孩子在马路的人行道上溲溺，一个道貌岸然的牧师走过，申斥他说，下回再如此，便要割掉他的阳具；过了一时，小孩在人行道上走，遇见一个女孩子蹲着溲溺，他就走过去，一面照样警诫她，一面蹲下去瞧，忽然跳起来，说，啊哈，原来早已割掉了！

实的。弗洛伊德在1923年发表的文稿里，一面肯定地说此种症结的“无往而不在”，一面却也承认恐吓之说有些不容易成立，因为小孩子未必人人受过这种恐吓，因此，他不得不另行假定，说，这是儿童自己创制出来的一个迷信，以为玩弄的结果是阉割。不过弗氏的意见是不很固定的，他在1928年，又说“没有一个男子能免于阉割的威胁所引起的精神上的震撼”。弗氏认为这种震撼所造成的症结不但是神经病的一个重要的成因，而且对于健全的儿童，也多少可以引起人格上的变化。平心而论，阉割症结对于神经脆弱的人自有其强烈的影响，自是无可置疑。有一部分智慧很高而神经脆弱的人，追溯到他们童年发育的时候，也确乎提到这一层；他们在愚蠢的保姆或奶妈手里，的确受到过阉割的威胁，而这种威胁对于他们心理的发育，也的确有过一番不良的影响。

在这一性发育的阶段里，最彰明较著而引人注意的一个表现是“手淫”。手淫是一个很老的名词，西文中的masturabation一词也是由来甚远。说到这个表现，我们便可以很方便也很合法地说到一个性字。手淫好像确乎是一个性的现象。但我们还需小心，因为当其初期，从事于手淫的儿童也许目的只在寻觅一些身体所能给他的一般的快感，而未必是性的快感，而寻求一般的快感也是我们天性中应有的事。我们说也许、说未必，因为就一部分的儿童而言，手淫的起源确和性的目的没有关系。不过，话得说回来，手淫的现象既不限于童年时期，并且往往和最成熟的性的观念有联带关系，我们要在这里划一条性与非性的界线，不免要受吹毛求疵的讥诮。

从名词的字面上看，不论男女，凡是用手来刺激性的部分的行为，叫做手淫。其实，这名词的含义比字面所能表示的要广，任何用磨擦的方法以获取性器官的快感的活动都属于手淫的范围。同时，就普通的情形而言，手总是用得最多与也最自然的一个工具，除非那个人在心理上有不能用手的抑制或身体有不能用手的障碍。不过其他的方法还多：对于男童，各式的竞技、户外的运动、体格锻炼的各种练习甚至于衣服的压力与摩擦，尤其是在一般的情绪十分兴奋的时候，也足以叫阳具勃起，甚至于引起性欲的亢进，而这种突如其来的表现，在初次经验到的儿童，不免觉得诧异，甚至于惊惶失措。有时候，一般的紧张或恐怖的状态，或严重的悲欢景象的目睹，也可以产生同样的结果。再如悲欢场合的身临其境，例如，鞭笞的身受，也复如此。历史上最著名的一例便是卢梭的经验了：卢梭幼年曾受过保姆的鞭笞，这一度的责罚与责罚的形式在他锐敏的神经组织上是有一番不可磨灭的影响的，详见他的《忏悔录》。[1]对于女童，手固然也是最普通的工具，但比起男孩来，更非必要，性的部分的任何偶然的接触，即在童年的初期，已足以引起相当的快感；有的女子在追忆她的性发育的时候，也往往能想起这一点。稍长以后，这种碰触和磨擦便会从偶然的变做故意的，幼女会当着别人的面，在椅子角上或柜子边上磨擦；到了少女时期，这种行为也许会成为习惯。在饭馆里，有人观察到过，有少女搭角的坐着，抵住了桌子的腿，而觅取

[1] 卢梭的自传*Confessions*，近人张竞生氏有译本，名《忏悔录》，中华书局出版。

她的快感。有时候她们并且可以完全不用别的东西帮忙，只需将大腿来回磨擦，甚至于将大腿夹紧，便可以引起性欲亢进；假如当时性的情绪早经唤起，则亢进程度的到达，当然更见容易。女孩又和男孩一样，刺激的景象的目击，或冶艳的意境的流连，也可以招致同样的结果，这种情形便和通常在恋爱状态中的两个男女所可经验到的没有很大的区别了。

对于男童，假定在幼年时不曾有过什么自动的性的冲动和反应，也不曾有过同伴的诱导，他的第一次的性欲亢进大抵不到春机发陈的年龄不会发生，并且发生的时候大抵在睡眠之中。发生时有的有梦，有的无梦；但无论有梦无梦，有时会引起一番忧虑或羞耻的感觉；一定要过了几年之后，他才明白，只要他体格健全，操守贞定，这是成年生活中必有的一个陪衬的现象，无所用其惊异的。（同122页注[3]）但对于女童，这种现象就可有可无了。据我所知，女童的初度性兴奋，无论到达亢进的程度与否，是很难得在睡梦中发生的。我以前屡次指出过这一点，但至今怀疑的人很多，他们总以为男女的情形是差不多的。我以为这种怀疑还是因为认识不够。男童睡梦中遇到性的兴奋时便会自然而然地惊醒，但在女童，必须自己特别努力，或别人从旁惊觉，才会醒来；但第一次以后，她时常会经验到最活泼生动的关于性恋的梦；第一次与第二次之间也许相隔的时间很远，即第二次也许发生在已经成年之后，但活泼生动的程度却是一样的。这也许是男女之间一个很有趣的心理上的性的区别，表示男子方面性的动态较大，而女子方面性的静态较大，但这并不是说男子的性能强，而女子的性能弱，或女子的性的需要不及男子，也许正因为女子的静态比较显著，所以她时常表现忧郁（歇斯底里）与其他神经上的症候，这一类的症候也许就是潜在的性能的一些变相的表示，也未可知。

美国罗比医师的研究，发见大量的男女中间，几乎每一个的生平里，多少总有过手淫或其他所谓自动恋（见下一节）的活动，其中发展得早些的往往在8岁以前就有了。罗氏的观察虽广大，但有时是不大准确的。另一位美国人，戴维斯女医师，曾经特别研究过这一点。（同123页注[1]）她发见1000个22岁以上的美国女大学生中间，60%对于手淫的经验都有一些确切的追叙。戴氏对于这个问题的探讨，可以说比任何别的作家来得彻底、来得细密。在未婚的大学女毕业生里，她发见43.6%在3岁到10岁之间，便已开始手淫的活动，20.2%在11岁与15岁之间，13.9%在16岁至22岁之间，而15.5%则在23岁到29岁之间；所称的岁数都是两头包括尽的，例如3岁与10岁之间，即3与10两个岁数也包括在内。将戴氏研究的结果，和别的作家就男子方面所得的数字参较着看，则得下表：

年岁	男子	女子
到满11岁为止	20.9%	49.1%
满11岁以上到满14岁为止	44.3%	14.6%
满14岁以上到满17岁为止	30.3%	6.2%
满17岁以上	4.5%	30.1%

这些结果是很有分量的，因为男女两组的人都相当的多，男的约500人，女的约900人。从这些数字里，我们又出乎意料之外地发见，女子中很早便开始手淫的人比男子为多，在一倍以上，到春机发陈期前后及成年期，则男子比女子开始多起来，但一到成人的阶段，则女子手淫的例子，又特别占起多数来；最后的这一点也许是我们可以料想得到的。[1]

美国汉密尔顿医师曾就有良好社会地位的已婚男女各100人，加以精密的研究。（同122页注[3]）他的发见是，男子的97%和女子的74%都曾经手淫过。汉氏的结果和多年前冒尔所得的比较更广泛的结论是相当符合的。冒氏的结论在他的《儿童的性生活》（1908）一书里早就发表过。这本书，我们在上文已经征引过，它是这方面最早而最渊博的书，就在今日，也还是最有见识的一本作品。不过冒氏在这本书里说，在德国，手淫的习惯并不像我们有时所料想的那样发达；我在这里不妨补充一句，在英法两国也是如此。罗、戴、汉三氏的资料只限于美国，美国的百分数似乎要比别处为高。

上文所叙的各种表现其实并不限于狭义而为一般人所了解的手淫现象，事实上狭义的手淫本来不成其为性表现的单独的一类，它属于所谓自动恋的行为，而和其他的自动恋行为又没有什么清楚的界限可以划分。

我们把种种表现综合了看，我们就会很容易明白，为什么，

[1] 霭氏说这一点是我们料想得到的，大概有两层意思：一是就已往一般的情形说，女子到此年龄，便比较深居简出；二是近代婚姻多不及时，而女子为愈甚。这两种的情形都有利于手淫的发生。

就大体而言，我们决不能不适当地把淫僻邪孽一类的词加在它们上面。我们应知性冲动一经开始活跃，而当其时又还不能有什么体外的对象，这些表现便是极自然的结果了，人类以下的动物，在同样的状态下，也会有同样的结果。人类的青年，在成人以前有这些表现，可以说是和其他动物一样的自然；就在成年以后，假使一个人遇到强烈的性的驱策，而一时寻觅正常的对象之举，又为本人所不愿，或环境上根本不方便，以至不得不有这一类的表现，也没有什么不自然。固然，话得说到家，假如当事人，能根据其他更见得高尚的考虑，而克制其性的行动，便无须采取这一类的表现，这种理智的考虑与自我的制裁也是同样并不违反自然的。

文化程度不同的民族社会，对于童年与青年期的性现象的态度是很不一样的，假如我们把这种不同的态度比较一下，我们不难取得更进一步的了解。我们目前所讨论的既然是一个极原始极基本的冲动，而我们所处的又是一个思想庞杂、标准凌乱而习尚朝夕变化的时代，冲动的古老如彼，而环境的飘忽如此，我们又怎能很轻易地下一个“自然”或不自然而“邪僻”的判断呢？并且我们这时代只是我们的时代，我们似乎没有权力替已往与未来的时代说话，西方的社会只是西方的社会，也没有权力替别的社会说话，又何况西方社会所有的性的观念原来就染上了许多很不相干的色彩呢？

我们举一个例罢。我们举一个在文化的传统上和我们决不相干的民族，就是大洋洲以北新几内亚（New Guinea）岛上的特罗布里恩德人（Trobrianders）。人类学者对这个民族做过一番很谨严的科学的记载，例如麦林诺夫斯基的《未开化人的性生活》（*Sexual Life of Savages*）。[1]在特罗布里恩德人的各个岛屿上，儿童所享受的自由与独立的生活是宽大的，宽大到包括性现象在内的程度。大人们在性的题目上，是没有隐讳的，父母性交，儿女不妨看见，大人谈性的事情，小孩也不妨与闻，其间可以说毫无禁忌，不是大人不能禁，而是不想禁。不过大人对于有此种闻见而自身不去依样学习的儿童，也能特别地看重，认为是操行良善的好孩子。结队出去打鱼的时节，女童们总是跟了父亲同去，一到水滨，男子大都把胯下掩盖阳部的叶子解除，所以男体的形态对于这民族的女童或少女，决不会成为一件神秘不测的东西。男女孩子很早就从年龄较大的孩子那里得到一些性的知识，很早也就能参加各式性的游戏，这种游戏一方面也多少可以给他们一些性知识，一方面更让他们可以满足一些自然的好奇心理，甚至于取得少量的快感；游戏的玩物，不用说，就是双方的性器官，而游戏的工具最普通的是手和口了。女孩大概到了四五岁便参与这种性的游戏，而真正的性生活也许在6岁与8岁之间便开始了；男孩性生活的开始比较迟，总要到10岁与12岁之间。寻常在村子中心的空场上，男女孩子环立合玩的游戏往往有浓厚的性的色彩。大人

[1]　麦氏这本书整个的题目是《西北美拉尼西亚未开化人的性生活》。替他做序的不是别人，就是霭理士自己。霭氏在序文中推扬备至，认为是“一本典范的书，其价值将与年俱进”。“七七事变”后，译者仓皇南下，不及携带片纸只字，至天津购得此书，自此转辗七八日，始抵长沙，长途跋涉，只有这本书做良伴，所以对于它的印象特别深刻。

们认为这种游戏是很自然的，而无须乎加以斥责或从旁干涉。他们也不发生什么不健全的结果，甚至于连私生子的问题都没有，至于何以会没有，至今是一个谜。此种岛民的性的表现无疑是很质朴的，但他们借助于一种颇具诗意的本能来掩饰这种质朴；麦氏也说过："他们在游戏之中的确表示出，对于新奇与浪漫的事物有很强的领略与鉴赏的力量。"

性的态度不但因地域的不同与文化程度的不齐而有歧异，就在同一地域与文化程度和族类属性很相近的民族里，我们也可以找到差别。米德女士（Margaret Mead）在《长大在新几内亚中》（*Growing up in New Guinea*）一书里，叙述到新几内亚以北阿德玛罗提群岛上的麻奴斯人（Manus）是很讲究禁欲主义的。在这种岛民的心目中，性遭人憎恶，而粪便之类的排泄物是惹厌的。因此，对于性的活动与排泄的行为，总是多方的抑制与避免，到不能抑制与避免时，也总尽量设法隐讳掩饰。对于儿童，在体格方面固然能尽心教育，但在其他方面却完全任其自然，不闻不问；但儿童的性的表现，包括手淫在内，却极难得遇见。大概是因为时常在大人面前而很少有索然离群的机会的缘故。性能薄弱冷淡的例子似乎很多，已婚的女子大都不承认婚姻生活有什么快乐，并且多方设法避免交合，男女之间也很少浪漫的情爱的表示，至少在外表上一点也看不出来。

米德女士在另一本著作《发育成年在萨摩亚》（*Coming of Age in Samoa*）[1]里，又描写到另一个民族。以前，这个民

[1] 此书已有中译本，译者为李安宅氏，归商务印书馆出版。

族和上面两个一样，也是和西洋的传统文化风马牛不相及的。不过到了近代，因为西洋文化的输入，其原有的文化已呈分崩离析的现象，而一种夹杂拼凑的新文化已经很快地应运而生。同时，夹杂拼凑之中，倒也不乏以其原有文化为根基而自然发展的痕迹，萨摩亚原有的文化里对于性现象本有种种的禁忌与约束，到了现在这种禁忌与约束已经减少到最低限度，并且对于民族的生活似乎已经发生良好的影响。男女孩子彼此回避的倾向是有的，但并不因为外界有什么特殊的禁令，而是基于天性的自然及风俗的惯例，因此，这种倾向并不成为性发育的一个障碍。同时，因为一般掩饰隐讳的风气并不存在，男女孩子对于人生的基本事实，如生育、死亡、性别、性交等，很早就取得相当的认识。男女从童年时起，便各有其个人的性的生活；女童从六七岁起，便几乎谁都会手淫，不过多少总带几分秘密的性质；男童也是如此，但男童的团体生活比较发达，因以这种性的表现也就往往采取集体的方式，男童中间，同性恋也比较普通，大概也就因为这个缘故。在少女或共同工作的女子中间，同性的偶然结合也不稀奇，并且在一般人的心目中，这种结合是“很有趣很自然的一种消遣，略略添上一些猥亵的色彩，也是无伤大雅的”。这种在别的文化里认为“邪孽”或“恶道”的行为，在萨摩亚是既无须禁止，也不会有制度化或风尚化的危险，它们的存在无非表示在一般人的认识里，正常两字是包括得很广的。一般人的见解，一方面虽认为性的题目不必多说，不必细说，说则有伤雅驯，但也并不以为根本说不得，或说了就不免堕入恶道。米德女士认为萨摩亚人因为有这种风气，所以无形之中“把一切神经病的可能性都给扫除净尽”。在他们中间，神经性的症候是找不到的，男女双方的性能都是相当的健全，女的无阴冷，[1]男的无阳痿，离婚比较容易。因此，不相好不相得的婚姻也比较少（并且犯奸也不一定是离婚的一个条件），而做妻子的因为经济能够独立，所以在地位上也就不下于丈夫。

我们如今反观西洋的传统文化，亦即近代文化的源泉，在这方面，又取一个什么态度。西洋在最早的时候，就记载所及，对于这一类的性的表现，并没有很显明的认作可以诟病的东西；间或有一些鄙薄的看法，也是极偶然的。在希腊的文学里，我们甚至于可以发见手淫的举动和神话都发生过关系；到了史期以内，犬儒学派一批很受人称颂的哲学家对于独处斗室时所能有的满足性欲的方法，说过一些认为是有利的话，并且还不惜夸大其词地说。在罗马，一般人对于这一类的事，似乎根本不大理会，任其自然；甚至于在基督教的教会里，最初的一千年中，对于这种自动的离群索居的性表现，也几乎完全不加存问，这也许因为当时荒淫无度的事正多，教会尽其全力来应付这些，还觉力有未逮，对于手淫一类的小问题，自不遑顾到了。一直要到宗教改革的时代，道学家和医师才关心到这个问题并为之坐立不安；起初也还只限于新教的几个国家，但不久就很快地传播到法国和其他信奉天主教的国家；到了十八世纪，手淫的危害与如何防止就成为

[1] 男子性能薄弱的一种是阳痿，西文称impotence，在女子方面相当的现象西文叫frigidity，中文似乎没有合适的现成名词，今酌译为“阴冷”。

一个一般的问题，同时，各地方的庸医也就借此机会敛钱，一面把许多不相干的病症都归罪到所谓“自淫”（self-abuse）的身上，一面又提出许多更不相干的药方来。[1]甚至到了十九世纪末年，即在三四十年前，一部分很正经的医师也往往不问根由地认为手淫是可以招致严重后果的。[2]

不过十九世纪中叶以后，风气是渐渐变了。达尔文生物进化论的浸润终于到达了医学界，于是童年与青年时期所发生的所谓“邪孽”的行为才开始有了真正的了解，而“邪孽”的看法也就开始根本动摇。一方面，在1870年前后，克拉夫特-埃平领导的关于性的科学研究既证明所谓邪孽的行为是童年很普通的一种现象，而另一方面，进化的概念又告诉我们，我们决不能把壮年人的老成的标准，来任意适用到未成熟的儿童身上，也不能把后一个时期里所认为不自然的事物在前一个时期也当做同样的不自然。

---

[1] 中国都会里的各“大药房”都懂得借这题目来推广营业和为青年“服务”。甚至于“遗精”也成为上好的题目。许多“专割包皮”的大医士也在这题目上做了不少的文章。

[2] 不要说三四十年前，就在一二十年前，甚或即在今日，一部分的西医、宗教家以及教育家还有这种不问根由的见解。最不幸的是一部分宗教家，因为切心于劝青年入教，往往用这个题目来开谈判，不说手淫的习惯是一桩罪孽，便说它是百病之源，包括瞎眼、耳聋、疯狂、肺结核等等在内。就罪孽说，便应忏悔；就病源说，便应立志戒绝；而无论忏悔或立志，都需要上帝的力量；这样，不就很自然地过渡到宗教的题目上了吗？佛教有“当头棒喝”的说法，这就是一部分基督教传教士的当头棒喝了！译者在二十年前，便遇到过这样一位会使当头棒的传教士，所幸罪孽不深，没有被他喝倒。后来听说这位传教士归国去了，并且改了行业，现在某大学担任教育学讲席，很有成绩；将想起来，他回想当年善使当头棒的教育方法，自己也不免哑然失笑。

对于这个新发展有贡献的自不止一人，除克拉夫特-埃平而外，在意大利有一位先驱叫范托利（Silvio Venturi）。他是一个精神病学者，而属于当时医学家所称的实证学派（Positivist School）。这学派的宗旨就在用新的生物学与社会学的概念来充实医学的内容。范氏那本很周密的著作《性心理的退化现象》（*Le Degenerazioni Psicosuali*），是在1892年问世的，所谓退化现象[1]指的就是变态与病态现象；此种现象有直接见于个人生活的，也有间接见于社会生活的，范氏都能原原本本地加以叙述。同时，范氏又提出许多概念，对于后来作研究的人往往很有启发与提纲挈领的价值。范氏把性发育看做一个很慢的过程，并且认为不到春机发陈的年龄，"性"的称呼是不大适用的。这种发育的过程又是许多不同的因素所凑合而成的，每一个因素自出生之初即各有其发展的过程（例如，婴儿期的阳具勃起便是因素之一，又如，嘴唇的发欲力是由幼年一般的触觉习练出来的）；到了春机发陈期以后，这些和别的因素方始集合而成一个新的现象，那现象才配叫做性的现象，这现象范氏喜欢叫做爱欲现象（amore）。他觉得与其叫做"性"，不如叫做"爱欲"，因为它更能把现象的心理的成分传达出来。手淫或自恋（范氏作品中喜欢用自恋这个名词，西文是 onanism），[2]

---

[1] 十九世纪末年，西方的学者都喜欢用"退化现象"（degeneration, degeneracy）的名词来描写生理与心理上的种种变态与病态。这显而易见是进化论发达后的一个结果，尤其是误解了进化论的结果，误以"进化"为"有进无退"，则许多不正常与不健全的状态势非解释做退化的现象不可。二十世纪开始以来，学者对进化论有更进一步的了解以后，这名词就不很流行了。

[2] 参看下文180页注[2]。

在范氏来看，是“年长后所称为恋爱的根苗”。自恋的种子在婴儿期便已存在，到童年而逐渐呈露，起初只不过是一种身体上的快感，并没有性恋的意象做陪衬，它的目的也只在满足当时还莫名其妙且还是模糊印象的一种生理上的要求，这种要求固然是有它的性的基础，但在儿童的意识里，它和一般搔痒的要求相仿佛，所不同的是，一样需要搔，这里的搔不免受人干涉禁止，但也正唯其有人干涉禁止，这种搔便越发见得有趣而按耐不住罢了。但到了后来，这种自恋的动作，因为心理因素的加入和真正性恋刺激的纷至沓来，便会越来越复杂，终于慢慢地成为和性交合相仿佛的一种行为，所不同的是，交合的伴当不是实质的，而是幻觉的罢了。由此再进一步，便不知不觉地成为成年的性爱了。到此，自恋的过程就算摆脱了；但也有不能摆脱的，或不能摆脱净尽而成中途留滞状态的，那就得看个别的情形了。不过因发育中止而完全不能摆脱的是很难得的，所不能摆脱的只是一部分的成分，例如物恋[1]的倾向。范式（范氏这方面的意见多少是师承犯罪心理学家朗勃罗梭，和今日的见解相符的）认为这种滞留的成分，假如发展过分，以至于取正常的性的目的而代之，那就成为“邪孽”的行为了。这意见也是和后来弗洛伊德的很相像，弗氏认为“邪孽的性现象不是别的，就是幼稚的性现象”；那就等于说，在儿童是一种正常的现象，一到成年，也许成为反常的现象。总之，范氏的结论是很对的，儿童的手淫决不是教师与道学家所认为的一种恶癖或罪孽，而是一个“自然的过路，遵此过路，一个孩子可以进入充满着热情与泛爱的青年

[1] 详见下文第四章第四节。

时期，而终于到达能实践庄严与刚果的婚姻之爱的成年时期”。

第二节　自动恋[1]

我们的讨论不涉及童年的性现象则已，否则就在最幼稚的几年里，我们所遇见的种种表现，就已经可以用“自动恋”（autoerotism）的名词来概括。这名词是我在1898年创制的，儿童独处的时候所自然涌现的性活动都可以叫做自动恋，而睡眠中的性的兴奋可以说是此种性恋的范式。三四十年来，这名词已经到处通用；不过别人用的时候，不一定采取我原来的意思，有时他们只用它来指以本人做对象的一切性活动。这未免把它的用途过于限制了，并且事实上也是和自动的意义不合。我们说一个动作是自动的，主要是说这动作是由本身发出，而不假手于直接的外力的刺激，并不是说它对本身一定有什么影响；再简而言之，自动也者，是“由”自身动，而不一定是“向”自身动。假如凡属“向”自身动的性恋才叫做自动恋，那么我们就没有别的名词来概括一切“由”自身动的性恋了。要知道由自身动的性行为范围较大，它可以包括向自身动的性行为。我们目前需要的是一个更概括的名词。

所以，依我的见地，一切不由旁人刺激而自发的性情绪的现象都可以叫做自动恋，广义的自动恋也可以包括一切性冲动经抑制或

[1]　本节内容大部分根据霭氏以前做的更详细的《自动恋》一文，见《研究录》第一辑。

禁锢后的变相的表现，这种表现有病态的（歇斯底里症的一部分表现或许就是），也有常态的，例如艺术与诗文的表现，但其为抑制的结果则一，而其足以影响一个人一生的做人的格调也是一样的。

狄更生（Dickinson）[1]说，最广义的自动恋包括一切自我表现里所含蓄的自我恋爱，自动恋的人初不限于性生活有什么变态或病态的人，而也包括科学家、探险家、运动家与爬高山登绝顶的人在内。

我们这样了解自动恋，可知自动恋决不是“异性恋”，即一个异性的爱人所引起的性恋；也决不是“同性恋”，也决不是各式各样的“物恋”。异性恋是最正常的，同性恋是走上了岔路的，而物恋则是把性恋的重心不复寄托于人，而寄托于物，人是主，物是宾，物恋是一种喧宾夺主，或香火赶出和尚的现象。不过，把这些搁过一边以后，自动恋自有的领域还是很广，它包括性恋现象的种类还是很多，特别是：（一）性爱的白日梦；（二）性爱的睡梦；（三）影恋，[2]包括由顾影自怜或自我冥想引起的性爱的情绪；与（四）手淫。最后一类所包括的不止是狭义的用手的自淫，而是一切的自淫或自恋的现

---

[1] 狄更生是一位著名的妇科专家，著有《一千件婚姻的研究》一书，是专从狭义的性生活方面来视察婚姻的得失的。霭氏在下文引它的地方还多。

[2] 霭氏自注：弗洛伊德的门生中间，有主张把自动恋的名词专适用于影恋一类现象的（弗氏自己不作此种主张），我以为这是不合理的。在一切自动恋的活动里，一个人只是在自我刺激或自我兴奋之中觅取快感，而无须乎第二人在场供给什么刺激，同时他的性冲动所向的对象也不一定是他自己。译者按：自动恋的自动应作“由自身动”解，而不作“向自身动”解，已详本节正文。弗氏这部分的门生始终作“向自身动”解，以为惟有影恋的时候，一个人才十足把自身当做低徊讽诵而不胜其欣慕的对象。霭氏既不以此种解释为然，所以以为不合理了。

象，就工具与方法论，固不限于手，就对象论，也不限于生殖器官，而兼及各个发欲带；其不用外物做工具，而完全用想象来唤起的意淫[1]现象也不妨认为是手淫的一种。

第三节　性爱的白日梦[2]

性爱的白日梦（也叫性幻想）是自动恋的很普通与很重要的一种，有时候也是手淫的第一步。白日梦的方式也不止一种，而其主要的方式可以叫做“连环故事”[3]的方式。美国威尔

---

[1]　凡直接由内心的想象所唤起而不由外缘的刺激激发的性恋现象，译者在这里叫做“意淫”。以前有人说《红楼梦》一书的大患，在导人意淫。清陈其元《庸闲斋笔记》（卷八）说：“淫书以《红楼梦》为最，盖描摹痴男女情性，其字面决不露一淫字，令人目想神游，而意为之移，所谓大盗不操戈矛也。”此段评语有何价值，是别一问题，但用作“意淫”的解释是再贴切没有的。不过读者得辨别，《红楼梦》一书所描摹的种种，始终属于“异性恋”的范围，而不属于“自动恋”的意淫的范围，若因其所描摹的始终为异性恋的积欲的阶段，而难得涉及解欲的阶段，因而文字比较蕴藉，“决不露一淫字”便以为这就叫“意淫”，那就错了。《红楼梦》所描摹的不是意淫，但可以在阅读的人身上间接唤起意淫，或供给不少意淫的资料，那是对的。不过这又是一切性爱的说部所共有的功用，初不限于《红楼梦》一种了。

[2]　霭氏尝专写一书，叫《梦的世界》，又有一篇论文，叫《女子富乐利》（*Florrie*，一个假名）的历史，现入《研究录》第七辑。读者如对于白日梦的问题有特别的兴趣，可以作进一步的参考。

[3]　连环故事，原文中是 continued story，中国儿童的读物里，连环故事占很重要的一部分。通商口岸的书贾，因印刷方便，借此发财的也大有人在。这种读物里的连环故事，和白日梦里的连环故事，显然有不少的关系；儿童本来自己要做连环故事的白日梦的，有了这种读物，这一番功夫也许是可以省却了。不过假如白日梦的现象与儿童想象力的发展不无关系的话，则此种刻板的读物，既出诸不学无术的书贾之手，怕只能有所丧之力，而不能收启发之功，也是可想而知的。

斯兰女子学院（Wellesley College）的利诺伊德女士（Mabel Learoyd）很早就研究过这一种的白日梦。所谓连环故事是一篇想象的小说似的东西，情节大抵因人而异。一个人对自己的连环故事总是特别的爱护，往往认为是神圣的精神资产的一部分，轻易决不公开，甚至于对交情极深的朋友，也难得泄露。连环故事是男女都有的，不过女童与少女中间比较多；有一个研究发见352个男女中间，女子有连环故事的占全数女子的47%，而男子则只占17%。故事的开端总是书本里看到的或本人经验里遇到的一件偶然的事，而大抵以本人遇到的为多；从此逐渐推演，终于扯成一篇永久必须“且听下回分解”的故事，而要紧的是故事中的主角100个里有99个是本人自己。故事的发展与闲静的生活特别有关系，就枕以后，入睡以前，对于编排连环故事的人是最神圣的一段光阴，绝对不容别人打搅。特里奇（G. E. Partridge）对于伴同白日梦所发生的生理上的变化，做过一番有趣的观察与叙述，特别注意到师范学校里从16岁到22岁的女学生。[1]毕克（Pick）的观察则限于一部分多少有些病态的男子，他们的白日梦也大抵有些性爱的基础，所谓病态指的是近乎歇斯底里的一路。史密斯（Theodate Smith）[2]研究过差不多1500个例子（其中三分之二以上是少女或成年的女子），他发见有连环故事的人并不多，只占1%。健康的男童，在15岁以前，所做的白

[1] 详帕氏所著《白日梦》（*Reverie*）一文，载在1898年4月号的《教育学研究刊》（*Pedagogical Seminary*）。

[2] 史密斯尝著《白日梦的心理学》一文，见《美国心理学家杂志》，1904年10月号。

日梦里，体育的运动和冒险的工作要占重要的一部分；而女童的白日梦则往往和本人所特别爱读的小说发生联系，就是，把自己当做小说中的女主角，而自度其一种想象的悲欢离合的生涯。[1]过了17岁，在男女白日梦里，恋爱和婚姻便是常见的题目了；女子在这方面的发展比男子略早，有时候不到17岁。白日梦的婉转的情节和性爱的成分，虽不容易考察，但它在青年男女生活里，是一个很普通的现象，尤其是在少女的生活里，是无可怀疑的。每一个青年总有他或她的特别的梦境，并且不断地在那里变化发展。不过除了想象力特别丰富的人以外，这种变化与发展的范围是有限的。就大体说，白日梦的梦境往往建筑在有趣的个人的经验上面，而其发展也始终以此种经验做依据。梦境之中，有时也可以有一些变态或所谓“邪孽”的成

---

[1]　以前中国的所谓闺秀，稍稍知书识字的，都欢喜看弹词或其他文体简易的言情小说，其情节大抵不出“公子落难，花园赠别，私订终身，金榜成名，荣归团圆”等等，虽千篇一律，而她们可以百读不厌，其故就在她们在精神上把自己当做小说中的女主角，把女主角的经验当做自己的经验。其文学程度较深的又都欢喜看《红楼梦》一类的说部，历来多愁善病的女子以林黛玉自居的恐怕是大有其人在。清陈其元《庸闲斋笔记》（卷八）有“《红楼梦》之贻祸”一则（160页注[1]中论意淫时，已征引数语）说：“余弱冠时，读书杭州。闻有某贾人女，明艳工诗，以酷嗜《红楼梦》，致成瘵疾，当绵惙时，父母以是书贻祸，取投之火；女在床，乃大哭曰，‘奈何烧杀我宝玉！’遂死。杭人传以为笑。”这例子真是太好了。笔记一类的文献，虽失诸拉杂凌乱，有时候却也值得一读，就因为在有心的读者可以沙里淘金，发见这一类的记载。这位杭州女子以林黛玉自任，而居之不疑，是再显明没有的了。所云瘵疾，就是近人所称的痨症，从前的闺秀死于这种痨症的很多，名为痨症，其实不是痨症，或不止是痨症，其间往往有因抑制而发生的性心理的变态或病态，不过当时的人不了解罢了。说详译者旧作《冯小青》一书的附录二。

分，但在实际生活里，做梦的人也许是很正常的。白日梦也和性的贞操有相当的关系，大抵守身如玉的青年，容易有白日梦。[1]就最普通的情形而言，梦境总是梦境，做梦的人也明知其

---

[1] 寻常在结婚以前守身如玉的青年容易做白日梦，在有宗教信仰而力行禁欲主义的青年更容易有这种梦境，是可想而知的，举一个富有代表性的例子于此。清青城子《志异续篇》说："魏悟真，羽士也，云游至四川，得遇于武侯祠；年五十余，甚闲静；每就问，辄名言霏霏，入耳不烦。自言二十岁，即托身于白云观。观颇宏敞，东为士女游览之所，有莲花池、太湖石、栖仙洞、钓鱼台、迎风亭诸胜；西为荒园，古槐数百株，参天蔽日，一望无际，园门恒扃，云中有狐鬼，犯即作祟。时正习静功，爱其园之幽洁，人迹不到，遂无所顾忌，日常启门，独坐槐下，吐故纳新，了无他异，亦以传闻不经置之。一日，正在瞑目静坐，忽闻对面槐树下，飕飕有声，觇之，见根下有白气一缕，盘旋而上，高与树齐，结为白云，氤氲一团，如堆新絮，迎风荡漾，愈结愈厚，渐成五色。倏有二八佳人，端立于上，腰以下为云气所蔽，其腰以上，则确然在目，艳丽无匹。徐乃作回风之舞，如履平地，婉转袅娜，百媚横生，两袖惹云，不粘不脱。正凝视间，女忽以袖相招；己身不觉如磁引寻针，即欲离地；数招则冉冉腾空而起，去女身咫尺矣。因猛省，此必狐鬼也，习静人宜耳无外闻，目无外见，何致注目于此。当即按纳其心，不令外出；云与女即不见，而己身故犹在坐也。余曰：'此殆象从心生欤？'羽士曰：'然。'"这是一个很清楚的白日梦的梦境。魏悟真时年20岁，正是做白日梦的年龄。他当时正在学道，习静，力行禁欲主义，更是一个适宜于产生白日梦的排场。（按：魏羽士所习的道教，显然是长春真人邱处机一派，是讲独身主义的）全部梦境的性爱的意义，是一望而知的，而腰上腰下的一点分别，表示虽在梦境之中，抑制的力量还是相当的大，未能摆脱。一到最后的猛省，抑制的力量终于完全战胜了。青城子"象从心生"一问中的"象"字，假如与"境"字联缀起来，而成"象境"一词，也许可以作"白日梦"的另外一个译名；确当与否，愿质诸国内心理学的专家。此外在中国笔记文字里这一类象境的记载很多，并且见此象境的人往往是一些和尚，不过大多数的例子迹近普通心理学上所称的幻觉现象，我们不引。

为梦境，而不作把梦境转变为实境的尝试。[1]做梦的人也不一定进而觅取手淫的快感，不过，一场白日梦可以在性器官里引起充血的作用，甚至于自动地招致色欲亢进。

白日梦是一种绝对个人的与私有的经验，非第二人所得窥探。梦的性质本来如此，而梦境又是许多意象拉杂连缀而成，即使本人愿意公开出来，也极不容易用语言来传达。有的白日梦的例子是富有戏剧与言情小说的意味的，做男主角或女主角的总要经历许多悲欢离合的境遇，然后达到一个性爱的紧要关头，这紧要关头是什么，就要看做梦的人知识与阅历的程度了；也许只是接一个吻，也许就是性欲的满足，而满足的方法可以有各种不同的细腻的程度。白日梦也是谁都可以有的，初不论一个人是常态的或变态的。卢梭在他的《忏悔录》里叙述过他自己的白日梦：卢梭的心理生活是有一些变态的，所以他的白日梦往往和受虐恋[2]及手淫连在一起。拉法罗维奇（Raffalovich）说起有同性恋倾向的人，即在戏院里或市街上，做起白日梦来，也会想象着一个同性的对象而产生一种“精神的自淫”，有的也可以到达亢进的程度而发生生理上的解欲的变化。

性爱的白日梦是一种私人而秘密的现象，所以近年以前，

---

[1] 这只是就一般的情形说，想把梦境转变为实境的尝试，其实也不一其例。有的男童，看了神仙或剑侠一类的小说之后，真有弃家出走，而作云游四海或入山修道的企图；在近年的上海报纸上，我们就见到过这一类的新闻记载。从此我们可以推论到，以前有许多神仙鬼物的记载，例如六朝梁陶弘景的《冥通记》，有的是睡眠后的梦境，有的简直就是白日梦的梦境。

[2] 受虐恋是一种变态的性恋，就是，以受人虐待的方式而取得性的快感的现象，详第四章第八节。

一向难得有人注意，也难得有人以为值得加以科学的探讨；实际上它是自动恋范围以内很重要的一种表现，是很有研究价值的。一部分温文尔雅而想象力特别发达的青年男女，一方面限于环境，不能结婚，一方面又不愿染上手淫的癖习，便往往在白日梦上用功夫。在这种人中间，和在他们所处的情势之下，我们不能不认为白日梦的产生绝对是一种常态，也是性冲动活跃的一种无可避免的结果，不过如果发展过分，无疑以常态始的，往往不免以病态终，在想象力丰富而有艺术天才的青年，特别容易有这种危险；白日梦对于这种人的诱惑力是最大不过的，也是最隐伏的。我们说性爱的白日梦，因为尽管不带性情绪色彩的白日梦很多，不过，无论此种色彩的有无，白日梦的根源怕总得向性现象里去寻找；据许多相识的男女青年告诉我，他们白日梦的倾向，不论梦境的性的成分如何，即使一点性的成分也扯不上，一到结婚以后，便往往戛然而止，就是一个很好的证明了。

最近美国汉密尔顿医师的细心研究更证明白日梦的重要性。他发见他所研究到的人中，男的有27%，女的有25%，都肯定地说，在他们对于性的题目未有丝毫认识以前，他们都做过性恋白日梦；许多别的人说他们已经记不清楚；而28%的男子与25%的女子则说至少在春机发陈的年龄以前，他们也做过这种梦；同时，他又发见到春机发陈的年龄以后，而依然不做性恋的白日梦的，男子中只占1%，而女子中只占2%，而在18岁以后到结婚以前，此种白日梦在心理上时常萦回不去的，男子中多至

57%，而女子中51%；此外，还有26%的男子与19%的女子，就在结婚以后，还时常为此种梦境所缠绕，以至于妨碍了日常的工作。

对于先天遗传里有做艺术家倾向的人，白日梦的地位与所消耗的精神和时间是特别来得多，而艺术家中尤以小说家为甚，这是很容易了解的一点；连环故事不往往就是一篇不成文的小说吗？在一个平常的人，假如白日梦做得太多，甚至到了成人的年龄，还不能摆脱，那当然是一种不健全的状态，因为对于他，梦境不免替代了实境，从此叫他对于实际的生活，渐渐失去适应的能力。不过，在艺术家，这危险是比较少的，因为在艺术品的创作里，他多少找到了一条路，又从梦境转回实境来。因为看到这种情形，所以弗洛伊德曾经提到过，艺术家的天赋里，自然有一种本领，叫他升华，[1]叫他抑制，抑制的结果，至少暂时可以使白日梦成为一股强烈的产生快感的力量，其愉快的程度可以驱遣与抵消抑制的痛苦而有余。[2]

---

[1] 性欲的力量不从性的活动直接表现出来，而从艺术宗教一类的活动间接表现出来，便叫“升华”。说详第八章第二节，即本书末节。

[2] 关于本节，我们于已引的诸家外，不妨更就下列诸书作一般的参考：
弗洛伊德：《精神分析论导论演讲集》。
麦图格（McDougall）：《变态心理学纲要》。
瓦伦唐克（Varendonck）：《白日梦的心理学》。

第四节 性爱的睡梦[1]

睡梦的富有心理学的意义是大家一向承认的；一个梦的意义究竟是什么？究竟应作什么样的解释，或怎样的“详”法，[2]尽管言人人殊，都是另一个问题。在人类古代的传统文化里，梦是一个很大的题目，而对于梦的事后的应付，也是一件大事；古人相信梦有巫术的作用，有宗教的意义，或者有预告吉凶的功效，所以有梦兆的说法。[3]在文明社会的风俗习惯里，这一类的作用也还存在；至于在未开化的族类中，梦的地位更是见得重要；自近代科学的心理学发轫以后，梦的现象已经很快地成为一个多少值得专门研究的题目，到现在做研究的人也已

---

[1] 读者对本节所论，如欲作进一步的探讨，可读霭氏所著下列的作品：一、《自动恋》；二、《性的时期性的现象》；三、《梦的综合的研究》；四、《梦的世界》。一与二见《研究录》第一辑，三见第七辑，四是一本专书。《梦的综合的研究》是霭氏独创的一个尝试，以前研究梦的人和精神分析法学者，只晓得做梦的分析，把一个单独的梦拆开了看。霭氏却把一个人多年所做的梦合并了研究，而研究梦境的贯串与会通的地方，从而对于梦者的人格与行为，取得进一步的认识；把许多次的梦并起来观察，所以叫作梦的综合（synthesis of dreams）。

[2] 中国人对于梦作解释，或作吉凶的批断，叫作“详梦”。

[3] 《周礼·春官》下有占梦（按《说文》，梦应作㝱）的专官：“占梦观天地之会，辨阴阳之气，以日月星辰占六梦之吉凶，一曰正梦，二曰噩梦，三曰思梦，四曰寤梦，五曰喜梦，六曰惧梦。季冬聘王梦，献吉梦于王，王拜而受之，乃舍萌于四方，以赠恶梦。……”

经不一而足，而研究的立场也不止一个。[1]到了最近，梦的研究已经越来越细密，而从精神分析派的眼光看来，梦更是一种极有分量的心理现象。

梦的一般的普遍性也是大家承认的。不过，梦之所以为现象，也是很正当的、恒常的、健康的、自然的，关于这些，各方面的见解还不很一致，弗洛伊德就认为梦是常变参半的一种现象，即同时既是一种健康的状态，也是神经的变态。我以为最合理的还是把它看做一种完全自然的现象。动物也会做梦，我们有时可以看见，一只在睡眠状态中的狗会做跑的姿势与动作；未开化的族类当然也做梦；有许多人虽以为自己未曾做过梦，但只要他们留心注意一下，他们一样可以发见不少的梦的痕迹；我们相信这种人在睡眠状态中的心理活动平时总是很轻微的，很迂缓的，所以一觉醒来，往往不容易追忆，但并不是完全不活动，即并不是完全不做梦。

关于性爱的梦，无论到达性欲亢进的程度与否，即无论遗精与否，各家的意见不尽一致，与关于一般的梦的意见不尽一致正复相同。健全的人，在守身如玉的状态下，即在醒觉的时候，也会有自动恋的表现，我们在上文已经讨论过，并且认为理论上既

---

[1] 对弗洛伊德和其他精神分析派的学者，梦是很大的一个研究的对象。不过（以下霭氏自注）霭氏未免小看了以前许多人对于梦的现象所已下过的大量的心理学的功夫；他甚至于说，以前的人的普通的见解仅仅以为“梦是一个体质的现象，而不是一个心理的现象”。殊不知这样一个见解，不但在以前并不普遍，并且根本也没有意义。好在弗氏自己对于旧时的文献并不自以为有很深的认识，否则真不免有诬前人了。

属可能，实际上也似乎确有其事。至于这种人，在睡梦的时候，自动恋活跃的结果，会引起性欲亢进，在男子更会遗精，则毫无疑义是一种十分正常的现象。在文明程度幼稚的人群中，往往把这种现象归咎到鬼怪身上，认为是鬼怪的诱惑或刺激的结果。天主教把梦遗看成一件极不圣洁的事，并且还特别替它起了一个名词，意思等于“秽浊”（pollutio）；而宗教改革的祖师马丁·路德（Martin Luther），也似乎把性爱的睡梦看做一种病症，应当立刻诊治，而对症发药的方子就是婚姻。不说从前宗教家的见地，就是近代著名的医学家，特别是冒尔（moll）和奥伦堡（Enlenburg）两家，都不免把梦遗和遗尿与呕吐等比较病态的生理行为一般看待。[1]要在原始的自然状态下，这一种归纳作一丘之貉的看法确还有相当的理由，但到了知识发达的近代，就不免有些奇怪了。

不过，今日大多数的医学家或生理学家全都承认梦遗是一种不能不算正常的现象。要知在今日的社会状态下，相当限度以内的禁欲是无法避免的，即对于一部分人，独身与迟婚是一个无法避免的事实。既有此种禁欲的因，便不能没有梦遗的果，所谓不能不算正常者在此。医学家所关心的不是梦遗的有无，而是梦遗的次数的多寡。

佩吉特（Sir J. Paget）说，他始终没有遇见过独身而不梦遗的人，多的一星期里一次或两次，少的三个月一次，无论多少，都没有超出健康的范围。同时布伦顿（Sir L.

[1] 奥伦堡的比拟见其所著《性的神经病理学》一书，55页。

Brunton）则以为两星期或一个月一次是最普通的情形，不过所谓一次往往跨上两夜，即连上两夜有梦遗，过此便有半月或一月的休止；而罗雷德（Rohleder）又以为也有连上不止两夜而对健康无害的。哈蒙德（Hammond）也认为大约两星期一次是最寻常的。[1]契伦诺夫（Tchlenoff）调查过二千多个莫斯科的学生，所得的结论也是如此。里宾（Ribbing）以为十天到十四天一次是最正常的，[2]而汉密尔顿的研究，则发见一星期到两星期一次为最普通（占全数例子的19%）。洛温费尔德（Loewenfeld）把一星期一次的梦遗认为是最寻常的。[3]一星期的距离大概是最近情的，许多健康的青年确有这种情形，我个人也曾经就几个健康而将近壮年的男子，得到过一些正确的纪录，而到达一个同样的结论。但健康而完全不梦遗的青年也间或有之（契伦诺夫的调查里似乎表示多到10%，而汉密尔顿的研究里则只有2%）。另有少数比较健康的青年，除非脑力用得多了，或遇上什么可以引起烦脑或焦虑的事，是难得梦遗的。

睡眠中的遗精，普通总是一番色情的梦的结果，但也有例外。当其时，做梦的人多少觉得有人在他或她的身边，并且往往是一个异性的人，不过当时的情景总有几分奇幻，几分恍忽，

---

[1] 见哈氏所著《性痿论》一书，137页。

[2] 见瑞氏所著《性的卫生》一书，169页。

[3] 见洛氏所著《性生活与神经病》一书，164页。

不是普通的语言所能形容的。[1]大体说来，梦境越是生动，而色情的成分越是浓厚，则生理上所引起的兴奋越大，而醒后所感觉到的心气和平也越显著。有时也单单有色情的梦而不遗精；也常有时候，遗精的发生是在梦罢而人已觉醒之后。间或在半醒半睡的状态中，虽有梦境，而性欲的亢进则受抑制而不发生；奈克（Naecke）把这种现象叫做“打断的遗精”（pollutio interrupta）。

意大利人戈利诺（Gualino）曾在意大利北部做过一个范围相当广而内容也很笼括的性梦的研究；他的资料是从100个很正常的人中征询得来的，其中有医师、教员、律师一类自由职业分子，而这些人，不用说，是都有过性梦的经验的。他指给我们看，梦遗的现象（无论所遗为精液与否），可以发轫得很早，比身体的性的发育还要早些。此种年龄，在意大利北部的人口中，以至戈氏所研究到的一部分人口中，早经马罗加以分别确定，而戈氏所征询到的许多人里，便有在这年龄以前做过性梦的。戈氏的100个例子里，性梦的初次发生，自然迟早不同，但到17岁时，这些人便都有过性梦的经验了；而据马罗的调查，虽在

[1] 中国文献里关于性梦的描写，自当推宋玉的《神女赋》和曹植的《洛神赋》为巨擘。《神女赋》的序说：“楚襄王与宋玉游于云梦之浦……其夜王寝，梦与神女遇，其状甚丽；王异之，明日以白玉。玉曰，‘其梦若何？’王曰：‘晡夕之后，精神恍惚，若有所喜，纷纷扰扰，未知何意，目色仿佛，乍若有记，见一妇人，状甚奇异，寐而梦之，寤不自识，罔兮不乐，怅然失志，于是移心定气，复见所梦……’”晋贾善翔有《天上玉女记》，叙弦超梦神女事，张华也为之作《神女赋》，也是性梦的一个好例子。贾氏的记出《集仙录》，今亦见近人吴曾祺所编的旧小说。

这一年龄，还有8%的青年在性的方面还没有开始发育，其有在13岁时便已开始发育的，则有的在12岁时便已做过性梦。性梦初次发生以前的几个月，这些青年大体在睡眠中先经验到阳具的勃起。戈氏的例子中，37%是以前没有过真实的性经验的（指性交或手淫），23%曾经手淫过；其余有过一些性的接触。这些人的性梦以视觉性质的为多，触觉性质的次之，而情景中的对象，往往是一个素不相识的女子（27%），或曾经见过一面的女子（56%），而就大多数的例子说，这对象至少在最初的几次梦境里，总是一个很丑陋很奇形怪状的人物，到了后来的梦境里，才能遇到比较美丽的对象；但无论美丑的程度如何，这梦境里的对象和觉醒时实境里所爱悦的女子决不会是一个人。这一层是不足为奇的；白天的情绪，到睡眠时总要潜藏起来，原是一个一般的心理倾向，这无非是一例罢了；戈氏自己的讨论里，以及上文提到过的洛温费尔德等别的作家，也都提到过这种解释。戈氏又发见，春机发陈的性梦中，所感觉到的情绪的状态，除了快感以外，有的以忧虑为主（37%），有的以热望为主（17%），有的以恐惧为主（14%）。一到成年的梦境，则忧虑与恐惧分别减退到7%与6%。100人中之33人，或因一般的健康发生问题，或因性生理发生故障，曾经有过不梦亦遗的经验，而这种遗精总是最叫人感觉疲惫的。又各例之中，90%承认梦境中，性梦的情景总是最生动活泼的。34%说，性梦的发生，有时常在一度性交而入睡之后。许多例子也提到在婚前求爱的时期里，性梦是特别多（有一夜三次入梦的），大抵白天有拥抱接吻一类的行为，晚上便有性爱的梦境；结婚以后，这种梦便不做了。性梦的发生，似乎和睡眠的姿势以及膀胱中积尿的数量没有什么很显著的因果关系；戈氏认为主要的因素还是精囊中精液的充积。[1]

有不少学者（如洛温费尔德等）都曾提到过，凡属做性梦，其梦境中的对象总是另一些不相干的人，而难得是平时的恋爱的对象；即使在入梦以前，在思虑中竭力揣摩，以冀于梦中一晤，但也是枉然。[2]有一个解释很对，大凡睡眠时，白天用得最多的一部分情绪，总是疲惫已极而需要相当休息，白天悲痛的经验，我们知道也是难得入梦的，入梦的往往是些不相干的琐碎的事，悲痛的情绪如此，大约欢乐的情绪也如此。许多学者（例如霍尔等）[3]也注意到过，性梦中的对象无论怎样的不相干，此种对象的一颦一笑，或一些想象的接触，已足以引起性欲的亢进。

性梦自有其诊断的价值，即梦境的性质多少可以表示一个人

---

[1]　戈氏全部的研究，见其所著论文《常态男子的自动恋》，载《意大利心理学评论杂志》（*Revista di Psicologia*），1907年，1月至2月号。

[2]　宋玉《神女赋》的序里也有“见一妇人，状甚奇异，寐而梦之，寤不自识”的话。但曹植《洛神赋》中性梦的对象是一个例外。这对象据说就是魏文帝后甄氏。今本李善注《文选》叫世传小说《感甄记》说：植“汉末求甄逸女，既不遂……昼思夜想，废寝与食。……少许时，将息洛水上，思甄后，忽有女来，自云，‘我本托心君王，其心不遂；……’遂用荐枕席，欢情交集。”史传甄氏本袁绍子熙妻，绍灭，魏文帝纳为后；曹植实以叔恋嫂，事实果否如此，固不可知，但甄氏则实有其人，而在袁氏破灭之初，植曾求甄氏不得，也属可能的一件事。

[3]　见霍氏所著的《青年》（*Adolesrence*）一书。前已征引过一次，此书是关于青年发育问题的最属典雅的一本巨著，凡是有能力与有机会读到的青年都应仔细一读。

在实境里的性生活究属有些什么特点，这一层也有不少学者曾经加以申说（如冒尔、奈克等），对象的身上要有些什么特殊的品性才最足以打动一个人的性欲，是因人而有些不同的，这种在实境里最足以打动性欲的品性，在梦境中往往会依样画葫芦似的呈现，甚至于变本加厉地呈现。就大体说，这一番观察是不错的，不过得经过一些修正或补充，尤其是对有同性恋倾向的人的性梦。一个青年男子，无论如何的正常，要是在实境里还没有见到过女子身体的形态，在梦境里大约也不会见到，即使所梦是一个女子，这女子的印象大概是很模糊的。这是一层。梦境是许多意象错综交织而成的，既复杂，又凌乱，这种杂乱的光景很容易把两性形态上的区别掩饰过去，使做梦的人轻易辨认不出，所以尽管做梦的人心理上毫无变态或“邪孽”的倾向，他梦境中的对象，依然可以是一个莫名其妙的人。这又是一层。有此两层，所以极正常的人有时也可以做极不正常的性梦，甚至所做的性梦，照例是变态的多，而常态的少，而这种人，就他们的实境来说，真可说是毫无暇疵，绝对不容许我们疑心到他们心理上有什么潜在的变态或病态的。性梦虽自有其诊断的价值，这一点我们应当记取，以免有时候妄加诊断。

就大体说：男女两性在睡梦中所表现的自动恋，似乎很有一些区别，而这种区别是多少有些心理的意义的。在男子方面，这种表现是相当单纯的，大抵初次出现是在春机发陈的几年里，假如这人不结婚而性的操守又很纯正的话，就一直可以继续下去，每到若干时间，便表现一次，一直到性的生命告终为止，这时间的距离可以有些出入，但少则一星期，多则一月半月，上文已经讨论过。表现的时候，大抵会有性梦，但也不一定有性梦，而梦境的紧要关头，也就是性欲亢进的紧要关头，则不一定总是达得到的。性梦发生的机缘不一而足，身体上的刺激、心理上的兴奋、情绪上的激发（例如睡前饮酒）、睡的姿势（平睡、背在下）、膀胱积尿的程度等等；有的人改变床榻，就会梦遗；同时男子性现象也有其周岁或周月的节奏，这种节奏的存在与梦遗的表现也有一部分的关系。总之，在男子方面，梦遗是个相当具体而有规律的现象，觉醒以后，大率在意识上也不留什么显著的痕迹，最多也不过有几分疲倦与间或有些头痛罢了，而这种痕迹也往往只限于部分男子。但在女子方面，睡眠中自动恋的表现，比较起来，似乎是错乱零乱得多，变化无常得多，散漫得多，少女在春机发陈和成年的年龄里，似乎极难经验得到清切的性梦，要有的话，那是例外。这是和男子极不相同的一点，在守身如玉的男子，在这年龄里，性欲的亢进要借性梦的途径，是一种例规（汉密尔顿的研究，发见51%的男子，在12岁到15岁之间，经验到初次性梦与初次亢进，可为明证）；但在同样的女子，这却是例外了。上文讨论性冲动的初期呈现时我们已经说到过，在女子方面，性欲亢进的现象，总得先在醒觉状态中发生过（在什么情形下发生的，可以不管），然后才会有在睡眠状态中初次发生的希望，因此，即在性欲强烈而平日抑制得很严的独身女子，这种性梦也是难得的，甚至于完全不做的（汉密尔顿的数字里，这种女子多至60%）。换言之，唯有对性交已惯熟的女子才会有真正的、清切的与发展完全的性梦，所谓发展完全当然包括性欲的亢进与解欲后的精神上的舒泰在内；至于未识性交的女子，这种梦境与梦后的精神状态虽非完全不能有，但总是难得的。但在有的女子，即使对性交已有相当习惯，也能做比较真实的性梦，做梦时也会有黏液的分泌，但这些并不能引起解欲的作用，徒然表示性欲的存在与活动罢了。

男女的性梦，以至于一般的梦，又有一个最有趣的也最关紧要的不同，就是，在女子方面，夜间的梦境比较容易在白天的实境里发生一种回响，这在男子是极难得的，即使间或发生，影响也是极小。这种回想的发生，初不限于有变态或病态的女子，不过对于神经不健全的女子特别厉害罢了，神经不健全的女子，甚至可以把梦境当做实境，而不惜赌神罚咒地加以申说，回想到此，是很可以引起严重的法理问题的；这种女子可以把睡眠状态当做吸了蒙汗药后的麻醉状态，把梦境中的性的关系当做强奸，因而诬蔑人家。

这种从梦境转入实境的回想，对于患歇斯底里一类神经病的女子，尤其见得有力量。因此，在这方面的心理研究也是特别的多。德·桑克蒂斯（Sante de Sanctis）[1]、德·拉杜雷特（Gilles de la Tourette）[2]等，对此种女子的梦的回想，都曾特别地叙述过，认为极关重要，而以性梦的回想为尤甚。西洋在笃信鬼怪的中古时代，有种种淫魔的名称，例如专与女子交接的

[1] 德·桑克蒂斯是意大利人，著有一书，专叙患歇斯底里症与羊痫的人的人格与梦境，1896年在罗马出版。

[2] 德·杜拉雷特，法国人，也是一位专攻歇斯底里症的精神病学者，是夏尔科（Jean Martin Chareot）的入室弟子之一。

淫魔（incubus），或专与男子交接的淫妖（succubus），其实全都是这种人于性梦后所发生的回想的产物。[1]患歇斯底里神经症的人所做的性梦是不一定有快感的，甚至往往没有快感。对于有的人，交合的梦境可以引起剧烈的疼痛。中古时代做女巫的人以及近世有这种神经病态的人，都能证明这一点。有时候这大半是一种心理上的冲突的结果：一方面有强烈的生理上的性冲动；一方面情绪与理智又极度厌恶以至于畏惧性冲动的发生，而其意志又不足以加以抑制使不发生，结果便不免产生这种痛楚的经验了。本来这一类的意识上的冲突，即一端有刺激而不欲加以反

[1] 贾善翔《天上玉女记》中所述弦超的性梦是一个在实际生活里发生了不少回响的梦。《记》说："魏济北郡从事弦超……以嘉平中夜独宿，梦有神女来从之，自称天上玉女……姓成公，字知琼，早失父母，天帝哀其孤苦，遣令下嫁从夫。超当其梦也，精爽感悟，嘉其美异，非常人之容，觉寤钦想，若存若已，如此三四夕；一旦显然来游……遂为夫妇。……经七八年，父母为超娶妇之后，分日而燕，分夕而寝，夜来晨去，倏忽若飞，唯超见之，他人不见。"弦超所见，最初原是梦境，后来种种大概是梦境的回响了。而所称的玉女就近乎基督教鬼怪学里的succubus。诸如此类的记载，在中国的笔记小说里真是不一而足，而关于类似incubus的故事尤多不胜举；全部讲狐仙的故事，可以说都属于这一类，魅女的男狐可以看作incubi，魅男的女狐可以看作sucubi；在一部蒲留仙的《聊斋志异》里，便不知可以找出多少来。这一类的故事果有多少事实的根据，抑或大半为好事的文人，根据了少数的例子，依样捏造，我们不得而知，但很有一部分是真实的性梦与其回响，是可以无疑的。至于这种性梦的对象何以必为狐所幻化的美男或美女，则大概是因为传统的信仰中，一向以狐在动物中为最狡黠的缘故。《说文》说，"狐，祆兽也，鬼所乘之。"一说狐多疑，故有狐疑之词，疑与惑近，多疑与善惑近。一说狐能含沙射人，使人迷惑。宋以来江南所流传的五通神，无疑也是和incubi相类，同是女子性梦的回响的产物。受狐鬼所迷惑的男女，或遭五通神所盘据的女子，也无疑是一班患歇斯底里或其他神经病态的人。

应，而一端又不得不反应所引起的冲突，都可以引起不快的感觉，不过这是一个极端的类型罢了，有时候一个人的性器官与性情绪，已经因不断反应而感觉疲惫，而又不断加以刺激，使勉强继续反应，其结果也与此大同小异，即心理上发生厌恶，而身体上发生疼痛。不过除掉心理的因素以外，这其间大概还有一个生理的因素在，所以索利埃（Sollier）在他对于歇斯底里的病情与病源的细密的研究里，特别注意到知觉方面所起的变乱，以及从正常的知觉状态转入知觉脱失的状态时所发生的种种现象。他认为必须从这方面做些生理的研究，我们才可以明白，患歇斯底里的人，在自动恋的表现里所暴露的这一类“恶醉而强酒”的矛盾状态，背后究竟有些什么机构，有些什么原委。[1]

不过我们也得注意，患歇斯底里的人，在发生自动恋的时候，虽未必有很多的快感，但上文所提的不快与痛楚的说法，历来也不免有言之过甚的倾向，原先心理学者对这个现象本来另有一个看法，他们认为歇斯底里的神经病，本身就是性的情绪的一种潜意识的表现。因此，就以为并不值得仔细研究；在这看法之下，这题目就很不科学地被大家搁置起来。上文所提不快与痛楚的说法，就是这种看法的一个回想了。我们揆情度理，也不妨承认这回想是无可避免的。不过我们终究赞成弗洛伊德的比较折衷的见地，他认为患歇斯底里人的性的要求根本上和寻常的女子没有区别，一样有她的个性，一样要求变化，所不同的，就是在满

[1] 索氏是三四十年前法国研究歇斯底里最有成绩的一位专家，他所做的一本专书就叫《歇斯底里的病源与病情》，是1898年出版的。

足这种要求的时候，她比寻常女子要困难，要更受痛苦，原因就在她不能不有一番道德的挣扎，本能所肯定的，道德观念却要加以否定，而事实上又否定不了，最多只能把它驱逐到意识的背景里去，而在暗中觅取满足的途径。我们认为这解释是最近情理的了。[1]在许多别的患歇斯底里症或其他神经变态的女子，自动恋的活动，以至于一般的性的活动，无疑地也是有它们的快感的。并且这种快感的程度还未必低，不过在这种女子，一面尽管感觉到快感，一面却天真烂漫地未必了解这种快感有什么性的意味罢了。一旦有到这种了解，再加上道德的拘忌，那快感的程度恐怕又当别论了。

第五节　手淫[2]

在上文本章第一节性冲动的初期呈现里，我们已经讨论过手淫的现象。我们当时说过，严格地讲，凡是用手做工具而在本人身上取得性的兴奋的行为，叫做手淫。但广义地说，任何自我发动的这种行为都适用手淫的名词，我们甚至于可以不很逻辑地把不用任何物质的工具而只用思虑的这种行为，叫作“精神的手淫”。精神的手淫有人也叫做“俄南现象”（Onanism），不过这是不对的，因为当初俄南之所为，实际上和手淫全不相干，而

[1] 见弗氏所著《梦的解释》一书。

[2] 本节内容十之八九出霭氏《自动恋》一文，见《研究录》第一辑。

是交接而不泄精，叫做“中断交接”（coitus interruptus）。[1]希尔虚弗尔德又创制了一个“自淫”（ipsation）的名词，以别于自动恋的名词，他以为凡把自己的身体当做一个物质的对象，从而取得性的满足的行为，叫做自动恋，同样取得满足，而把自己的身体当做一个精神的对象时，叫做自淫。

广义的手淫是人与动物世界里散布极广的一种现象。正唯其散布得极广，所以严格地说，我们不能用“反常”“变态”一类的词来形容它。我们不妨说，它是介乎正常与反常之间的一种现象，遇到性的功能受了外界的限制而不能自然行使时，它就不免应运而生。

高等的动物，在驯养或隔离的状态下，就会发生各种方式的孤独而自动兴奋的行为，雌性与雄性都是一样，雄的大都将阳具在腹部上做一种往返动荡而鞭挞的活动，[2]雌的则往往把阴部就身外的什物上磨擦。这种行为即在野生的动物里也可以发生，不过比较不容易观察到罢了。

在人类中，此种现象的发生也自不限于文明社会的一部分。在文明状态下，它更有发展的机会，那是不错的，不过若按曼特加扎（Mantegazza）所说，手淫是欧洲人的一个有关道德的特点，[3]好像是欧洲人所专擅的行为似的，那就不对了。事实上，

[1] 俄南事见《旧约全书》中《撒母耳记下》第十三章第十四节，但中译本殊欠详细。

[2] 牛马和其他动物的阳具俗称“鞭”，如牛鞭、虎鞭之类，恐怕不止因为状态近似，而也因为自动恋时节的形同鞭挞的活动。

[3] 曼氏是意大利人，在四五十年前著有《妇女生理学》及《人类恋爱论》等书。

手淫是在任何族类的人群里都找得到的，至少凡是我们知道得比较清楚的族类中都有，初不论他们的生活究属自然到什么程度，或不自然到什么程度，而在有的人群里，无论男女，手淫几乎有习惯成自然的趋势，而往往被公认为童年与青年生活的一种风俗。[1]在文化似乎比较低的少数民族里，我们甚至发见女子手淫时还利用一些艺术性的工具，特别是人造的阳具，这在今日的欧洲也有人利用，不过只限于少数的人口罢了。[2]

但在一般文明社会的人口中，日常用品的变做女子手淫的工具，却是一件十分寻常的事。虽属十分寻常，而一般人并不察觉的缘故，乃是因为这是帷薄以内的行动，除非出了乱子，非请教外科医生不可，才会暴露出来。女子手淫时利用或滥用的东西有些什么呢？蔬果是比较常用的一类，尤其是香蕉。[3]这些是不容易引起什么创伤的物件，所以比较不容易让人觉察。但就外科手术的经验而论，从阴道和尿道里所钳出来的物件，其数量之大，种类之多，却已足够惊人了；特别普通而值得提出的有铅笔、封蜡火漆、棉纱卷子、夹发针、瓶塞子、蜡烛、软木塞子、细长形的酒杯等。女子阴道与尿道中取出的物件，十分之九是手淫的结果。经过这种手术的女子，大概以17岁到

---

[1] 狭义的男子手淫，江南一带俗称“打手铳”，佛家叫作“非法出精”。清代嘻笑怒骂尽成文章的浙江人龚自珍某次寓杭州魁星阁下，阁中层祀孔子，下层位考生；龚氏书一联于柱上说：“告东鲁圣人，有鳏在下；闻西方佛说，非法出精。”《西厢记》上说“指头儿告了消乏”，显而易见都指狭义的手淫。

[2] 中国也有，叫做“角先生”。

[3] 二十年前，美国社会里盛行一首俚鄙的歌曲，题目及首句是“今天我们没有香蕉”；大学里的女生也随口高唱，而唱时或不免自作掩口葫芦之笑。

30岁之间的为最多。外科医生并且往往在膀胱里找到夹发针的踪迹，因为尿道普通是一个强烈的发欲的中心，一经刺激，便很容易把供给刺激的外物“吸引”到里边去，而夹发针的形状，全部细长，一端圆滑，偶一失手，又极容易掉落进去。（同时在女子的装饰品里，夹发针是最顺手的东西，在床上偃息的时候，它也是唯一顺手的东西）[1]

还有一类外科医生的注意力所达不到的手淫的工具，就是许多身外的物品，例如衣服、桌椅与其他家具，随在可以引来和性器官发生接触与摩擦。我们又不妨提到体育馆里或运动场上的各种活动，也可以偶然地或故意地引起性的兴奋，例如爬杠子、骑马、骑自行车，又如踏缝纫机或穿紧身内裤，也未始不可以用作手淫的方式。当然，这一类的活动与活动所产生的压力或动荡摩擦的力量可以唤起性的兴奋，而不一定非唤起此种兴奋不可，换言之，兴奋的发生，若不是偶然的，便是因为活动的人有几分故意。

紧接上文所说的一类手淫的方式，而事实上很难划分的又一类，便是大腿的挤压与摩擦了。这方式男女都用，不过在女子中间更较普遍。甚至于女婴也懂得这方法。这也是散布得很广的一个方式，在有的国家里（例如瑞典），据说这是女子手淫时所用的最普通的方法。

---

[1] 译者幼时居乡，时常听人家说起某氏的“首饰盒子”如何如何，表面上讲的是一件东西，语气中指的却又像是一个人，并且是一个女子。及长，始知此某氏女子未嫁前有手淫的习惯，而往往以各种首饰如压发、骨簪、挖耳做工具；乡人谑虐，竟为她起了这个“首饰盒子”的雅号。

手淫的活动也不限于性器官的部分，凡属发欲带所在的体肤上，都可以用摩擦或其他刺激的方式，而觅取兴奋，例如臀部的鞭笞或乳头的揉弄。在有些人身上，几乎体肤的任何部分都可以变做发欲的中心，而成为适合于手淫的地带。

此外还有一类自动恋的例子，就是只要把念头转到色情的题目上，甚至与色情无干，而只是富于情绪的题目上，性的兴奋便自然而然地会发生。或者，在有的人，只需故意把想象力集中在交接的行为上，而一心揣摩着对方是个可爱的异性的人，也可以唤起兴奋（哈蒙德称此种自动恋为精神的交接，见前）。这一类自动恋的表现就和性恋的白日梦分不大清楚，从精神交接的境界进入性恋的白日梦的境界，其间是没有什么界址的。女医师戴维斯发见，阅读可以引起性意念的书籍是手淫的一个最寻常的原因，和异性厮混的关系比这要小得多，而跳舞的关系则尤其小。[1]

上文说的全都是属于手淫一路的各式自动恋，有的虽不是严格的手淫，而严格的手淫仍不妨做它们的代表。关于这些，各家的意见是相当一致的。但若我们进而探讨这一类性恋行为散布的切实情形以及这一类行为的意义，我们在将来就会遇见不少的困难以及许多莫衷一是的意见。

在男子方面，我们把各家的观察综合了看，我们可以说90%是手淫过的，尽管有许多人的次数极少，或只是生命的极短的一节里有过这种尝试，我们都得把他们计算进去。在英伦，杜克斯

[1] 见戴氏著《二千二百个女子的性生活的因素》一书，前已引过。

（C. Dukes），牛津大学瑞格璧学院（Rugby School）的校医，说住校学生的90%到95%是手淫的。[1]在德国，马库斯（Julian Marcuse）根据他的经验，也说92%的男子在青年时期是手淫过的，罗雷德的计算则比他似乎还要高一些。[2]在美国，西尔莱（Seerly）在125个大学生中间只发见8个，即6%，断然否认曾经手淫过；[3]而即在神学院的学生中，勃洛克曼（E. S. Brockman）发见，未经盘问而自动承认手淫的，多至56%。[4]在俄国，契伦诺夫说，在他调查的莫斯科学生中间，60%自动承认曾经手淫过。这一类自动的报告是最有意义的，我们因而可以知道实际上有手淫经验的人数一定要远在这些数字所能表示之上，因为有许多人总觉得这是一种难言之隐，决不肯直说的。

至于两性之中，究属哪一性中手淫的散布更广，以前各家的意见也很不一致。大体说来，约有一半的专家认为男子中散布得更广，而另一半则所见恰好相反。至于通俗的见解，则大抵以为男多于女。不过到了最近，这方面的确切数字的渐多，我们在上文讨论性冲动的初期呈现时，也多少已经参考过，而究属男多于女或女多于男的问题，也无须乎再事争讼了。手淫的性的分布，以前所以成为问题的缘故，是因为当初似乎有种

[1] 见杜氏著《健康的保全》，1884年出版。

[2] 见罗氏著《手淫论》，41页。

[3] 西氏为美国麻省春泉体育学院教授。这里所引他的观察，详见霍尔《青年》一书，上册434页。

[4] 见勃氏所著文《美国学生的道德生活与宗教生活的研究》，载《教授学研究期刊》，1902年9月号。

倾向，就是把我们的注意全部集中在一小部分自动恋的现象上，即多少有些挂一漏万的倾向。所以如果我们把一切自动恋的事实很合理地分类归纳清楚，再进而看它们的分布，问题就比较简单了。如专就童年时期而论，所有的事实都证明女子的手淫经验比男子的散布得广，这似乎也是理所当然的，因为女子发育比较早，春机发陈期来临得特别快的也以女子为多，而这方面的早熟又往往和性习惯的早熟不无联带关系。到了春机发陈期以内以至于成年的阶段，手淫的经验，无论其为偶一为之的或积久而成习惯的，则男女两方面都很普遍，但普遍的范围，依我看来，并没有许多人所想象的那般大。究竟男的多抑或女的多，却也不容易说，但若一定要作一个比较的话，怕还是男的多些。有人替这年龄的男子说话，认为他们的生活习惯与女子不同，比较自由，比较活跃，因此，手淫的倾向虽大，多少可因分心的缘故，而得到一些限制；而女子则不然，因而手淫的倾向便不免比较自由地发展，这话固然不错，但同时我们要知道，女子的性冲动的激发，要比男子为慢，也比男子为难，因此，手淫倾向的唤起，也就不免迟缓些与困难些了。到了成年以后，女子手淫的要比男子为多，那是没有疑义的，男子一到这个年龄，至少就比较不修边幅的大多数男子说，多少已经和异性发生一些接触，而多少已经找到了一些比较成熟的性满足的方法；而女子则狃于传统的生活，这种性满足的出路是没有的；即或有很小一部分女子，性的发育比较特别早，这种女子的性冲动却往往未必有很大的力量，等到有力量而女子自觉其有力量的时候，那成年的阶段已经过去，而不在这一节的讨论范围以内了。有不少很活泼、聪明而健康的女子，平时纵守身如玉，间或也不免手淫一两次（尤其是在月经的前后）。假如这种女子先就有过正常的两性交接的关系，而一旦因故不能不把这种关系割断而回复到独身的生活，则这种偶一为之的手淫更是在所难免。但同时我们不要忘记，另外有一部分女子，性的方面的先天禀赋，本来比一般女子为薄弱，在性心理学上叫做“性觉迟钝”（sexual hypoaesthesia）（这种人，在一般的健康上，也往往不及一般女子，不是这方面有缺陷，就是那方面有变态），这种女子的性的冲动也许始终在一个休止的状态以内，她们不但不想手淫，并且也根本不求什么正当的满足。此外，还有很多女子，一样寻求满足，却不走手淫的路子，而另觅一些消极的方法。手淫以外的自动恋的方式还多，例如做白日梦，是最不容易受外界的干涉的；因此，这一大部分的女子就会走上这条路子；女子做白日梦的要比男子为多，也是不成问题的。

至于手淫对于健康的影响，在近年以前，各家的意见也大有出入。少数的专家认为手淫的习惯没有什么特别的恶果，要有的话，也不过和性交过度的结果差不多。大多数的专家则以为手淫的影响是极坏的，即或行之有节，也不免酿成各式各样的病态，最可怕的是疯癫，等而下之的症候，便不知有多少了。不过近年以来，各家的见解比以前温和得多了。一方面，他们相信对于少数特殊的例子，手淫是可以引进到种种不良的结果的；但另一方面，他们认为对于身心健康的人，即或行之过度（身心健康而犹不免行之过度，只好算是理论上的一个假定，事实上怕没有这种人，详见下文），也不至于发生严重的病态。[1]

此种见地的转变，我们如今推本溯源，似乎不能不大部分归功于德国格里辛格（Griesinger）医生。在十九世纪中叶，格氏最先发表这一类温和而比较有鉴别的看法。在那时，格氏虽没有能完全摆脱医学界相传的成见，但他已经能辨别清楚，手淫要有害处，那害处并不由于手淫的本身，而由于社会对手淫的态度以及此种态度在神经敏锐的人的心理上所引起的反应。社会的态度叫他感觉羞愧，叫他忏悔，叫他再三地决心向善，立志痛改，可是性冲动的驱策并不因此而稍杀其势，终于教他的向善之心随成随毁，叫他旧忏悔的热诚犹未冷却，而新忏悔的要求旋踵已至——这种不断的内心的交战挣扎，与挣扎失败后的创伤，才是手淫的真正的恶果。格氏又说，时常手淫的人，从外面是看不出来的，即并没有什么变态或病态的符号；格氏的结论是，手淫自身是变态或病态的一个符号，一个症候，而不是变态与病态的一个原因。七八十年来，开明一些的见解与此种见解的进步，一方面既证实格氏这番谨严的说法是对的；一方面也已经把这种说法发挥得更透辟。格氏本来以为手淫的习惯，若在幼年便已养成，则或许会引进到疯癫的恶果；但后来贝尔康（Berkhan），在他关于幼童期的精神病研究里，发见到的病因虽多，却没有一例是可以归咎到手淫的。沃格尔（Vogel）、

[1] 西洋这种观念的变迁，在中国也可以找到一番回响。三十年前基督教青年会出版的关于这问题的小册书籍，例如《完璞巽言》《青春之危机》等，所叙述的都是一些很陈旧的见解，但在近年的出版品里，例如艾迪博士所著的《性与青年》，我们读到的关于手淫的见解就温和与近情得多了。

乌弗尔曼（Uffelmann）、埃明霍乌斯（Emminghaus）和冒尔等，在作同样的研究之后，所到达的结论也都几乎完全相同。埃明霍乌斯再三地说，只有在神经系统先天就有病态的人身上，手淫才会产生一些严重的结果，否则是不会的。基尔南也说，所谓手淫的恶果实际上不由于手淫，而由于青春期痴呆（hebephrenia）或歇斯底里的神经症，并且，这种精神病或神经病也就是手淫所由成为癖习的原因，而非其果，倒果为因，是前人的失察了。克里斯欣（Christian）就二十年在医院、疯人院以及城乡中私人行医的经验，也没有能发见手淫有什么严重的恶果。不过他以为要有更严重的影响的话，也许在女子方面，而不在男子方面。[1]不过耶洛利斯（Yellowless）则所见恰与此相反，他以为一样手淫，“女子也许比较不容易感觉疲乏，因而比较不容易吃亏”。哈蒙德与古德塞特（Guttceit）的意见也复如此，古氏虽发见女子手淫的程度之深要远在男子之上，其结果也不见得比男子更坏。奈克对于这一点也特别注意到过，他发见女子患疯癫的例子中，没有一例是可以切实地推原到手淫上去的。[2]柯克（Koch）也有同样的结论，并且以为这结论同样适用于男子。不过，他又承认手淫或许可以造成一些近乎病态的精神上的颓败。然而，柯氏又特别指出，手淫若不过度，这种精神上的亏损也是没有的，即或有，也不像许多人所相信的那般确切不移，那般一无例外；同时，他又说，只有神经系统早就有亏损的人才最

[1] 见克氏在法文的《医学百科辞典》中所著“手淫”一则。

[2] 见奈氏著《女子的犯罪与疯狂行为》一书，1894年出版。

容易手淫，又最不容易制裁自己，使其不至于过度；柯氏也认为手淫的主要的害处是不断地自怨自艾与对性冲动的心劳日拙的挣扎。[1]莫兹利（Maudsley）、马罗、施皮茨卡（Spitzka）和舒尔（Schuele），在他们的作品里，依然承认一个特种的疯癫，叫做“手淫性的疯癫”，不过克拉夫特-埃平早就否认这一点，而奈克则曾经坚决地加以反对。克雷普林（Kraepelin）说，过度的手淫只会发生在先天不足的人身上，也唯有在这种人身上，过度的手淫才会发生危险：沃雷尔（Foret）与洛温费尔德也这样说；[2]杜罗梭（Trousseau）也这样说，并且说得更早。总之，近年以来，对于手淫不是疯癫的原因一层，各专家的意见几乎完全一致。

至于手淫并不能产生其他各式的精神病或神经病，专家的见证也是同样的肯定。自惠斯特（Charles West）以来，医学界不承认手淫是儿童的白痴、痉挛、羊痫、歇斯底里等等的源头，也已经多历年所。[3]不过这是医学界一般的看法，只有少数的医师承认羊痫和歇斯底里的发生也许和手淫有关。莱登（Leyden）讨论到脊柱神经的各式疾病与病源时，也没有把任何方式的性行为过度罗列进去。厄尔布（Erb）也说：“有节制的手淫对脊柱神经所能发生的危险并不比自然的性交所能发生的为更大，事实上它是不会有什么不良影响的，一样是性欲亢进，至于到达亢

[1] 见柯氏著《精禅病理的颓败》一书，1892年出版。

[2] 见洛氏《性生活与神经病》，第二版，第八章。

[3] 惠斯特是英国医学界的一位前辈，1866年11月17日那一期的《刀针》(*Lancet*) 就有他一篇关于这方面的议论。

进的路是正常的交接，抑或暗室的手淫，是没有多大区别的。”图卢兹（Toulouse）、富尔布林格（Fuerbringer）、格尔希曼（Gurschmann）与大多数的专家也有这种意见。

不过，依我看来，若说手淫可以完全和交接等量齐观，认为手淫的危险并不大于交接的危险，未免有些过分了。假若性欲亢进是纯粹的一个生理现象，这等量齐观的说法也许是站得住的。但是，我们知道，性欲亢进不只是一种生理现象，交接时节所到达的亢进现象，是和异性的对象所唤起的一大堆有力的情绪牵连纠缠在一起而分不开的。交接给予人的满足，事实上有两方面：一方面固然是亢进之际所得的解泄；而另一方面便是这些情绪在交光互影之中所产生的种种快感。假若没有可爱的对象在前面，而不得不由自动恋的方式取得亢进，解泄的功用也许一样，但在心理上总觉得有一番满中不足，也许一番抑郁沉闷，甚至于觉得异常疲惫，并且往往还不免添上一番羞愧，一番惆怅。并且就事实论，一样不免于过度的话，手淫的过度要比交接的过度为易；有人说，手淫所费的神经的力量比交接所费的为大，这个说法也许不对，但因为手淫容易走上过度的路，其实际上所耗费的神经力的总数量也许比交接为多，却还是可能的。所以，我认为这些专家的等量齐观的看法可以有引人走入歧路的危险，但若说不过度的手淫和性梦中的兴奋与泄精差不多，有如沃雷尔所说，那是很近情的。

总之，我们可以从上面的讨论中作一句结论，对于先天健康而后天调摄得宜的人，手淫若不过度，是不会有什么严重的恶果的。至有说，手淫的人一定有什么迹象或症候，据说是不一而足，我们可以同意许多专家的说法，认为没有一个是真正可靠的。

我们还可以再作一句结论，对于手淫的影响，以前所以会有恰好相反的意见的缘故，是因为双方的作家都没有理会或没有充分承认遗传与性情的影响。双方的一方所犯的毛病，恰好就是许多不科学的作家对于酒精的问题一直到现在还在犯着的毛病，他们一边把酒精的奇毒大害，借了若干酒徒的例子，尽量描写出来，一边却不知道这一类例子的造成，其主因并不是酒精，而是一种特殊的体质，要不是因为这种体质，酒精便没有用武之地，而不成其为毒害了。[1]

我们的观点是这样的，我们一面承认，以前手淫有大害之说，一则由于知识不足，再则由于传统的观念有错误，三则由于庸医的唯利是图，不惜为之推波助澜，到了今日，确乎是站不住的了；一面我们却也不否认，就在健康以至于不大有病的人，过度的手淫多少会发生一些不良的结果。皮肤上、消化作用上和循环功能方面，都会发生一些不规则的变化；头痛与神经痛也是可以有的扰乱；而和性交过度或梦遗太多一样，又多少可以减低神经生活的和谐与舒畅的程度。同时，尤其是在先天健康不无问题的人身上，最重要的一种结果是症候极多的一套神经上的病态，可以综合起来，叫做“神经衰弱”（neurasthenia）。

在有的人，手淫一成癖习而不能自制以后，尤其是假如这种癖习在春机发陈以前便已开始，则其结果可以教他失去性交的能

[1] 这也就是优生学对于酒精的见解。可参看任何一种比较谨严的优生学的书籍，例如波普诺与约翰生（Popenoe and Johnson）的《应用优生学》，28—29页。

力和性交的兴趣，或叫他特别容易接受性的刺激，而事实上却没有适当的反应的力量，轻者初交即泄，重者等于阳痿。[1]狄更生（Dickinson）说，在女子方面，凡属终始一贯的“阴冷”的人总是一些自动恋已成习惯的人。[2]不过，因手淫而成阳痿的人，终究是些例外，在癖习的养成已在春机发陈的年龄以后的人，更是例外；对于这些例外的人，性欲亢进的功能早就养成一种习惯，就是，不向异性在色情方面所表示的种种诱力发生反应，而专向一些体外的物力的刺激或内心的想象所引起的刺激反应。到了春机发陈的年龄，照例性欲的要求应该更加强了，更自觉了，而对于异性的吸引，更难于拒绝了，但终因性的感觉已经走上了反常的路，并且已经走得熟练，再也回不过头来，因此这种人对于春机发陈期以后应有的正常的性的关系，始终只能徘徊于一个纯粹理想的与情绪的境界，而无法感觉到强烈的肉体上的冲动，更谈不上适当的反应了。若在发展很正常的别的人，这种肉体的刺激与反应能力是这时期内一些应有的笔墨，一到成年及壮年的阶段，便可以十足的成熟了。有的女子，往往是极有见识的女子，喜欢把性生活的所谓灵肉两界分得特别清楚；我们在这种女子发育的过程里，大抵可以发见手淫的习惯不但开始得很早，并且早就有积重难返的趋势；灵肉两界在她心目里所以会有很大的

---

[1] 清独逸窝退士《笑笑录》（卷六）说：长洲韩尚书桂舲（名葑）稚年读书斋中，知识初开。于无人时以手弄阴，适有猫戏于旁，见其蠕动，跃登膝上；韩出不意，惊而精咽，遂痿，然不敢告人，久而失治，终身不复举。娶顾夫人，伉俪甚谐，徒有虚名而已。人怪其贵至极品，不蓄姬妾，乃稍稍言之。

[2] 见狄氏与比姆女士（Lura Beam）合作的《一千个婚姻的研究》。

鸿沟的缘故，这纵不是唯一的原因，至少是主要的原因了。[1]手淫开始过早，也似乎与同性恋的养成不无关系；其所由养成的过程大抵和上文所说的差不多，这种人对异性恋既缺乏能力与兴趣，同性恋的倾向乃得一鹊巢鸠占的机会，取而代之。我们在上文说过，这些不良的结果，虽属事实，终究是些例外，而不能以常例相看。戴维斯女医师的包罗很广的一番研究里，有一大部分是关于女子手淫经验的，自有女子手淫的研究以来，无疑要推戴氏的这番研究为最细密而最有价值，如今根据她的研究，我们也就明白，假若手淫的开始不太早，积习不太久，则上文所说的一些例外的恶果是不容易发生的。戴氏把已婚的女子分成两组，一是婚姻生活快乐的；一是不快乐的，再比较两组中的分子在婚前手淫过或有过其他性活动（性交除外）的成分，目的自然在辨别手淫一类的活动究竟是不是婚姻幸福的一个障碍，戴氏比较的结果是：两组中这种女性的数目几乎完全一样。

至于在心理方面，长期与过度的手淫所发生的最清楚的一种结果是自觉或自我意识的畸形发展，或近乎病态的发展，而和自觉的心理相须相成的自尊的心理则不发展。一个男子或女子，在接受可爱而正在追求中的异性的人一度接吻以后，总可以感到一番可以自豪而扬然自得的满足心理；这种心理在自动恋的活动以后，是绝对不会有的。这是势有必至的。即或手淫的人把社会的态度搁过不问，甚至对这种暗室的活动，也不怕有人发见，刚

[1]　近来中国知识界的青年男女喜欢高谈灵肉之分的人，以及对于所谓“柏拉图式的恋爱”不胜其低徊欣慕的人，也不在少数。看来和这里所讨论到的一点，即早年性发育的不大健全，也不无因果关系。

才所说的心理还是很实在的；在以交合替代手淫的人，设为之不以其道，当然也可以有“虽无谁见，似有人来”的恐怖心理，不过他的为之不以其道，所谓道，只限于社会说话，而手淫的人的不以其道，则牵涉到社会与自然两方面，不以其道的方面既多，心理上的未得所安当然不免更进一步。手淫的人，在积习既深之后，因此就不得不勉强地培植一种生吞活剥的自尊的意识出来，而不得不于别人的面前，摆出一种可以用作下马威的骄傲的虚架子。一种自以为是的心理，一些仁义道德的口头禅，一派悲天悯人的宗教家的表面功夫，终于成为一套掩护的工具，在掩护之下，他对于一己暗室的行为，便可以无须忏悔了。这种种特点的充分发展，当然不是尽人可有的；先天体气在心理方面的一些病态，是一个必要的条件。普通有手淫癖习的人，当然不会有这许多特点；他大概是一个喜欢离群索居而怕出头露面的人；反过来，我们也可以说，唯有这种性情的人才最容易养成自动恋的种种癖习，而至于流连忘返；而此种人到此境地之后，更不免与外物绝缘，对人则疑忌日深，对热闹的社会更不免视同蛇蝎，先天的气质与后天的习惯两相推挽，互为因果，一到这般地步，其为病态，也是可以无疑的了。此外，别有一些极端的例子：手淫的结果，可以减少心理的能力，使不易接受与调协外来的印象，可以削弱记忆的力量，可以降低情绪的活泼程度，设或不然，又可以使一般的神经作用走上畸形的锐敏的一途。克雷普林相信这些结果都是可能的。

成年期内过度的自动恋的活动，对于智力特别高超的男女，尽管不发生什么严重的体格上的损伤，在心理方面总不免鼓励几分变态的发展，而此种发展之一，便是养成种种似是而非的“可得而论，难得而行”的高调的生活理想。[1]克雷普林也提到过，在手淫的时候，一个人常有种种得意的理想与热情在心头涌现；而安斯蒂（Anstie）很久以前也讨论过手淫和不成熟而貌似伟大的文学创作或艺术作品的关系。不过我们得补一句，有一部分不能不认为是成熟与真实的作品的男女文学家与艺术家，却未尝不是一些有过度手淫癖习的人。

手淫固不能说全无坏处，但同时我们还得记住，假若一个人不能有正常的性交的经验，而不得不思其次，则手淫也未尝没有它的好处。在一百年来的医学文献里，偶然记载着的病人自白的例子也还不少，他们认为手淫对他们是有益的。我以为这些例子是可靠的，而假如我们不以这一类例子为可怪，而愿意发见它们，并且把它们记录下来，那总数肯定是大有可观的。我们得承认一个人之所以要手淫，主要的目的还是要使烦躁的神经系统得到静谧。对于健康与正常的人，若年龄已早过春机发陈之期，而依然维待着谨饬的独身生活，则除非为了减轻身心两方面的紧张的状态，决不肯多作自动恋的活动，这种人间或手淫一次，也自有它的利益。

---

[1] 卢梭（或译卢骚）便是极好的一例。卢梭对于一己手淫经验的追叙，见《忏悔录》第一篇第三卷。卢梭对婚姻与恋爱有很新颖的理论，著有专书叫作《新爱洛伊丝》（*La novelle Heloise*，近人伍蠡甫氏有译本），而其所娶者为一低能之女子叫作 Therese；其对于子女教育也有很高明的见解，著有专书叫作《爱弥儿》（*Emiles*），亦有中译本。而其所生子女多人则自己不能教养，而先后送入孤儿院，真可以说是“可得而论，难得而行”！

美国的罗比医师，根据他多年的行医经验，又参考到刚才所说的一番意思，对于手淫的利害问题，又有过一个更积极的主张。在他1916年出版的《合理的性伦理》（*Rational Sex Ethics*）一书及后来的著述里，他不但承认自动恋的行为不仅没有坏处，并且有积极医疗的价值，不惜郑重地加以介绍。他认为手淫对于增进身心健康的效能，并不多让于正常的交合，尤其是对于女子。我以为这种学说，是大有修正的余地的。近代两性的问题，即单就个人一方面说，也已经是一个极复杂的问题，若说手淫的办法就可以解决，怕不免要受脑筋简单的讥诮。以前有人主张，用推广妓业的方法来解决性的问题，也有人主张严格的男子贞操来消极地应付性的问题，罗氏的主张岂不是和它们同样的简单，同样的要不得？贞操的主张走的是禁止的一路，罗氏的主张走的是放纵的一路，放纵之与禁止，同样地失诸偏激，[1]我看不出有什么更高明的地方。我认为在这些地方，医生的态度应以同情的了解为主，也不妨以同情的了解为限，至于病人应当采取什么行动，最好让他根据一己的性情与当时的境遇自己决定，做医生的大可不必越俎代谋。

另一位作家，沃尔巴斯特（Wolbarst）的态度比罗氏的要高明一些了。沃氏认为手淫不应当鼓励，但同时也承认，假使性的冲动已发展到相当地步以后，也自不宜强为抑制，沃氏在这一点上引一句中国谚语说：“与其教心神褪色，不如让身体满足。”

---

[1] 参阅译者在本书籍首所题绝句。

（或“与其窒欲伤神，不如纵欲怡神”）[1]沃氏以为我们对于自承手淫的人不宜加以谴责，假如本人已经在自怨自艾，则任何谴责的语气尤应在竭力避免之列。沃氏又说得很对，有的“道学家”赞成用手淫的方法来维护表面的“性的德操”，这种假道学与伪德操，我们实在不敢苟同。一个人诚能坦白地怀抱着性爱的自然冲动而不以为耻，冲动之来，能平直地予以应付，而应付之方，间或出诸手淫一途，而不求文饰，这个人的道学与德操，虽非尽善，实在要居此辈之上。

总之，手淫是无数自动恋现象中的一种，而凡属自动恋的现象多少都有几分无可避免的性质，手淫当然不能自外于此。我们最聪明的办法，也就在充分地承认这几分不可避免的性质。文明社会的多方限制既如彼，而性欲的力求表现又如此，试问各种变相满足的方式又如何可以完全幸免。我们诚能抱定这种态度，则一方面对于自动恋的活动固应不加鼓励，不让它们再变本加厉地发展，一方面却也不宜深恶痛绝，因为深恶痛绝的结果，不但可以叫所恶绝的事实隐匿起来，不让我们有观察与诊断的机会，并且足以酝酿出种种比所恶绝的更可恶而更无可救药的弊病来。[2]

---

[1] 沃氏所引中国谚语的原文如何，译者不得而知，但谚语所表示的精神，是和国人对于性问题的传统的精神相符合的。佛教所介绍进来的态度除外而后，中国人的性态度，是既不主张禁欲，也不主张纵欲，而是主张比较中和的节欲，参看译者所写《性与人生》一短篇，现辑入《优生闲话》（《人文生物学论丛》之一辑，稿存北平，因战事搁置未印）。沃氏所著书叫作《亚当的儿孙》。

[2] 诺思科苛特（Northcote）所著《基督教与性问题》一书可供本节一般参考之用。

第六节 影恋[1]

影恋或“奈煞西施现象”（Narcissism）最好是看做自动恋的一种，而在各种之中，实际上也是最极端与发展得最精到的一种。影恋的概念，在各个性心理学家的眼里，历来很有几分出入，几分变迁，所以我们不妨把它的历史简单地叙述一道。四十多年前，科学的领域里是找不到这概念的踪迹的，不过在小说故事里，在诗词里，我们却可以追溯得很远，而在古希腊的神话里，更可以发现它的中心的地位；同时这中心的地位还有一个人神参半的象征，就是水仙神，在神话里叫做奈煞西施（Narcissus）。[2]自精神病学发轫以来，学者在病人身上，所发见的有似奈煞西施所表现的状态，固然是不一其例，不过一直要到1898年，我们对于这种状态，才有一个比较综合的叙述。那一年，我在《医学家与神经学家》杂志上发表的一篇短稿里，

[1] 本节内容十之八九出霭氏以前做的两篇论文，一即《自动恋》，现入《研究录》第一辑，关于影恋一部分的讨论，见206—208页。另一篇即名《影恋》，入后出的《研究录》第七辑。

[2] 希腊神语里说，少年奈煞西施，丰姿极美，山林之女神哀鹄（Echo）很钟情于他，而他却拒而不受。终于使哀鹄憔悴以死，死后形骸化去，只剩余得一些山鸣谷应时的回声（今英语中指回声的一字，就是echo，这便是最初的来历了。哀鹄有爱未酬，赍志以没，好比空谷传声，所得以应答的依然是自己的音声，哀鹄之所以成回声，显然还有这一层意思在内）。于是司报复之神涅墨西斯（Nemesis）赫然震怒，罚令奈煞西施和泉水中自身的照影发生恋爱，奈煞西施对影欷歔，日复一日，最后也不免憔悴以死，死后化为后世的水仙花，至今水仙花的科学名词也就是这位顾影自怜的美男子的名字。我们把这名字译做奈煞西施，多少是音义兼译的；译者曩作《冯小青》一书时，即作此译法，虽属一时戏笔，尚不伤雅，今仍其旧。

初次把自动恋的现象简单地介绍出来时，我在结论中，一面描写着一个极端的自动恋的例子，一面说，这种极端而有类乎奈煞西施的状态，有时候可以在自动恋的例子中发见，而在女的例子中也许更容易发见；这种例子总是把她的性情绪，大部分甚至于全部分，在自我赞美的行为中表示出来，也可以说，她的性情绪可以大部或全部被自我赞美的活动所吞并而消灭；自我赞美原是当初奈煞西施的唯一特点，所以说，这种例子有类似奈煞西施的状态或行为倾向。我这篇稿子传到了德国，奈克立刻用德文做了一个简括的介绍，又把我所说的"奈煞西施似的倾向"直接译成"奈煞西施现象"（Narcismus，等于英文的Narcissism）；[1]同时，他又说过一番话，表示他同意的见解，并且说，这真是我所谓的自动恋的"最古典的方式"了。不过他又说，这现象也可以招致性欲亢进的状态，这我却没有说过，我也不承认这现象可以到此境界。罗雷德在男子中也观察到几个很显著的例子，而替这现象起了一个名词，叫"自动而孤独的性现象"（automonosexualism）。希尔虚弗尔德的作品里用的也是这个名词。到1910年，弗洛伊德也接受了奈克所制定的名词和概念，不过他认为这不过是男子同性恋发展过程中的一个阶段，在这阶段

---

[1] 奈煞西施现象，译者一向也译作"影恋"，因为影恋确属这个现象的最大特色。希腊神话所表示的如此，后世所有同类的例子也莫不如此。不论此影为镜花水月的映像，或绘制摄取的肖像，都可以用"影"字来概括。中国旧有顾影自怜之说，一种最低限度的影恋原是尽人而有的心理状态，霭氏在别处也说："这类似奈煞西施的倾向，在女子方面原有其正常的种子，而这种种子的象征便是镜子。"（《研究录》第一辑，260页）

里，他认为同性恋的男子不免把自己和一个女子（普遍总是他的母亲）认做一体，因此，精神上虽若爱一个女子，实际上却是爱上自己。到1911年，朗克一面根据我在1898年所论列的意思，一面大致接受弗氏这派的见解，也认为这种现象不仅是属于常态的变异范围以内，而不是一种变态，并且是性发育过程中一个相当正常的阶段；变异范围以内之说原是我的议论，而阶段之说却是弗氏一派的补充了。朗氏的研究很引起了弗洛伊德的注意；1914年，弗氏一面接受朗氏的见解，一面又作进一步的申说，认定每一个人，不分男女，都有一个原始的影恋的倾向；人生都有保全一己性命的本能，此种本能的心理表现是和利他主义相反的利己主义，所谓影恋倾向者无他，就是这性的大欲对于利己主义所贡献的成分，所以完成整个的利己主义者；[1]影恋在选择对象的时候，有时也是一个最能左右一切的力量，它可以选择当时此地的本人做对象，也可以选择时过境迁的本人（故我而非今我），也可以选择未来与理想的本人而非现实的本人，也可以选择以前本人的一部分，而目前这部分已不再存在；影恋的概念到此，便最合于寻常的用途了。[2]

---

[1] 饮食男女，古时候便称人生两大欲，近代心理学家对于本能论的见解虽大有争持，但自我保全与种族保全的两种固有而非外铄的行为倾向，则谁都加以承认。如今信如弗氏一派的议论，则于影恋之中，我们俨然发见了这两个大欲或两大行为倾向的总汇！影恋有如许大的意义，当非在一般人初料所及，近世摄影事业的发达，一半的解释固然是光学昌明，还有一半解释，恐怕就得在这里寻找了。

[2] 参看哈尼克（J. Harnik）《男子与女子的影恋的发展》一文，载《国际精神分析学杂志》，1924年1月号。

自1914年以后，弗氏自己对上文的见解又续有修正与补充，[1]而许多别的精神分析学者，弗氏一派或非弗氏一派的都有，又把它推进到一个极端，认为各种宗教与各派哲学全都是一些影恋的表示。最后，到菲伦齐（Ferenczi）手里，竟以为造物在化育群生的时候也受了影恋的动机的支配！影恋的例证，在未开化的民族以及一切民族的民俗学里，也都有发见，此方面的作家甚多，例如罗埃姆（Róheim）。朗克很早就指出过，民俗学家弗雷泽（Sir James Frazer）的作品里，就可以找到不少资料供这方面的心理研究。[2]

---

[1] 弗氏前后议论见所著《性学说的三个贡献》和《文集》第四册。

[2] 在中国，在这方面的唯一的尝试是译者所作关于《冯小青》的研究。此稿曾经四五次的改易或修正。初名《冯小青考》，作于民国十一年，年在清华学校读书时梁任公先生的“中国五千年历史鸟瞰”班上。次年，送登某期的《妇女杂志》。民国一六年年扩展成《小青的分析》一书，交新月书店出版。再版时又改称《冯小青》，续有增益。三版起归商务印书馆印行，于一般的修正外，又于篇末添印近年所作关于冯小青的两种短稿，曾先后揭登林语堂先生所编的《人世间》。

小青影恋之例，据译者读书所及，恐怕是见诸载籍的最早的一例，也无疑是最典雅的一例。其在心理学上的价值，也当在四十年来西洋所著录的许多例子之上。译者早就想用英文再写一过后，就正于霭氏和其他西方的先进，可惜蹉跎了十余年，还没有成为事实，而大师像霭氏，已经于去年（1939年）夏季谢世了，不胜慨叹！

小青而外，影恋的例子还有，前曾择优列入《冯小青》一书的附录中，兹再述一例。宋代有女子名薛琼枝者，湘潭人，随父居杭州，年十七卒。后人追叙她的病态及死状，有说：“每当疏雨垂帘，落英飘砌，对镜自语，泣下沾襟。疾且笃，强索笔自写簪花小影，旋即毁去，更为仙装，倒执玉如意一柄，侍儿傍立，捧胆瓶，插未开牡丹一枝，凝视良久，一恸而绝。”详见清人乐宫谱所作《蕊宫仙史》一文。译者按：此例极似小青，疑出好事文人剿袭的故技。不过“倒执玉如意一柄”以下三四语又颇有性心理上所称象征的价值，疑非以前的文人所能捏造，姑作一例，附录于此。

第七节　性的教育[1]

我们在上文看到婴儿期与童年期的种种生活表现里，性的表现有时好像是不存在似的；有时见得存在，又往往很模糊；有时候虽不模糊，我们却又不宜把解释成人的性表现时所用的方法来解释它们。

因为有这种种情形，所以就是比较善于观察的人，对于这时期里的性生活所表示的态度与所主张的政策，也往往很不一致，至于不善观察及观察错误的人，还有一听见婴儿及孩童也有性的生活就不免谈虎色变的人，可以搁过不说了；好在到了今日，这种人已经一天少似一天。在所谓善于观察的人中，有的觉得在正常与健全的孩子身上，找不到什么真正的性表现；有的认为不论孩子的健康程度如何，不论有无神经的病态，性的表现总是有的，不过在方式上很有变化罢了；还有第三种人，一面承认这年龄内性生活的存在，一面却说这种过早的表现是不正常的，至少，精神分析派学者朗克晚近的立场便是这样。他在《近代教育》一书里说："性现象对于儿童，是不自然的；我们可以把性看做一个人天生的仇敌，并且打头便存在，仇敌是不能不抵抗的，并且得用人格的全力来应付。"朗氏这种见地，倒可以和文明社会里以至于原始文化里的一个很普遍的态度互相呼应，不过若专就儿童的性生活说话，这见地

[1]　本节大部分根据霭氏以前所做的《性的教育》一文，即《研究录》第六辑《性与社会关系》的第二章。民国二十一年，译者应基督教青年会全国协会之约，曾将此文译出，交协会书局作单行本印行。

是否适用，却是另一个问题。

我以为对儿童性生活的应有态度是一个保健的态度；健是目的，保是手段，需要大人随时随地注意，但是注意的时候，却又应该谨慎出之，不要让儿童注意到你在注意他。童年的性爱的冲动往往是无意识的、不自觉的，大人注意不得当，就可以化不自觉为自觉，这种自觉对儿童并没有什么好处。儿童自有其不自觉的性的活动，保健的任务不在呵斥禁止以至于切心于责罚这一类的活动，而在使这一类活动对于本人或对其他儿童不发生身体上的损伤。保健的任务无疑是母亲的任务；做母亲的，除了上文所说的以外，似乎还应当注意一点，就是不宜过于表示身体上的亲爱，因为这种表示对于神经不大稳健的儿童，难免不引起一些过分的性的情绪。特别重要的一点是，对于儿童一般的天性与个别的性格，应该精心了解。一般壮年人不懂年龄与心理发展的关系，往往喜欢一厢情愿地把自己的感觉当做儿童的感觉，即自己在某种场合有某种感觉时，认为儿童到此场合也会有同样的感觉；那是一个很大的错误。儿童有许多活动，在大人看来是有卑鄙龌龊的性的动机的，事实上往往是全无动机可言，更说不上卑鄙龌龊一类的评判；儿童之所以有此种活动，一半是由于很单纯的游戏的冲动，一半是由于求知的愿望。这种见解上的错误近年来也很受精神分析派的影响，这一派的一些不谨严的学者，侈谈童年性现象的结果，不免教这种错误更牢不可破。

一件很不幸的事是：研究儿童心理的学者所有的知识经验

往往得之于神经病病人的研究。朗克在《近代教育》一书里说得好："一切从研究近代式的神经病态得来的一般结论，是必须经过郑重考虑之后才可以接受的，因为在别的情况下，人的反应是不一样的。"朗氏又说，今日的儿童并不等于原始的成人；[1]我们在实施教育的时候，那教育的方法与内容，最好是不过于固定。

性知识的启发固然是一个不容易讨论的问题，但教育界一些最好的专家，到今日至少已经承认两点：一是这种启发应该很早就开始，性知识的一般基本的要素应当很早就让儿童有认识的机会；二是主持这种启发的最理想的导师是儿童自己的母亲，一个明白而真能爱护子女的母亲也应该把这种工作认为母道或母教的最实际的一部分。我们不妨进一步说，只有母亲才配担当这部分工作，而且可以担当得没有遗憾，因此，母亲自身的训练便成为儿童健全发育的一个先决与必要的条件。持异议的人有时说，这种启发工作是有危险的，儿童对于性现象的态度，本属一片天真，毫不自觉，一经启发，难免不叫它的注意故意与过分集中在性的题目上。这话固然有几分道理，但我们也得了解儿童心理自有其一番自然的活动，揠苗助长当然不对，把这种自然的

[1] 演化论发达以后，部分生物学家，尤其是德国的海克尔（Haeckel），创为"重演论"（theory of recapitulation），以为个体发育的历史就是重演种族进化的具体而微的历史，更进一步而有人认为今日的儿童可以比拟原始时代的成人。在十九世纪的末年，他们在这方面还出过好几本的专书。这学说大体上是有几分对的，但若过于刻画，至于把文明社会的儿童和原始社会的成人完全等量齐观，那就很有问题了。

活动完全忘记了，也有它的危险。[1]一个孩子想知道婴儿是怎样来的，这样一个愿望并不表示它已经有了性的自觉或性的意识，乃是表示它知识生活的进展，婴儿的由来是一桩科学的事实，它想发见这事实，是情理内应有的事。年岁稍微大一点，它更愿意知道异性的人在身体的形态上究竟和它自己有些什么不同，这种愿望也是一样的自然，一样的不失其为天真，这一类自然的好奇心，是应当而可以有简单与合理的满足的；设或得不到满足，而得到的却是大人的两只白眼或一番呵斥，那其结果，才真足以唤起一些不健全的意识。儿童从此就乖乖地不求这一类问题的解答了么？当然不会。它公开的得不到解答，它就暗地里设法解答；等到暗地里设法，不论设法的成败，也不论所得解答的对与不对，一种不健全的性意识便已经养成了。

母亲所授予子女的性知识应当完全不带任何正式与特殊的意味。就通常的情形说，母子的关系总是很自然很亲密的，在这种关系下，一切生理的作用都可以成为问答与解释的题材，而贤明的母亲自然会随机应变，而应答得恰到好处；所谓随机，指的是有问题时加以答复或解释，所谓恰到好处，指的是视儿童的年龄与好奇的程度而决定说话的份量，无须讳饰，也

---

[1] 孟子在《公孙丑·上篇》里说："必有事焉，而勿正，心勿忘，勿助长也。无若宋人然。宋人有闵其苗之不长而揠之者，芒芒然归，谓其人曰，'今日病矣，予助苗长矣。'其子趋而往视之，苗则槁矣。天下之不助苗长者寡矣。以为无益而舍之者，不耘苗者也；助之长者，揠苗者也。非徒无益，而又害之。"这一段话译者认为是教育的最好的一个原则，一般的教育不能不用它，性的教育当然不能自外，以前的人对于性的教育，失诸不耘苗，今日我们应避免的错误，却是揠苗助长。

无须解释得太细到。性与排泄一类的问题，应当和别的问题同样简单与坦白地作答，而作答的时候，更丝毫不应当表示厌恶或鄙薄的神色。家庭中的仆妇当然不足以语此，她们鄙夷性的事物，对于粪便的东西，厌恶之情更不免形于辞色。但是一个贤明的母亲对于子女的粪便是不讨厌的；而这种不讨厌的态度却是极关重要，因为在形态上排泄器官和性器官是近邻，对前者的厌恶态度势必牵涉而包括后者在内。有人说过：我们对于这两套器官应当养成的一个态度是：既不以为污秽而憎恶，也不以为神圣而崇拜。不过，完全把这两种器官等量齐观，也是不相宜的，双方都很自然，都毋庸憎恶，固然不错，但是双方的意义却大不相同；性器官的作用，一有不当，对个人可以酿成很大的悲剧，对种族可以招致很恶劣的命运，所以在性器官的方面，我们虽不用神圣一类的词来形容它，我们也得用些别的一针见血的形容词。

早年性教育对于成年以后的价值，我们从几种研究里可以看出来。戴维斯医师的范围很广的研究便是一例。戴氏把已婚的女子分做两组，一是自以为婚姻生活愉快的；一是不愉快的。她发见在愉快的一组里，幼年受过一些性的指点的占57%，而在不愉快的一组里，只占44%。汉密尔顿医师研究的结果和戴氏的不完全符合，不过汉氏的研究资料比戴氏少得多，怕还不能做定论。但汉氏的研究里，有一点是很有意义的，就是，就女童而言，性知识的最好来源是母亲；凡是幼年从母亲那边得到过一些指授的，结婚以后，65%的性关系是“相宜的”，但是在“不相宜的”一组里，受过这种指授的，不到35%；若性知识的来源不是母亲而是伴侣，或其他不正当的性的讨论，则“相宜”的例子降而为54%；还有一小部分的女子，其性教育的来源是父兄而不是母亲，则其婚姻生活也大都不愉快。[1]

上文讨论的要点是，儿童的单纯而自然的发问，不提出则已，一经提出，便应同样单纯而自然地加以答复；如此则在他的心目中，性可以不成为一个神秘的题目，而他的思想的发展，既不至于横受阻碍，他在这方面的情绪，也不至于启发得太早。若有问不答，再三延误，把童年耽搁过去，就不免发生问题了。要知在童年期内，此种性的问答，偶一为之，是很自然而很容易的，一到童年快过的时候，不特做父母的觉得难以启口，就在子女也轻易不再发问，而向别处讨教去了。

至于裸体的认识也以及早取得为宜。如果一个孩子在童年发育的时期里，始终没有见过异性孩子的裸体形态，是可以引起一种病态的好奇心理的；再若一旦忽然见到异性成年人的裸体形态，有时精神上还可以发生一个很痛苦的打击。总之，儿童中的两性从小能认识彼此的裸体形态，是很好的一件事。有的父母，在自己洗澡的时候，总叫年纪小一些的子女一起洗，也是一个很好的办法。这一类简单与坦白的处置，一方面既可展缓儿童的性的自觉；一方面更可以预防不健全的好奇心理的发展，确乎可以避免不少危险。我说这种处置可以展缓性的自觉，因为我们知道，在实行小兄弟姊妹同浴的家庭里，男女儿童往往并不理会彼此形态上有什么显著的

---

[1] 两位医师的作品已再三征引过，见以前的注文。汉氏所称“相宜”与“不相宜”原文为adequate与 inadequate；如此迻译，盖取“宜尔室家”一类语句中“宜”字之意。

不同。我以为凡是足以展缓性的自觉的影响，都是对未来的发育有利的影响，而凡是足以引起神秘观念的做法都不能达到这样的目的。这是目前聪明一点的性卫生学者都已了解的。

不过我们要记得，到底怎样对待儿童才算真正贤明的态度，一时还不容易有定论。近来的教育家就儿童的心理曾说过，与其说父母视生活的需要而陶冶其子女，毋宁说子女就其自身的需要而陶冶其父母，这话固然不错；不过我们要知道，子女对父母的这种陶冶功夫也并不容易，一方面，儿童固然有他的个别的需要；而另一方面，社会传统的种种生活习惯也始终自有它们的力量，不能抹杀不管，所以，怎样正确看待儿童的地位决不是一件简单的事。儿童本位的教育虽势在必行，但确乎是很难实行的一种教育，特别是在今日。一方面，以前固定的成套的集体教育既不适用；而另一方面，儿童的发育的程度又不足以教他有成人一般的自我制裁的能力；所谓难行，就因为这一点了。朗克在《近代教育》里说："今日的儿童所必须经历的童年，事实上比人类有史以来任何时代里的儿童所经历的更要见得危机重重。"

因此我们不要觉得奇怪，即在一般已经改进的状况下，我们依然可以碰见所谓"困难"或"有问题"的儿童，目前教育心理学家径称此种儿童为问题儿童。不良的遗传与环境依然会产生这类儿童。目前将次流行的一些比较开明的见解大体上也许已经很够作一种指导，来应付这类儿童，而无须乎特别向专家请教；但对于一些特殊的例子，专家还是少不得。所以近年来英美各国社会对于问题儿童的种种努力是很值得我们注意的。这种努力逐渐把问题儿童看做医师、心理学家、精神病学家与社会工作者所应协力注意的对象，而不再以“顽皮”“怙恶不俊”一类的形容词相加，从而掉头不顾，这也是很可以叫人满意的一点。1909年，美国芝加哥城因慈善家德茂夫人（Mrs. W. F. Dummer）的高尚和慷慨的公益精神，设立了一个少年精神病理研究所（Juvenile Psychopathic Institute），请了这方面的专家希利（William Healy）做所长。[1]到了1914年，该研究所又改为少年法庭（Juvenile Court）的一部分。这可以说是儿童生活指导所一类的社会运动的发端了。从此以后，各国的大都市里渐渐都有这种机关的创设，大抵机关中总有三个专家，通力合作，一是精神病学家，二是心理学家，三是社会工作者。有时候一个懂得精神病理学、儿童心理学与社会工作者的医师也许够了，并且还简便得多；不过这样一个全才的医师是不容易寻到的，即使寻到，他又有他的繁忙的医务，不肯弃彼就此。无论如何，儿童指导所的事业目前正在持续发展、方兴未艾之中。它很可能一本心理与病理的学识为指归，而不依附任何学术的派别，[2]果然如此则无论它如何发展，我们总是欢迎的。纽约的儿童指导所的规模是极大的；伦敦的儿童指导所成立于1930年。

儿童指导事业所引起的研究工作将来对人类流品的认识，

---

[1]　希利是这方面最有权威的专家，他的著作很多，最著称的是1915年出版的《犯罪行为者的个人》（*The Individual Delinquent*）。

[2]　霭氏于此大概暗指精神分析的一派与其他偏重暗示与催眠一类方法的人。因为近来在西洋各国，靠精神分析的招牌而大走其江湖的人很多，所以霭氏有这句话。

也许可以促进不少。医学界对于所谓“流品学”或“体质学”（constitutionology），即研究人类身心品类的专门之学，很早就发生兴趣，因为这种研究不但于医学有利，与一般的生活也有莫大的关系。不过一直要到最近几年，这方面研究的资料才归于切实，而流品学在科学上的地位才算站稳。我们甚至可以说，一直要到1921年，等到克瑞奇默尔教授（Prof. Kretschmer）划时代的著作《体格与品格》（*Physique and Character*）问世以后，流品之学才算真正放稳在一个科学的基础上；固然我们也承认这门学问目前还幼稚，而还在发展之中。

我们从广处看，我们可以说，性的启发与性的教育对于今日文明社会生活的意义，要比以前任何时代为大。春机发陈期以内的性的启发与其应有的仪节是一向公认有族类的价值的。在中非以及别处许多民族里，即我们多少错认为“原始”[1]的民族里，这种启蒙的仪节不仅是一个神圣的典礼而已，并且确乎是进入成年生活的一个实际的准备。儿童到此年龄，也许已经熟悉性是什么，也大抵确已认识性是什么，因为在以往的游戏生活里，性早就成为一个主要的题目，而在大人的心目中，这种游戏也认为是无伤大雅而加以放任的。不过，一到春机发陈期，他们就另有一种严重的看法了。性不止是个人的事，也是社会与民族的事，个人有需要，社会与民族也有它们的责成，为这种责成计，青年男女不能没有相当的准备，于是乎一种可

[1] “原始民族”的称呼，自从1915年起，比较科学的人类学者与民族学者大都已经改用“单纯民族”的称呼。英国社会学家霍布豪斯（L. T. Hobhouse）似乎是最先提出这称呼的人。

以叫做道德教育的训练就不能没有了。这种训练往往是相当短的，也很干脆，受训的人一面也许在身体发肤上要受一些故意的毁损，也许生活上要受严密的隔离和多方的禁忌，一面老辈就把对于团体生活应负的责任以及部落流传的种种神秘的事迹传授给他们。经此训练，一个孩子就变做一个成年的男子或女子，而从此也就有他或她的新的社会地位、新的权利与新的责任。这无疑是一个很好的制度，至少在比较原始的生活状态下，这已经是再好没有的了。在信奉基督教的国家里，很不幸，此种制度的遗迹，不是已经消散到一个无关痛痒的程度，便是已经等于完全消失，无迹可寻。[1]

到了今日，我们西方人忽然醒悟，感到这种制度方面的损失是不幸的，而正在想法挽救。不过我们当然不能复古，而必须另外想些办法，而在想法以前，我们先得把我们目前所经历的文化的性质考察一下。[2]

---

[1] 中国古代男子的冠礼与女子的笄礼显然是此种启蒙制度的遗迹，见《礼》经《士冠礼》《士昏礼》《冠义》等篇。士冠礼是适用于士以上的各级的，包括天子的元子在内，而别无他种冠礼，可见它是很普遍的一种礼节，此种普遍性多少暗示着它的古老性。《士昏礼》说：“女子许嫁，笄而礼之，称字，祖庙未毁，教于公宫三月，若祖庙已毁，教于宗室。”此数语最能表示笄礼是从更古远的启蒙仪节蜕化而来的。《士冠礼》的祝词说：“弃尔幼志，顺尔成德。”足征此种仪节的最大的效用，是在宣告一个人已经从童年进入成年。可惜文献无征，存于今日的，只是一些祝礼之辞，其他节目已无可考见了。

[2] 霭氏在这一段文字及以下两三段里所有的动词用的都是已过的时态或适才完成的时态，译者酌改为当前的时态，一则因为觉得霭氏对演变中的教育制度不免过于乐观。

在目前文化的发展阶段里，我们的教育完全侧重在理智的一面，而教育家所认为重要的教学方法，或一般人所认为时髦的教学方法，也无非是一些开发智力的方法。不过性的冲动，尽管到现在还是个人生活与社会生活的主要基础，是不容易引进到智力开发的范围以内的。因此，到今日为止，我们的教育制度里就根本没有性的位置；性既然是一个不合理性的现象，又如何挤得进去呢？我们的教育制度和古代及原始民族的启蒙制度可以说完全两样，启蒙的制度里有些很值得称赞的东西，就当时的情形而论，在这种制度里也已经应有尽有，而这些特点，我们当代的教育反而却拿不出来；换言之，这些古代的启蒙制度是完整的，是以囫囵的人格做对象的，我们到今日才算有一个“完人”“成人”或“通人”的自觉也未始不是这种制度之赐。不过近代的教育却反而不足以语此，它的对象不是生命的全部，而是生命的一部分，特别是赚钱吃饭的那一部分。

我们目前对于性以及和性有关事物的一种漠视的态度，或厌恶的态度，甚或鄙薄的态度，无论浅深的程度如何，总有很大的一部分不能不推溯到此种专重理智的教育上去。今日教育制度下的人才里，其表面上特别聪明而有成就的人才，即专门致力于一种狭隘的学科，而以为已足的人才，对于性与恋爱一类问题的态度，特别容易走上冷讥热讽的一途，是不为无因的。这是他们学校训练的一个自然与必然的结果，虽不在办学的人的意向和计划之中，而其为成绩的一种则一。[1]在古代启蒙制度与方法之下，

[1] 霭氏这一段观察很深刻。译者十余年来自己的观察，也很能坐实这一点。

这种结果倒是没有的。因此，在我们建立新的教育制度的时候，无疑这一类的弊病是要设法避免的。

不过原始社会的制度里，也有一点为我们所不取，就是，性的启蒙工作，不应展缓到春机发陈的年龄。精神分析派学者的努力早就教大家知道，性生活表现得很早，往往远在这年龄以前：这一点事实我们以前也未尝不知道，不过，若不是因为这一派的学者，我们的了解决不会有目前这样的清楚。我们有此了解，未来的启蒙工作便应照这了解做。性与种族的关系，无疑开始于春机发陈的年龄，不过性与个人的关系——间接也未始没有它的种族的意义——是很早就开始的，甚至在婴儿期内就开始的。

因为性生活的开始事实上是这样的早，所以启蒙的责任，不能再像古代似的归之于部落或社会，而应归之于家庭与父母。在家庭的情况下，启蒙工作也当然不是短期的、正式的一套仪节所能概括，而应当是一种比较长期的、自然演进的，以至于几乎不知不觉的一个过程，主持这过程的人是父母，最好是母亲，一个贤明的母亲，一个在这方面不受传统忌讳拘束而光明坦白的母亲。以前做母亲的人因为拘忌太多，坦白不足，一面既不容易认识儿童也可以有性的生活；一面即使认识，也不免噤若寒蝉。

在学校里，我们希望课程方面，可以按照儿童发育的程度，而讲授一些基本的生物知识，中间当然包括人类生命的一些主要事实，连同性的事实在内，而并不准备把性特别提出来，或特别地加以申说。这种讲授无疑也是男女孩子都应当听到的。我想我们这种希望不过分，而是情理内当有的事。英国著名的生物学家盖茨（R. Ruggles Gates）说过："每一个学校里的孩子，不论男女，应当接受一些讲解，使明白动植物的本质、结构、功能以及物类之间所有的血缘上的关系和功能上的交相感应，这些是他的教育的一个主要的部分，万不可少的。同时，他们也应当有机会知道一些遗传的道理，晓得每一个个体的遗传特点，即推而至于最微细的项目，没有一点不得诸于以往的先世，而将传诸于未来的后辈。"[1]

上文所说的教育，再向前进展一步，就到达古代的启蒙制度所注意的实行礼教的阶段，到此，也就成为一种有种族含义的性的教育，而不是个人卫生的性的教育了。我们必得从有如上文盖氏所说的生物学的立场来看性的现象，我们才可以达到古人所见到的那个性的神圣概念，并把它提高到现代的水平；有的人，因为深怕子女把性看得太神妙了，故意要把性看得如何平淡、如何寻常，甚至于拿它和饮食排泄一类的作用等量齐观，那是不对的；他们的用心虽有几分可恕，毕竟是一个愚蠢的见解，了解生物学的人却知道性的作用，在意义上要比饮食溲溺深长得多，它不只是种族所由维持缔造的因缘，并且是未来世界里一切理想的局面所由建立的基础。性的冲动尽管有它的许多别的有关个人幸福的作用，但一切作用之中，方才说的一层无疑是最中心而颠扑不破的。

我们说的性的其他作用也自有它们的重要之处。性的冲动，除了用在狭义的性生活上以外，在一般生活上也有很大的

[1] 盖氏是一位植物学家与遗传学家，著作中和我们最有关系的是《人的遗传》一书，记得他在讨论血型遗传的一章中，还特别提到中国《洗冤录》一类的书和滴血的方法。

推动力量，以往教育制度的漠不关心与存心鄙薄已经把这种力量的锐气磨折了不少。但唯其在以往横遭过磨折，今后便更有培养与发展此种力量的必要。要知理智在生活上的地位虽属极端重要，终究是孤阴不生，独阳不长的，它在个体的心理生活里，是没有活力的，没有什么前进的锐气的，要有的话，总得靠性的广义的力量的协作。不过今日文明社会中，孤阴不生，独阳不长的倾向虽多，性的冲动幸而还没有受什么根本上的损伤，幸而性的元气是百折不挠、百斫不丧的。我们甚至可以同意朗克所说的一句话："我们的教育虽多方面叫生活理性化、理智化以致畸形的理智化，我们还留得最后一个枯竭不了的情绪的源泉。"那就是性源泉了。这源泉是取之不尽、用之不竭的，无论取用的方法是自然的表现抑或人为的升华——两者事实上是并行不悖的，完全抑制其一以成全其二是情理所无法许可的——我们总会从这里取得巨大的力量来把人类文明推向光明的未来。[1]

---

[1] 霭氏于本节末开列的书籍或论文，除上文已见者外，又有如下的几种：

皮姆牧师（Rev.T.W.Pym）：《关于性问题的教育的需要》，《不列颠医学杂志》，1931年8月1日。

查德威克（Mary Chadwick）：《儿童发育中的若干困难》（书中特别注意到父母的若干错误）。

哈特（Bernard Hart）：《一个儿童指导所的工作》，《不列颠医学杂志》，1931年9月19日。

科克（Winifred de Kok）：《为儿童说新生婴儿》。

施瓦因尼茨（K.de Schweinitz）：《婴儿的由来》。

第四章　性的歧变与性爱的象征

第一节　性的歧变[1]

在以前，一切关于性生活的著作家都一厢情愿地认为这种生活只有一个格局，而凡是不合这格局的便是不属于“常态的”。在他们的心目中，这一点似乎是一个早经论定的真理，无须乎再事探讨，而所谓那唯一的格局，他们也始终不曾有过详细的解释或确切的定义，好像每个人都是生而知之的一般。不过我们对于性生活的事实加以亲切的探讨以后，我们立刻发见这不是一个真理而是一个假定，并且这假设还是错误的。事实上性生活的格局也远不止一个，一定要说一个数目的话，与其说少，毋宁说多，甚至于我们可以说每一个人有一个格局，也还不至于离真相太远。我们至少可以说格局有好几个类型，一个人的性生活总有一个类型的隶属，而所谓隶属指的也不外是近乎某一类型的格局，而决不会恰好是这个格局。自从我开始研究性心理学之日起，我就看到这一层，在我的作品里，我也时常说明一点，就是性生活的变异范围，和自然界其他方面的变异范围一样，是很大的，唯其范围大，所以正常一词所适用的境界也就相当的广。单一格局的说法是无论如何站不住的。

---

[1]　本节根据很广，霭氏的全部的《研究录》多少和本节有些关系，但特别是第三辑里《性冲动的分析》与《快乐与痛苦》等文字和第五辑里的《性爱的象征现象》一文。

到了今日，大抵经验较多的观察家也都渐渐承认了这一点。只举一个例罢，著名的妇科专家狄更生说，我们“对单一的固定的性格局所表示的怀疑正一天比一天大起来”。[1]

什么叫做正常的变异范围呢？这却也不是一个容易答复的问题。不过我们不妨提出一个标准来。性的目的原在生殖，我们可以说凡属多少能关照到生殖的目的的性生活，尽有变异，总不失其为正常。这并不是说凡属不以生殖为目的的性生活都是不合理的；那决不是，有时候，例如为个人健康计或民族卫生计，这种目的的暂时放弃在道德上是必须的。[2]不过，有的性活动，非但不以生殖为目的，并且在方式上根本使生殖成为不可能，并且采取这种方式时，总有几分故意，那都可以说不合理了，不正常了。这一类的性行为我们叫做歧变。

性的歧变以前在西洋大家就叫做“邪孽”。当初一般人的普遍的见解，总认为性的变态行为是一种亵渎神明的孽，或一种违反道德的罪过，至少也是一种足以戕贼个人身心的恶癖，邪孽的名词便是在这种见解之下产生的。即在今日，凡属受传统观念所束缚而无由解脱的人还时常用到这个名词。在早年我自己也用过，不过用的时候心上总有几分不愿意，所以一面用，一面总要加以特别的解释。我现在认为（妇科专家狄更生

[1] 见狄氏与比姆女士合著的《一千件婚姻的研究》一书。

[2] 所指当然是各式生育节制的行为。晚近论生育节制的道德的人，大抵承认只有在两种情形之下，节育是合情理的，一是母亲有病态，不宜任生育之劳；二是男女的一方或双方有违反民族卫生或优生原则的遗传品性。

也有这意见）最好是完全不用这名词，我们关于性生活的知识也已经到达一个境界，教我们不再用它。这名词是从拉丁文的“perversus”一词出来的，不过拉丁的原词有时也含有贬黜的意思，在科学与医学的性的研究没有开始以前，一种褒贬的看法原属常事，但在这种研究早已开始的今日，也就不相宜了；我们早就知道这种研究性的变态的目的，端在了解，于必要时，更在进一步地设法治疗，而不在判断善恶。在这时代里再沿用一个属于完全另一时代的名词，徒然足以引起思想上的混乱，于性科学的研究有百害而无一利；至于对歧变的人在心理上所发生的不良影响，虽亦极关重要，还是余事。总之，“邪孽”一名词，不但完全不合时宜，并且有实际的害处，应该摒弃不用。

性冲动对于不寻常的对象发生过度的胶着状态或固结不解的关系时，西方的性心理学者有时候也叫做“性欲出位”（displacement）。这名词有一个好处，就是不带什么道德的评判；不过也有一个缺点，就是不免把性冲动看做一个静态的东西，而实际上它却富有动态，富有活力，并且是容易发生变化。因此，出位的名词不及歧变的名词（sexual deviation）好，歧变的名词足以表示性冲动是富有动性与活力的。

以前我对大部分的性的歧变的方式也用过另一个名词，“性爱的象征现象”（erotic symbolism），并且用得相当久；就狭义言之，这种现象也就一并可以叫做“物恋”（erotic fetishism）。[1]这现象指的是什么呢？性生活原是一个心理的过程，这过程通常是完整的，是绵续的，是有正常途径的；但若这过程发生短缩或走向歧途，以至过程的某一阶段，或过程中所遭遇的某种事物或经历的某种动作，通常应在过程的边缘的，甚或还在边缘以外的，到此变做注意的中心，变做全神贯注的对象。这就是我以前所谓象征的现象，而此种现象不发生则已，否则往往发生在一个人的青年时期。对于一个正常的在恋爱状态中的人，环境中的某一件不大相干或无关宏旨的东西，一到有这种现象的人，便会变做万分重要以至唯一重要的东西，这件唯一重要的东西事实上成为性生活的全部过程的一个符号，一个象征，所以叫做性爱的象征现象。

从广处看，一切性的歧变全都是性爱的象征的例子，因为在这种例子里，对于常人没有多大性爱价值的事物，甚或全无价值的事物，都变做有价值的事物，换言之，都分别成为日常的恋爱的象征。再推广了看，即在正常而比较细腻的恋爱生活里，我们多少也可以找到一些象征现象的成分，因为讲求恋爱的人总喜欢

---

[1]　霭氏原注：所谓物恋现象里的“恋物”（erotic fetish）一名词，原先只适用于衣履一类的物件，但自1888年法人比内（Binet）的那本典范的作品出来以后，这种狭隘的限制是早经取消的了。

译者按：霭氏所指当是比内的《实验心理研究录》一书；比氏在这本作品里认为全部性的选择是一个物恋的现象，他说：“正常的恋爱是一套复杂的物恋现象的结果。”

又按：以前西洋人所称的“邪孽”，比内等一部分性心理学家所称的“物恋”，霭氏自己在三四十年前所惯用的“性爱的象征现象”，一部分比较后起的性心理学者所说的“性欲出位”，和霭氏在本书里提出的“性的歧变”，所指的只是一种现象。

把一部分的精神灌注在对方的某种身心特点以至于身心以外的特点之上，这种特点本身原是无关紧要的，但一到这种场合，就取得了象征的价值。

我们在这里所了解的象征现象，也可以说是比较古义的，而我们在这里的用法，即用以包括种种以前所笼统认为“邪孽”的性的歧变，也比较的广，比精神分析派所用的要广得多。精神分析家用这个名词的时候，大抵只顾到某种心理活动的机构；这种机构无疑是有的。有一位分析家琼斯（Ernest Jones）说：“一切象征现象的方式有一个主要的功能，就是消除我们心理上的抑制，使我们想表现而无法表现的感念（feeling-idea）得以自由表现。”[1]这无疑是象征现象的功能之一，并且是很有趣的一个，不过我们要小心，不要以为凡属象征现象的方式都有这个功能。我们现举一个富有代表性的例子。对于一个爱国的人，国旗是个很重要的象征，他对这个象征不用说是异常崇拜的，但这种崇拜，我们决不能说是制胜了心理上的抑制的一个表示。在以前，一个兵船上的水兵，在海战时，爬上桅杆，把国旗高高地钉在桅杆的顶上，这显然是爱国心肠的一个自由表现，其间根本说不上什么抑制，什么恐惧，更说不上此种抑制或恐惧心理有制胜与消除的必要。从这一类的例子，我们可以领会到象征的一个基本的用途，就是叫抽象的感念可以取得具体的表现方式，约言之，即在使感念有所附丽。一个在恋爱状态中的人，对爱人身上或身外的事物，

[1] 见琼氏《精神分析论集》中《象征现象的学说》一文。

例如爱人的头发、手或鞋子之类，往往特别用心，当其用心的时候，他并不想制胜什么心理上的抑制，而是想把爱人的全部人格在他身上所唤起的情绪，由散漫而归于凝聚，由抽象而化为具体，凝聚必有着落，具体必为事物，而接受这着落的事物便是一个象征了。我们这一番话的目的，是在补充精神分析派的见解，而决不在否认他们的见解，因为我们承认，各类象征之中，确乎有一类是比较特别的；这类象征的功用是在叫一个间接的表现来替代一个直接而隐秘的动力，因为表现与动力之间，性质上原有几分相像，而正唯其相像，在表现的人也可以取得心理上的满足。精神分析派所承认的就是这一类的象征。即使他们不免把这一类看得太大甚至于以为天下的象征只此一类，我们却也不宜犯了走另一极端的错误，而否认这类象征的存在，不加理会。

性的歧异，或性爱的象征现象，范围究有多大，我们只要就它们做一番分类归纳的尝试，就可以知道了。我们根据这种性爱对象的事物可以把它们归纳为三大类。

一、身体的部分。（甲）正常的：手、脚、乳、臀、发、分泌物与排泄物、体臭（这种歧变有一个特别的名称，就叫做“体臭恋”，西文是 ophresiolagnia）。（乙）不正常的：跛足、斜眼、麻面等等；枯杨恋（presbyphilia），即对于老年人的性爱；[1]娈童姹女恋（paidophilia），即对于男女幼童的性恋；[2]尸恋（necrophilia 或 vampyrism），即对于尸体的性恋；这些都可以归在第一类里。还有性爱的动物恋（erotic zoophilia），也不妨算做这一类。

二、器物。（甲）衣着：手套、鞋袜与袜带、裙、手帕、衬衫袴。（乙）不着身的物件：这里可以包括许许多多表面上很不相干的东西，但对于有歧变状态的人也偶然可以激发自动恋的情

---

[1] 枯杨恋的译名原本《周易·大过》，《大过》上说："枯杨生稊，老夫得其女妻；……枯杨生华，老妇得其士夫。"近江南俗称女子50岁以后月经绝而复至为"老树开花"，以枯杨代表老人，词较雅驯。

又：枯杨恋的现象不常遇到，所以霭氏在下文并没有分别的讨论。纪昀《阅微草堂笔记》卷二十四载有类似的一例。"吉木萨（乌鲁木齐所属）屯兵张鸣凤，调守卡伦（军营瞭望台之名），与一莱园近。灌园叟年六十余，每遇风雨，辄借宿于卡伦；一夕，鸣凤醉而淫之。叟醒，大恚，控于营弁……上官除鸣凤粮。时鸣凤年甫二十，众以为必无此事，或疑叟或曾窃污鸣凤，故此相报。然覆鞫，两造皆不承。咸云怪事。"纪氏在下文又下按语说："容成术非但御女，兼亦御男，然采及老翁，有何禅益？即修炼果有此法，亦邪师外道而已。"

[2] 霭氏原注：此种以幼童做对象的性的歧变，也有人别列为一类。从法医学的立场看，别成一类，固然有它的方便。但我赞成勒普曼的看法。勒氏对这问题做过一番特别的研究，认为这种歧变并没有什么先天的特殊根据，教它非寻不成熟的女子做对象不可，所以在性心理学上不宜别成一类。这种歧变和阳道的老年萎缩似乎很容易有关系。生活奢汰的人，异想天开，不觉想到这种性的遣兴方法。不过这总属少数。意志薄弱的人，冲动之来，不能自制，选择对象，不免以幼小的人为归，这大概是比较普通的情形了。所以我们从心理学上加以界说而归纳的结果，最好还是认它为类乎象征现象的一种。

译者对于娈童安姹女恋的译名不妨略作解释。中国一部分的道家讲采补，很早就有娈童姹（亦作奼）女之说。纪氏《阅微草堂笔记》卷十二引钱大昕说，娈童始黄帝，当是此派道家的一部分的神话。无论如何，娈童就是幼童，姹女就是少女。《诗·猴人》及《甫田》"婉兮娈兮"句，《传》都说"少好貌"；姹，《说文》即解作"少女"。

绪。上文第二章第九节里所提到过的雕像恋（pygmalionism）[1]或画像恋（iconolagnia）[2]，也可归在这第二类里。

三、动作与态度。（甲）自动的：鞭笞、虐待、裸杀或体态的自我展览（exhibitionism）、使他人的肢体伤残与生命杀害。（乙）被动的：被笞或受其他方式的虐待。第一类里的体臭以及喉音，也可以归入这一类。（丙）上文第二章第九节里所提到过的性景恋（scoptophilia，mixoscopia，voyeurism），包括有歧变状态的人从中感受到性刺激的景物、攀登、摆动一类的动作景象；解溲的动作和溲溺恋（urolagnia）；粪便的动作或遗矢恋（coprolagnia）；动物的交尾行为。

我们根据上文，可知性冲动的歧变，在种类上与程度上是很多很广的。有一个极端，我们发见一个正在恋爱状态中的人，对爱

---

[1] 王嘉《王子年拾遗记》有近乎雕像恋的一段记载："蜀先主甘后……生而体貌特异，年至十八，玉质柔肌，态媚容冶。先主致后于白绡帐中，于户外望者，如月下聚雪。河南献玉人高三尺，乃取玉人置后侧，昼则讲说军谋，夕则拥后而玩玉人。常称'玉之所贵，比德君子，况为人形而可不玩乎？'甘后与玉人洁白齐润，观者殆相乱惑，嬖宠者非唯嫉甘后，而亦妒玉人。后常欲琢毁坏之。乃戒先主曰：'昔子罕不以玉为宝，《春秋》美之，今吴魏未灭，安以妖玩经怀！凡诬惑生疑，勿复进焉。'先主乃撤玉人像，嬖者皆退，当时君子以甘后为神智妇人。"这样说来，刘备可以说是一个雕像恋者，但程度不太深罢了。

[2] 唐于逖《闻奇录》说："进士赵颜，于画工处得一软障，图一妇女甚丽。颜谓画工曰，'世无其人也，如何令生，某愿纳为妻。'画工曰，'余神画也，此亦有名，曰真真，呼其名百日，昼夜不歇，即必应之，应则以百家彩灰酒灌之必活。'颜如其言，遂呼之百日，昼夜不止，乃应曰诺，急以百家彩灰酒灌，遂活，下步，言笑饮食如常，曰，'谢君召妾，妾愿事箕帚。'终岁生一儿……"赵颜有画像恋是真的，其余大概全是他见了画像后所做的白日梦。到了后来文人的手里，终于演成"画里真真，呼之欲出"的神话和诗境。

人的一副手套或一双拖鞋，特别表示一番爱不忍释的情景，这也未尝不是歧变，然而却是歧变中最轻微的、最不伤雅的、最旖旎可取的，许多精神健全而感情细腻的人也都感觉到过。而另一个极端我们却又可以发见“剖腹者杰克”（Jack the Ripper）一类的残忍的奸杀行为。不过我们要记得，从这一极端到那一极端，中间所经过的各式程度之前，是没有确定的界线可寻的。因此，我们目前所特别注意的，虽不是性的犯罪行为或性与法医学的关系，而是正常的性生活的心理学，我们对于种种歧变的状态也不能不加考虑；我们尤其要知道，在轻微的那一极端，一部分的歧变状态和正常的状态就根本上分不清楚，甚至可以被认为属于正常的变异范围以内。

象征现象或歧变的极端的各方式大部分要在男子中间才找得到。女子方面并非没有，但是极少，克拉夫特-埃平在他后来几版的《性的精神病理》里，还说他从来没有发见过患有物恋的女子。不过这是一个过分的说法，其实女的例子也间或可以遇到，并且在方式上也很分明。至若轻微一些的歧变方式，即比较正常的象征现象，那在女子中间是很普通的；冒尔说得有趣，在西洋，士兵的制服对女子有一种很普遍的诱力，这诱力便是象征现象活动的结果，制服所象征的就是勇敢。但比较不正常的方式也有，并且有一种物恋，叫作“窃恋”的（Kleptolagnia，或crotic kleptomania），尤其是比较正式的窃恋，差不多是女子所专有的一种方式了。[1]

---

[1] 下列二书可供研阅本节时的一般参考：

赫伯特（S. Herbert）：《生命与艺术中潜意识之地位》。

舒奥诺（Thionot）与韦斯（Weysse）合著：《性的犯罪行为的法医方面的诸问题》。

第二节 儿童时期的性歧变

我们在上文已经再三说过，我们把宗教的、道德的、社会的许多成见撇开以后，我们对于儿童时期与成年时期的性现象，不便再采用“邪孽”“乖张”一类的词，尤其是对于儿童时期。从生物学的立场看，我们有许多行为，虽不合于风俗习惯，却未尝不合于自然；而就民族学与历史看，所谓风俗习惯又大抵因时因地而有不同，不知道听从那一时那一地为好，因此，我总觉得我们用这一类的形容同去描写儿童的问题，例如弗洛伊德以前常用的“多形的乖张”（polymorph-perverse），不但是不相宜，简直是有罪过。幸而这一类的词现在逐渐已成过去，而起而代之的，有“自动恋的”“生殖期前的”等名词；这种名词上的推陈出新，当然是个进步，美国精神病学者杰利夫（Jelliffe）早就提出过这一点。就在弗氏自己，后来也看到，发育与教育所逐渐造成的种种障碍，是比较后起的事，在儿童时期内并不存在。因此，“邪孽”之说便绝对不适用，弗氏自己说我们不应当“拿成熟而完全能负责的人的道德标准与法律科条来作为儿童的准绳”；对儿童滥用“邪孽”之类的词便根本犯了准绳的错误。弗氏以前所谓“多形的乖张”原是一个很浮面的印象；初生的羊齿叶子呈一种很离奇弯曲的状态，至长大时，才逐渐拔直；这是很自然与正常的事，而在不明白的观察者也许不免以“乖张”“邪僻”目之。其实呢，幼小时节的拳曲状态是一切生物必经的阶段，这是不足为奇的，假若幼小时节便表现长成时节的形态，那才真是离奇古怪咧。

这一点是不得不特别申说的，因为许多自命为所谓“性学”专家或性教育家的人就不明白这一点，而被传统的葛藤纠缠着，不能自解。我们不妨说，一般人对于所谓“邪孽”的谈虎色变的一种恐怖心理，以及一部分人特别喜欢在儿童身上寻找“邪孽”行为的一种疯狂心理，那才是最邪孽的一种邪孽。这种恐怖心理与疯狂心理在别处是难得遇见的，大凡生活比较健全与比较自然的民族，例如一般未甚开化的民族，或西洋文化所由萌蘖的古典民族有如希腊，都没有这种情形。至于对成年人身上的所谓“邪孽”行为，这一般人与一部分人的病态心理也正复如此。他们不知道童年的所谓“邪孽”是不随童年而俱逝的；由童年进入成年，“邪孽”的方式与程度容有变迁，而并不因年龄的长成而完全消灭则一；杰利夫不说过么：“很少人是真正长成了的。”不过一到成年，常人于所谓“邪孽”之上，又添出两性交接的一段行为，而交接的最终目的，则在使两性的生殖细胞得到结合的保障。到此，童年与青年期的“邪孽”可以以游戏的方式而成为性行为的烘托的东西，我们甚至可以说，在性爱的艺术里与受精作用的技巧里，它们是很合法以至很用得着的一些陪衬。约言之，它们并没有超出合理的变异范围以外。除非是，喧宾夺主，尾大不掉，把主要与中心的交接行为取而代之，或浸淫日久，使交接的能力减缩或成为根本不可能，如此而把它们叫做邪孽，那是可以容许的。

总之，我们平时要避免“邪孽”这个名词，而对于儿童，特别要蠲弃不用。儿童心理活动的方式是和成人心理的很不一样；在发育的后一个时期里所认为“自然”的，在早些的时期里便不一定如此。因此，儿童不一定总能了解成人的心理活动，成人也不一定总能了解儿童的。一个人变做成人以后，不再想象当初儿童时期的光景，或虽想象而此种想象往往很不活泼，即不再能设身处地，这是很不幸的一件事。不过我们中间，也有不少人，至今还能回忆当初在儿童时期如何不受人了解，因而如何得不到公允与合理的待遇。这里误解与不合理的待遇初不限于性的范围以内，在许多别的生活方面，儿童与成人的区别并不很大，却依然可以发生此种认识与待遇上的错误，则在很不相同的性的题目上，此种错误的层见叠出，是可想而知的了。

但是，我们也不要以为儿童时期就没有性的变态。儿童时期有，不过和成人比较，这些变态更是一个数量与程度的问题，而不是一个品质与种类的问题。无论问题的性质如何，要不发生则已，一有发生，我们多少总可以推溯到不健全的遗传上去。一个孩子潜在的性冲动发生了异样的变化，到了足以妨碍自己或别人的安全或健康时，例如“施虐恋”或“受虐恋”（二者总名为“虐恋”，西文为 algolagnia）到了一个流血的程度，或喜欢偷窃到了一个我所称的“窃恋”（kleptolagnia）的程度，这样一个孩子的遗传品质是决不会没有问题的。既有遗传的根底，我们唯有竭力设法，就医疗方面或卫生方面，改善它所处的环境。我们总需记得，目前社会上有两种人，都是在脑筋上比较转不过来的，第一种始终不了解人类行为有一个先天禀赋的因素，第二种则始终不了解人类行为有一个后天学习的因素，他们一遇到这一类问题，总是分别用他们的成见来应付。就他们眼光所能达到的一部分的生活而言，他们固然也各有各的用处，但就生活的全部而言，就健全与稳定的整个的人生观而言，他们的见解，便是合则两利，分则两伤。我们总得把两方面的眼光合并起来，才有希望可以看到一个问题的全部与问题的真相。一个问题既多少不能没有先后天的成分，则对于后天的部分，我们应设法加以治疗，对于先天的部分，治疗既不可能，则唯有安排一个适当的环境，使问题不再恶化。

童年性生活的变态往往可以分做两类，而在不良的境遇下，这两类变态又有维持到壮年的趋势：一是不足和缺陷的倾向，二是过度与流放的倾向。[1]1这两种倾向在西洋文明里特别容易发生，因为在西洋社会里，不论就身外的环境说或身内的心理说，性活动的刺激既如此之多，而对于性活动的限制又如彼之甚。在儿童时期不足的倾向（性感不足与性兴奋性不足）比过度的倾向（性感过度与性兴奋性过度）的危险性小，因为此种不足也许并不是根本不足，而只是发育迟缓的一个表示；只是迟缓是无伤的，一到成年，依然可以踏上健旺与顺利发展的路。迟缓的发育并且还有好处：这种人在壮年时期的性生活，说不定更有力量，更为幸福。汉密尔顿医师的研究就很能

[1] 霭氏是一位讲“执中”与“分寸”的人文思想家，认为“不足”是不健全的：“过”也是不健全的，在这些地方已经很可以看出来。译者在七八年前用英文写过一篇稿子，就叫《人文主义者的霭理士》，登载在《中国评论周报》，可供参考。

暗示这一点。在他的研究对象中，他发见性的好奇心发生得越迟，后来的婚姻生活便越有满意的希望（满意与否的最好的测验，据汉氏的观点，是交接时充分的亢进）。汉氏研究的结果有一点是最奇怪而出乎意外之外的，就是，大多数女子，初次接受性知识的时候，在心理上曾经一度受过惊吓与震撼的比起打头就觉得性是一个有趣的题目的女子来，婚后的性生活反而见得满意（几乎占65%，所谓满意也是以性欲亢进的充分程度为准）。打头就觉得性题目有趣的儿童，我们不妨假定，是事实上性生活早已有相当发展的儿童，也就是情窦开得太早的儿童，而一度受震惊的儿童是情窦开得比较迟的。这样看来，汉氏的发见虽若为意料所不及，却并不是一个真正的变态，而是性的好奇心发展得迟缓些的一个必然的结果。至于性的早熟或情窦早开，虽不一定是个不良的预兆，比起晚熟或迟开来，多少倒是未来健全发展的一个障碍。不过戴维斯女医师的研究结果，发见早年不曾手淫过或有过其他性的玩弄的女子中，比起有过的女子来，后来婚姻生活更见愉快的分子也不一定多些。狄更生与皮尔逊（Pearson）更以为维持手淫习惯的女子，在后来的健康上，比早年以后不再手淫的女子，要占便宜；这也许是因为维持这种习惯的女子是一些根本上比较健康与强壮的女子，换言之，就是二氏的资料原先就有过一番不自觉的选择，也就是，其中有遗传比较健旺的分子，也有比较孱弱的分子，前者的健康不因手淫习惯而有多大的损失，后者亦不因早年就摈绝此种习惯而有多大的进步；同时我们也知道，自动恋活动的增加，或自动恋活动的断而复续，对于女子往往是健康增进的一个表示（但不是原因）。二氏又说："手淫习惯开始得早与在18岁以后才开始的人中，健康上没有什么清楚的区别。"这个结论我们怕不能无条件地接受。

所以，童年性生活的两种变态倾向里，不足的问题要比过度的问题为单纯，而易于设法应付。[1]我们从上文所引的证据看，更不妨说，就春机发陈以前的年龄而论，不足的状态，与其看作有害，毋宁看作有益；不过有一个条件，就是，这种状态的产生，必须是自然的，是儿童发育迟缓的一个不知不觉的表示，而不是人为的、浮面的与不良的物质与心理环境所强制而成的。不过过度的问题，却是复杂与繁变得多了；因此，每一个过度的变态必须分别应付。到此，我们就不能没有一个明智的医师的帮忙，而做医师的对儿童的生活与问题，还得有充分的了解才行。在以前，这一类的医师可以说根本不存在，就在今日，他们的人数也还是寥寥无几；不过就目前儿童研究与儿童指导发展的情形说，我们可以希望，对儿童与青年性生活的变态问题，今后总可以有一些更开明的处理办法。

不过就大体说，儿童指导的工作，总需从家庭中开始，而就大多数儿童而言，也应在家庭中完成。至于家庭中的成员，最自然合选的当然是母亲，固然做父亲的，即对女孩的指导，也未尝没有他的重要的地位。我们应该明白，今日之下，母道是一个极严重的职业，不是一切女子都有分，或任何女子都担当得起的。母道的训练是多方面的，非强有力的女子不办，不过有了这种训练之后，那责

[1] 这一番讨论和中国原有的人文思想的精神也是符合的。"礼，与其奢也，宁俭；丧，与其易也，宁戚"所表示的也是这种精神。

任也就不轻。这世界似乎已经很快向人口过剩的路上走，在未来的穷兵黩武的人大可不必硬要把每一桩婚姻当做制造士兵或增加“炮灰”的苗床，换言之，即无须乎人人必婚，人人必负生聚教训的责任；假定这是事实，[1]近代女子应该觉得庆幸，因为，从此，不负生养之责的可以做些别的工作，而负生养之责的可以真正做些贡献。从人类的立场看，它也并不希望每一个女子做母亲，它认为做母亲的人数不妨少些，但每一个必须是品质最优良的女子。这种选择的原则，有一天受大家公认，[2]一定可以在我们的性生活里引发一次革命，而这番革命工作，好比任何别的有效的革命工作一样，必须从婴儿时期入手。[3]

用我们目前的目光看，以前西洋的母亲约略可以分做两类。第一是人数较多的一类。她们一则因为知识缺乏，再则因为胆量狭小，把子女的性的问题，几乎完全放在脑后；这种不闻不问的政策，结果倒也不一定坏，并且往往很好。第二是人数较少的

---

[1] 不幸得很，这怕还离开事实很远。译者翻译这一节文字的时候，正是第二次欧洲大战里德军已经占取挪、丹两国的首都而又突然进攻荷兰与比利时两国的时候！

[2] 这日子一时怕还不易来到，参看译者所作《妇女与儿童》一稿，《今日评论》第一卷第十四期，民国二十八年四月。后辑入《优生与抗战》（《人文生物学论丛》第七辑），186—192页。

[3] 霭氏原注：这种革命的影响所及自不限于性的范围，我在这里无须申说。贝尔索普博士（Grace Pailthorpe）在她的《犯罪心理学的研究》里，发见在青年罪犯中间，病态的社会情绪比病态的智力更见得普通而有意义，而此种病态情绪的养成是直接可以追溯到早年的家庭生活的。所以，新式的母亲，在前途改造社会的工作里，对于减除犯罪现象一端，也未始不是一个重要的功臣。

一类。她们吃了一知半解的亏，对于这个问题，反而不免表示一番富于神经作用的过虑与慌张，而过虑与慌张的结果就弊多利少了。[1]今日的新式母亲，自身所处的环境，所受的教育，对于性的题目，既已渐渐有从幽谷入乔木的希望，她对于子女的性问题的态度，自不免另成一格，和旧式的两类母亲都不一样。新式的母亲比较灵活，知识上也比较丰富，同时也比较虚心，比较不武断，她自知对子女生活里种种表现的性质与倾向，未必完全了解，因此也就不觉得有随时随地加以干涉的必要。她也逐渐知道，她的孩子，在完成发育之前，必须经历许多不同的阶段，而在这些阶段之中，即使有一部分活动不大合情理或不大健全，而不妨干涉，她也觉得以不干涉为是，因为她明白，干涉太多，或太切心于干涉，其引起的结果说不定比活动本身所引起的结果还要不好。她也知道她的主要责任是在了解她的孩子，获取它的信赖，而遇有问题发生的时候，可以当它的导师与顾问而无愧。真正的新式母亲似乎确有这一套本领，而这本领有时好像是得诸天性，而不是得诸教育，因为近代女子教育里根本没有这一套。无论如何，这一些直觉的见解是健全的。凡是对儿童生活接触多而认识清楚的人大概都可以坐实这一点。即就手淫的一端而论，到

[1] 以往中国的情形如何，译者不欲妄加臆断。不过就观感所及，这两类母亲自然都有，不过第一类的要多得多，第二类也许等于不存在。在西洋，第二类的所以存在，是有特殊的环境的条件的，一方面，基督教对于性的传统的态度是一个不闻不问的态度，偶一闻问，又不免侧重消极的钳制；另一方面，新发展的生物与生理科学又教多少受过教育的母亲不由得不加闻问。霭氏所云“富于神经性的过虑与慌张”便从这“闻问既不便，不闻问又不好”的心理冲突中产生出来。以前的中国母亲并没有这种环境，所以问题比较简单。

了壮年还维持着手淫习惯的人，中间总有一部分在早年是受过母亲的有力的干涉的，不幸得很，这种有力的干涉也许就是习惯所由长久维持的一个因缘了。反过来，大拇指的吮咂有人以为可以转进到手淫的习惯，而许多孩子，从婴儿时起，便知从这种吮咂的活动里觅取愉快，不过若不加干涉，到了相当的年龄，这种活动自然会渐渐消灭，而别的更有性的意义的活动，例如手淫，也不至于取而代之。

家庭而外的教育机关当然是学校。一到学校，困难就加多了，因为在学校里，许多孩子混杂在一起，所接触的比较年长的人又并不是知道它们最深而爱护它们最力的父母兄长，在这样一个环境里它们不但得不到指导，而且这环境根本就是不自然的，既不自然，弊病的发生必然是不一而足。戈德史密斯女士（Elizabeth Goldsmith）（在《文明中的性》一书里）讲到一个学校，这学校当局经过一番指导的努力后说："我们现在到达一个结论，就是幼童的手淫活动，我们最好不去限制他们，我们要研究一个孩子的整个适应或位育[1]问题，而特别注意到的一点，就是让他知道他是一个健康的、天天向上的活泼的孩子，他和周围环境的关系以及种种活动都很可以叫人满意。"所谓"特别注意到"云云是对的，并且

[1] "位育"二字是译者对于英文 adaptation 或 adjustment 一字惯用的译名。以前这字的译名，有作"顺应"的，有作"适应"的，都含有个体片面的迁就环境的意思。其实这字所指的过程是双方互为宾主的。"位育"两字出《中庸》，位是"安所"，育是"遂生"，一个生物个体在一个环境里，诚能动静两得，安所遂生，便可以说是得到了位育的。说详《华年周刊》第一卷第二期22页；又，《优生与抗战》，39—41页。

很关紧要，注意到以后的结果如何呢，戈女士的文字里没有提到。无疑这一类学校政策的试验期还短，一时不能有确切的成绩可言；除非我们壮年的人真正能够回想到自己童年时的经验，真能设身处地地替儿童着想，怕一时不会有具体的结果。无论如何，假如我们同时对儿童生活的了解不足，而提示警觉的功夫又不到家，这一类的政策怕也不容易很顺利地进行。

若就目前一般的学校而论，那就无所谓政策了；要有的话，那是一种“不痴不聋，不做阿家翁”的政策。但若间或发见个把性行为“不检”的例子，学校当局却又突然耳聪目明起来，非把那犯罪的人特别提出来，“做一个以儆效尤的榜样不可”。（法人塞兰库尔写过一本小说，叫《一个幼童》，里面就很有声有色地叙述到这个问题）学校里女童的自动恋行为，方式虽然很多，大抵总是异常秘密，并且在女童本人也多少是不自觉的；但在男童，则比较不守秘密；在较大的学校里我们有时候可以发见手淫的“俱乐部”和其他秘密的性活动的组织，不过做教师的也难得疑心到它们的存在罢了。在这种组织里，中心的人物总是少数性情绪的遗传特别强烈而性发育特别提早的儿童，这些，要是行迹过于显露而被人觉察的话，就成为我们现在所称的“问题儿童”了。这种孩子，一方面虽有些性的病态；一方面却又联带有些毅力与领袖的才具，所以对于性情比较正常与年龄小而容易接受习染的孩子，不免发生一些不良的影响。所以，凡在孩子大量集居的场合里，为大多数孩子的自由发展与自然发育设想，一个最根本的条件是先把这种问题儿童很审慎地提开。我们目前已有的一些试验都证明这是必须的；要不然，一切不良的习惯，包括性的习惯在内而并不限于性的习惯，便会应运而生；甚至于强有力的孩子，凭借它们自然的或病态的残虐行为的倾向，会把比较小的孩子当做俎上的鱼肉。从此我们可以明白儿童的指导工作是困难很多的，儿童的发展是不容易顺着自然的秩序逐步进行的，一方面我们既要避免指导者自身的横加干涉；一方面我们更需把这一类足以阻碍自然发育的影响铲除净尽；好比种谷子，前者是要消极地不揠苗助长，后者是要积极地耘苗或去恶草。至于对问题儿童的应付，有时第一件应做的事是把它们隔离开来，但无论隔开与否，每一个例子总得分别应付，因为没有两个例子是完全相同的，而这种个别的待遇又是需要很高明的技巧与手段的；同时更要注意，在这种孩子中，一些歧变的性的倾向虽十之八九可以发觉出来，但是它们不正常的行为绝对不限于性的范围而止，而这种不正常的行为也往往就是反社会的而且可以影响到别人的安全的。

不过就普通的儿童说，这种教导的责任总是无可推诿的在父母的身上，特别是在母亲的身上。唯其如此，我们今后再也不应把母道看做只是一个动物的生理的功能，而应承认它是一种极高明的职业，非聪明智慧与受过适当训练的女子不办；至于有些女子，或因身体上有欠缺，或因自然的兴趣别有寄托，最好是不必问津。无能的父母，粗心的父母与愚蠢的父母，在子女身上可以发生很坏的影响，时至今日，是很多人已经逐渐公认的了。就在自命为不属于这些类别的父母，或因潜心于自己的专门业务，或因一时的意气用事，往往没有一定的合乎情理的应付方法，时而失诸过于严厉，时而失诸过于放任，不但叫子女无所适从，并且叫子女发生一种反应，就是不出声地暗中评论。要知子女正自有它们的坛站，正时常不断地在评论它们的父母；起初，子女总认为它们自己的父母是天下最完美的父母，这也就是它们一部分的自尊与自爱的心理所由寄托；换言之，它们心目中的父母是陈义极高的，唯其陈义高，所以期望重，唯其期望重，所以父母一有磋跌，在它们心理上所引起的反响是极严重的。

英国学童父母会有一次在伦敦开会的时候，卡利斯教授（Winifred Cullis）说过一句话："最能教练孩子而使它们学到克己功夫的人便是一些别的孩子。"这一点观察是很对的，不过我们必须把它和上文的讨论合并了看，那意义才完全。我们总得和我们等辈的人共同生活，而共同生活的必要条件是纪律和克己功夫，真是不错的。[1]生活必须有抑制，所

---

[1] 霭氏原注：我们不妨注意到一个有趣的观察，就是，即使我们教育的对象是一些有犯罪倾向的变态的儿童，这一条等辈中力求律己的原则还是适用。上文所引贝尔索普的研究报告里有如下的一个记载：在奥京维也纳，著名的教育家埃希伯恩（Aichborn）的主办着几个问题儿童的教养院，成绩都很好。最成问题的儿童是受隔离而另成一院的，他们但须不引起严重的伤害或安全问题，便什么都可以做，管理人员决不干涉他们，但在最大的可能范围以内，总设法和他们一起生活。在这个政策之下，"最初这一院真好比一个地狱，一个鬼窟，这班顽童把窗子也打破了，日用的碗盏壶瓶也都摔了，彼此也不断地打架，把吃的东西也时常摔做一地，甚至于任意与到处大小便。一个月终了时，这院子是已经弄得不成样子，而管理员也闹得疲惫不堪，叫苦不止。主办的人到此却向公家要了一所新营房，把顽童们迁移进去，打算再从头做起。儿童们似乎也疲倦了，也表示愿意改过迁善。渐渐地他们对院中的生活也感觉到了兴趣，愿意学好，想找点工作做做，而一种友好的竞争的精神也就应运而生。到此，自治会的概念也开始活动起来，于是儿童中比较最不受约束的分子，也慢慢地就范，表示愿意遵守团体的不成文的法律。"这一个教育运动的成功终于邀当地社会的承认，而维也纳的市政府后来也授权这位教育家，教他多主持几个这一类的教养院。

谓抑制指的是种种冲动的裁节以及一部分自然倾向的驾驭。在社会生活里无节制的放纵是没有地位的；弗洛伊德在他的《精神分析演讲集》中很值得佩服的第二十七讲里，说过一句很中肯的话："所谓自由生活本身就是一种抑制。"因为要取得自由生活，我们总得把我们一半的冲动压制下去，而这一半也就是最富有人性的一半，压制而成功，我们的幸福才算有了最后的凭借。做老辈的人，最好不要把纪律与克己功夫强制地安放在儿童头上，而多担当一些指导与顾问的任务。从最幼小的年龄起，一个人其实始终在训练他的纪律生活与培养他的克己功夫，但这种生活与功夫的养成，与其凭借老辈的训诫之力，毋宁依靠等辈的磨炼之功，因为后者要自然得多，健全得多，而自然与健全的教育我们以为才是真正有价值的教育。[1]

第三节　溲溺恋及遗矢恋[2]

儿童时期最普通的性的象征现象或性的歧变是属于排遗

[1] 下列诸书均可供本节一般参考之用：

霭氏：《性的教育》（《研究录》第六辑）；朗克：《近代教育》；弗洛伊德：《性学说的三个贡献》；霍尔：《青年》；冒尔：《儿童的性生活》；均已见前。又托马斯夫妇（William and Dorothy Thomas）合著的《美国的儿童：行为问题和工作计划》，也值得参看。

[2] 本节议论详见霭氏《研究录》第五辑《中性象征现象》一文的第三章，及第七辑中《水恋》一文。

（scatologic）一类的；这方面的意义早经弗洛伊德[1]及其他作家加以申说。大小解的器官，或谷道与尿道和性器官的部位最密迩，因此，在心理上也容易发生亲切的联带关系原是不难了解的。即不就性的立场说话，大小解的行为也尽有理由教儿童感到兴趣，一则儿童喜欢造作东西，粪便的造作当然也是一种造作，并且可以说是艺术冲动的一个萌蘖的表现；再则，大小解的行为与排泄的数量也是一个力量的表现，拿溲溺时间的长久与粪的粗大来自豪的，儿童中是不少的。汉密尔顿医师在他的研究里发见成婚的男子中，有21%在儿童时期对粪便发生过不少兴趣，而在当时的想象生活与游戏生活里，粪便也是一个要紧的题目；而已婚女子在童年有同样情形的也占到16%。大小解的功能在当时也似乎能吸收一部分神经的力量，到了后来，这力量才完全用在性的功能上面；在少女中，间或在成年的女子中，积欲后的解欲也许会取不由自主与痉挛性的遗尿的方式。睡眠中遗尿和性的活动似乎也有相当关系，有时候和手淫也有关联。弗洛伊德认为儿童时期的便秘，有时是有些故意的，因为谷道的粪的积累多少可以引起一些性的快感；弗氏的观察虽不易证实，但膀胱中尿的积累有时候确有这种作用，即在壮年，也还有人这样做的。有不少儿童以为大人的性交多少和大小解的行为有些关系；他们自己对大小解的行为既感觉不少兴趣，不少神秘，所以从他们的立场看，这种相关的看法是

[1] 弗氏及其他精神分析家在这方面的议论不一而足，值得参考的也很多，特别是琼斯《精神分析论文集》里的一篇《粪门恋》。

很有一些根据的。

对于大小解的兴趣，虽以童年时期为最大，但也往往可以维持到春机发陈期以后，女子尤其如此，一直要到性的兴趣发展到相当程度以后，才渐渐消灭。一旦时过境迁，一个青年追想起来，有时还不免觉得有几分难乎为情。在壮年人的性冲动中，也间或可以找到这种兴趣的成分，这大概是因为在童年时期，这种兴趣曾经受过抑制，抑制的结果，不但使它们不能消灭，反而在潜意识里遗留下来而成为健全的心理生活的障碍；到此，弗洛伊德的见解就可以有地位了。不过在春机发陈期以前，这种兴趣不妨看做正常的，而不是病态的；儿童的心理与原始人的心理确有几分相像，而在原始的神话与民俗里，排泄的功用也是极关重要。我们不妨把这些兴趣看做正常发展的一个阶段。即或维持到成人的年龄，这些兴趣普通也总留寓在心理的背景之中，轻易不呈露出来；这种留寓的程度是有深浅的，但不论深浅如何，至少就溲溺一端而论，依然可以有活动的能力，而成为性活动的含有游戏性质的一个陪衬。

这方面的比较极端的例子，历来也时常有人叙述到，尤其是遗矢恋的例子。有这种现象的人的生活里（冒尔曾经很详细地记载过一例）遗矢的行为与所遗的矢，[1]可以引起极大的兴趣，充

[1] 六朝名僧宝志“好用小便濯发，俗僧暗有讥笑者，志亦知众僧多不断酒肉，讥之者饮酒食猪肚；志勃然谓曰，‘汝笑我以溺洗头，汝何为食盛粪袋？’讥者惧而惭服”。（杨衒之《洛阳伽蓝记》）译者尝游东天目山，相传为志公驻锡之山，当时曾就寺僧索阅山志，见所录关于志公的故事不一而足，但并没有这一段，当是宗门弟子认为不雅驯而故意删削的。

其极，可以完全篡夺正常的性兴趣的地位。[1]其程度比较轻的，我们可以叫做粪门恋或肛门恋（anal eroticism）；精神分析派认为这与早年的便秘有关系，或自幼有忍粪而取得快感的习惯的人也容易养成这种歧变。精神分析派在这方面特别做过一些研究，他们以为肛门恋的根底相当深，大抵可以推溯到童年的一个很原始的倾向，假如一个人在童年时在这方面受过压制的话，一到成人时，他会有爱整齐清洁和节俭的性格，甚至会有洁癖及吝

---

[1] 溲溺恋与遗矢恋的极端的方式之一是饮尿与食粪的行为，霭氏在本节中没有提到，但是在《研究录》第五辑里（57—60页）有过一番详细的讨论。这一类反常的饮食癖习，若不从性歧变的观点来解释，恐怕是无法解释的。中国文献里也不乏关于这方面的记载，姑举一二例于此。

明初，有和尚名宗泐的，“嗜粪中芝麻、杂米和粥”食之。按：宗泐是洪武年间的一位高僧。洪武中诏致天下高僧有学行者，宗泐是第一个应诏而奏对称旨的人；后来奉诏笺注《心经》《金刚》《楞伽》等经；又奉使西域；著有《全宝集》。

又，“南州州人烹犊，取犊儿结肠中细粪，以筋调醯，谓之圣齑，无此一味，即不成盛筵。”

再推而广之，凡属以身上分泌、排泄，以至于脱落的东西做饮食品的奇癖，都可以从性歧变的立场觅取解释：

“李楝之好服人精。”

明“附马都尉赵辉喜食女人阴津月水”。按：赵辉尚明太祖最幼女宝庆公主，家本豪富，姬妾多至百余人；在明初历事六朝，享淫侈生活者六十余年。

元“知福建院权长舆嗜人爪甲”。

以上诸例皆见明徐应秋《玉芝堂谈荟》（卷十一）。按：“犊儿细粪”一则出五代范资所作《玉堂闲话》。

《南史》，宋刘穆之子“邕性嗜食疮痂，以为味似鳆鱼。尝诣孟灵休，灵休先患炙疮，痂落在床，邕取食之，灵休大惊，痂未落者，悉褫取饴邕。……南康国吏二百许人，不问有罪无罪，递与鞭，疮痂常以给膳”。“嗜痂成癖”的典语就是这样传下来的。

译者在认识的前辈中，有一位喜欢吃脚趾间的汗腻。

霭氏在《研究录》中所引类似的例子不一而足。

啬的脾气，如早年未受抑制，则其人的癖习恰好相反。这种观察究属对不对，尚有待于进一步的探讨，现在不能断定。汉密尔顿医师在他的研究里曾经考虑到这一点，他发见他所观察的士女中间，有十个人（九女一男），一方面否认早年有过肛门恋；但一方面承认早年有过便秘，而在成年以后的癖习里，大多数表现吝啬、奢侈、施虐恋和受虐恋等等的倾向；这些也许和早年遗矢的习惯有关系，但各人所表现的癖习既如是其不一致，甚或彼此相反，我们就很难拿它们做依据，而轻信精神分析派的臆断了。

童年以后，遗矢恋和溲溺恋往往分道发展，间或有些联系，也是很轻微的。极端的遗矢恋比较少，但大都在男子中间发见；溲溺恋比较普遍，尤其是在女子中间，但表现的程度却往往不深。溲溺恋何以比较普遍是有一个解释的。尿道与性器官在部位上既特别密切，而在神经上又确有几分联系。女童与少女溲溺时有时特别喜欢学男子直立的姿势；在年岁较小而未曾生育过的女子，这是可能的，但在已经生育过的女子，尿道口肌肉的迸发力已趋薄弱，这便不可能了。这种效颦的行为并不一定暗示这其间有什么同性恋的倾向。

“尿道恋”（urethral eroticism 或 urinary eroticism）这名称是塞吉尔创出来的；在一部分学者看来，也认为它相当重要。所谓尿道恋是广义的，它的对象不但包括尿道和溲溺，并且牵涉到从膀胱到尿道口的全部的泌尿器官。把尿道恋看做很重要的人，认为早年的尿道恋可以说是性恋的初步，后期严格的以性领域与性分泌做凭借的恋爱似乎是从泌尿的领域与溲溺的功能很自然地转移而来的；同样，早年的泌尿功能的失常会转移为精液分泌的失常。他们又说，尿道恋的影响所及，可以达到最高的精神境界，因为就是在泌尿行为的自动控制里，婴儿最初发见了什么叫做“责任”，叫做“义务”；换言之，责任的观念实滥觞于泌尿的控制；粪便的控制也有同样的效果。

睡梦中遗尿和性现象也有联系的倾向，是很早就有人注意到的。弗洛伊德和一部分别的精神分析派的学者认为遗尿和尿道恋和一个人的志气、野心以至于好勇斗狠的心理有联带关系。这种臆断也许是这样来的。上文不是说过女子喜欢学男子溲溺的姿势吗？对溲溺的行为特别感到兴趣的女子有时喜欢采用直立的姿势，好像是表示与男子抗衡，不甘示弱似的。这也许就是精神分析派在这方面的臆断的一个根据了。不过，就事实论，有尿道恋而采取直立溲溺姿势的女子未必有丝毫和男子对抗的意思，而近代喜欢和男子争竞的女子又往往完全没有尿道恋的倾向。

很有一些人在儿童时期对于一般水的兴趣特别浓厚，对于溲溺的行为与产物尤其感觉关切，而这种兴趣又往往能维持到童年与成年以后。这种心理我一向也叫做“水恋”（undinism）。[1]这种对水的兴趣，当然也有深浅，深者也可以成为一种性的歧变，而变做性冲动的代用物；这种极端的例子虽少，程度较浅的状态却是很普通的，尤其是在女子中间。至于水恋的倾向何以在女子中独多，是不难解释的；她们的生活状态与生活境遇一向和男子的很不相同，此种解释大概可以

[1] 水恋的西名undinism是霭氏创出来的，源出希腊神话。希腊的水神是一位女的，名字是Undine。雕像恋叫pygmalionism，影恋叫narcissism，来源都是一样的。

在境遇的不同中求之；晚近男女生活的环境日趋相似，以前在一般水恋方面双方所表示的差别也许已经逐渐减少，但就性情绪与泌尿功能的一点特殊关系而论，终究还是在女子方面所表示的要密切得多，初不论生活境遇的有无变迁；因为，我们知道，在男子方面，泌尿与精液分泌的功能普通总是彼此冲突而不能同时进行的，在女子方面，并无此种现象。水恋的倾向与利用触觉觅取快感的倾向也有相当的联系，而由触觉途径觅取快感的行为在女子方面也是比较发达，这是我们在第二章里已经讨论过的。[1]

---

[1] 不过译者所读到一两个中国的水恋的例子都是男子：

一、唐皇甫氏《原化记》说：“常州义兴县（今宜兴）有鳏夫吴堪，少孤，无兄弟，为县吏，性恭顺，其家临荆溪，常于门前以物遮护溪水，不曾秽污，每县归，则临水看玩，敬而爱之。”下文讲数年之后，他在水边捡得一个白螺，白螺变成女子，帮他成家立业，那在他大概是从水恋进入了白日梦，而对我们则象是一派神话了。

二、清采蘅子《虫鸣漫录》（卷二）说：“京都某翰林，自幼好赤足置盆水中，冬夏不辍。客至，或有事出门，暂服袜履，事毕复然。官至侍读学士，年五十余始卒，迄无它患，殆水族之精转世耶？”精灵转世，或宿世冤孽等，是以前的“解释”，自性心理学日渐昌明，我们对于这一类现象的了解应该可以进一步了。不过，这位太史公的奇癖也和足恋亦有关系，参看下节正文。

第四节　物恋[1]

最富代表性的性的象征现象或性的歧异要推物恋（erotic fetishism）了。“物恋”这名词是1888年法国心理学家比内所创用的。物恋一名词所包括的现象很广，下文所要另外讨论的另一种象征现象，所谓裸恋（exhibitionism），也未始不是一种物恋，同时，每一种恋物（fetish）多少有它的象征意味。可以获取性的意味的事物，包括身体的各部分以至身外的无生之物在内，可以说是多至无法计算的。我们甚至可以说世界上任何一件东西都可以获取此种意味。因此，西洋法律想把一切所谓“秽亵”的行为设法禁绝，事实上是完全办不到的；西洋法律替此种行为下了一个定义，说“秽亵是一种倾向，教凡属心理上可以接受不道德的影响的人，变成下流，变成腐败”；信如物恋之说，则无往而没有此种影响，也无往而没有这种人，真不知法律将从何下手。杰利夫医师所研究的一位女病人，姓某，名齐尼亚（Zenia X，按：名字也是改拟的），用书面告诉杰医师说，从十三四岁起，种种性的象征就在她心理上纠缠不放。“从这时起，我始终被此种象征包围着，早年略为好些，但后来包围的力量日见其大，因为我既认识它们有性的意味，自不免作一番挣扎，而越挣扎，便越感觉到摆脱不了。象征之中特别有力的是阳具的象征。园子里正在用来浇水的一根橡皮管子、一股放射着

[1]　本节详见霭氏《研究录》第三辑中《性冲动之分析》，及第五辑中《性爱的象征现象》二文，特别是后者的第二章。弗洛伊德的《性学说的三个贡献》也值得一般参考。

的水，尤其是一个梨或其他长条形的水果、一朵长而下垂的莱荑花、花心里的一根雌蕊、一根棍子或棍子似的东西插在圆形的窟窿里，在我眼里都成为性或性行为的象征，不断地在眼前呈现；[1]至于就自己身体的各部分说，耳朵的下垂的朵是我自从出世以后一向喜欢摩挲玩弄的，我的牙齿，我的舌头也都有了性的意味，我时常喜欢把舌尖抵住牙齿，不到舌尖觉得疲乏不止，而在当时还不免表示一些紧张的神色；有时好像想把一个突如其来的性的意念压下去，因而把一个手指伸出来，[2]以示诉说或叮咛之意，但忽然发觉不对，又急遽地把它收回去，并且把它卷到手掌里去；大拇指也时常遭受同样的待遇，因为要抑制性的意念，时常不知不觉地把它卷进拳头里去。此外可作象征的东西还多，例如二十六个字母里的有几个字母。”

我们不妨再举一个例子，以示性象征的触处皆是，不胜枚举。马西诺夫斯基（Marcinowski）叙述到一个已婚的女子，年龄是27岁，智能很高，但神经上略有几分病态。性象征的呈现，大都在睡梦的时候，醒觉以后，她总有一番很巧妙的解释；例如：船只停在港里往往就是性交合的象征，人在船中航行也未始不是；水是母体的象征（这方面的解释显然和早年的

---

[1] 传说明代理学家“吴康斋与弼，召至京，常以两手大指食指作圈曰，‘令太极常在眼前’；长安浮薄少年，竟以芦菔投其中戏侮之，公亦不顾”。见清独逸窝退士《笑笑录》卷一。常以手指作圈拟太极图象是事实，浮薄少年之所为当是好事者的造说，用以贬薄道学家的。不过太极图是一个性的象征，并且是一个性交合的象征，有道学家的过分的抑制或禁欲的行为于先，斯不能没有“令太极常在跟前”的举动于后，这却不失为一个情理上可有的事实。

[2] 中指为阳具的象征，在中国乡间，即三尺童子也都认识。

一种错误的性观念有关，即以为膀胱是交合时的器官之一）；死去（原是一种委顺或自我舍弃的行为）的行为就是和人发生恋爱的行为；一把刀是一个阳具的象征；环节类的虫和蛇类是小型的男生殖器；马与狗也都是性的象征（她有一次曾经和狗的阳具接过吻），鸽子也是；一辆火车头也是阳具的象征（她从小就觉得它有趣），一棵树或一个香蕉也是；梦境中杀伤别人也就等于和人交接（从前她有时有过施虐恋的幻想）；许多鱼是性交的象征；[1]雨、尿、眼泪是精液的象征；溲溺的要求对她是一种性的兴奋。

这一类的象征，大多数是随地可以遇到的，也是任何人的经验里都可以发生的。不过要一个象征成为一个性欲的对象，即成为一个恋物，那必须有先天的特殊倾向做条件，这特殊倾向虽无疑大部属于神经病态的性质，却不一定都很明显地看得出来；一个在春机发陈期前后的青年，在一度强烈的性兴奋之际，对身外的某一事物有时会突然感到极深的印象，而成为欲念的对象。这种偶然的牵合是常有的事，不过要从偶然牵合的事物进而为比较持久和比较浓厚的物恋的对象，其间总得有先天的倾向做张本。希尔虚弗尔德曾经反复申论到这一点，认为一个恋物往往是一个人性情的真实表现。在西洋，一个士兵的红色制服，对一个使女可以成为一种恋物，固然因为它象征着男子的刚劲与同仇敌忾的气概，但同时也未始不因为这种女

[1] “鱼水之欢”“鱼水和谐”是中国小说书上常用的词句，用以表示夫妇关系的美满的。

子自身有些癖性，使一种寻常的象征得有偌大的叫人系恋的力量。不过癖性尽管存在，就大多数的例子而言是无法证明的，因为恋物终究是一件身外的并可以说是始终守着中立的东西。一个男童爱慕着一个成年女子，这女子某一次溲溺的时候，居然被他窥见了阴部的丛毛，从此以后，阴毛就成为他意念上时刻不去的恋物；一个青年男子在地板上躺着，一个很有风韵的女子走过来，把一只脚放在他身上，不断地践踏，无意中激发了他的欲念，从此以后，这男子终身变做一个所谓足恋者。诸如此类的例子，是很容易遇见的，但要就每一例子指出先天病理的倾向来，却不容易。

不过，这一类的物恋现象，若在比较轻微的限度以内，还可以说是完全正常的，每一个在恋爱状态中的男子或女子对爱人身上的某一品性，或对爱人所曾接触的事物，总不免表示几分特别的系恋，原是不足为奇的。但若此种系恋过了相当的界限，成为性恋的专一的对象，或性情绪全神贯注的事物，那就不合常态了；再若恋物的威力发展到一种程度，可以离人而独立，即使所爱的人不在，恋物的呈现不但足以激发积欲的过程，并且足以完成解欲的过程，即无须乎正常的交合，亦足以供给性欲的满足，那就成为一个明确的歧变了。

在程度较轻的变态的例子里，当事人还知道要自己小心，自己制裁，即把恋物深深地安放在求爱行为的背景里，不大让它出头露面，不让它在用情的时候，横加阻碍或多出岔子，它尽管是情欲所由唤起的主要刺激和先导，但一经唤起，却不由它完全操纵。但在比较积重难返的例子里，当事人所已获取的快感既多，而获取的时候又很不费力，他也就并不很愿意回到正常的状态里来。物恋现象到此程度，有时便会引起种种反社会的犯罪行为，尤其是恋物的偷窃，例如鞋子、手帕或其他服用之物。即或不到侵犯他人物件的地步，恋物所激发而不能自制的性的兴奋也不免使本人或其他在场的人觉得难堪，例如，有一位拿眼镜做恋物的青年妇女，她一见别人戴着眼镜，即使戴的是一个女子，就不免春情荡漾起来。对于这种例子，以前常用催眠的方法来治疗，有时倒也见效。

有几种性爱的物恋现象，就它们心理学的关系而论，是往往很曲折的。最显明的一例是足的物恋现象或鞋的物恋现象。在文明社会里，穿鞋替代了赤足，所以足恋可转移而为鞋恋，二者实在是一件事。把足和性器官联系在一起，原是古今中外很普遍的一个趋势，所以足恋现象的产生可以说是有一个自然的根柢的。就在犹太人中，谈到性器官的时候，有时就婉转地用“足”字来替代，例如，我们在《旧约·以塞亚书》里就读到“脚上的毛”，[1]意思就是阴毛。在许多不同的民族里，一个人的足也是一个怕羞的部分，一个羞涩心理的中心。[2]在不久以前的西班牙就是如此，在1777年，贝朗（Peyron）写道，西班牙妇女掩藏她们足部的风气如今正渐渐不大通行了，“一个把足部呈露出来的女子，到如今已

[1] 《以赛亚书》第七章第二十节说：“那时，主必用大河外赁的剃头刀，就是亚述王，剃去（你们以色列人的）头发，和脚上的毛，并要剃尽胡须。”

[2] 足部最怕羞，以前在中国也是如此，女子为男子呈露色相，轻易最不肯做的事是去掉裹脚；足部本有怕羞的倾向，以前缠足之风更不免教此倾向变本加厉。记得性爱的小说《肉蒲团》里，对这一点有一段很深刻的描写。

不再是一个准备以色相授的表示了”；我们不妨再提一笔，足的色相的授予等于全部色相的授予，在古代的罗马也复如此。[1]无论什么时代，一个正常的在恋爱状态中的人也认为足部是身体上最可爱的部分。霍尔用征求答案的方法调查青年男女在这方面爱好的程度时，发见足部实居第四（一是眼睛，二是头发，三是身材与肥瘦）[2]。不过别的观察家，例如希尔虚弗尔德，则发见手的可爱程度要在足部之上，所以手的成为恋物要比足部为普通得多。婴儿对足部的兴趣也特别大，不过根本的兴趣是在自己的足上。在许多民族里，特别是中国、[3]西伯利亚的部分民族、古代的罗马、中古的西班牙，足恋的现象是多少受人公认的。

到了今日，在文明最发达的社会里，对情人足部表示极度爱好的人，是难得遇见的，除非这个人心理上有些不大正常，比较容易遇见的是把情人的眼睛认为最可爱的人。不过在少数而也并不太少的男子中间，女子的足部与鞋子依然是最值得留恋的东西，而在若

---

[1] 在中国也未尝不如此。伶玄《赵飞燕外传》所叙成帝和赵昭仪合德的性关系最足以表示足和性兴奋有时候可以发生极密切的联系。“帝尝蚤猎，触雪得疾，阴缓弱不能壮发，每持昭仪足，不胜至欲，辄暴起；昭仪常转侧，帝不能长持其足。樊嫕谓昭仪曰，‘上饵方士大丹，求盛大，不能得，得贵人足一持，畅动，此天与贵妃大福，宁转侧俾帝就耶？’照仪曰，‘幸转侧不就，尚能留帝欲，亦如姊教帝持，则厌去矣，安能复动乎？’”可知只有合德的足才有此力量，飞燕就不行了。

[2] 见霍氏《青年》一书，下册，113页。

[3] 中国缠足的风气以至于制度，显而易见和足恋的倾向有密切关系，近人最早指出这一点来的是郭沫若氏，见于他所做的一篇《西厢记》的序言里。本节所称足恋，郭氏叫做“拜脚狂”。至于缠足的历史，可参看清钱泳《履园丛话》卷二十三。

干有病态心理的人的眼光里，值得留恋的不是女人本身而是她的足部或鞋子，甚至于可以说女子不过是足或鞋的一个无足轻重的附属品罢了。在近代比较重要的文艺作家里，法国的布雷东（Restif de la Bretonne）是一个足恋现象的有趣的例子，在他的生活表现里，足恋的倾向是很显著的，但他始终并没有走极端，女人的鞋子，对他无论怎样可爱，还够不上做整个女人的替代物。[1]

根据上文的讨论，可知足恋现象虽属很不正常，其实也无非是一个原始的心理冲动或情绪冲动的再度呈现罢了；也许在我们的祖宗中间，这种冲动是相当普遍的，后来在进化的过程里，它退化了或大致被淘汰了，但间或因进化论所称的远祖遗传[2]或类似远祖遗传的关系，或因发育中止的关系，终于在近代生活里再度呈现出来；这推论是大致不误的，因为在幼童的生活里，足的留恋始终是一个明显的事

---

[1] 下文所引中国文艺作品的零句多少表示几分足恋或履恋的倾向：

张衡《西京赋》：振朱屣于盘樽。曹植《洛神赋》：凌波微步，罗袜生尘。陶潜《闲情赋》：愿在丝而为履，同素足以周旋。谢灵运诗：可怜谁家妇，临流洗素足。《古乐府·双行缠曲》：新罗绣行缠，足趺如春妍，他人不言好，我独知可怜；明杨慎（竹庵）认此为六朝即知缠足的证明。李白诗：履上足如霜，不著鸦头袜。杜甫诗：罗袜红蕖艳。韩偓《香奁集》咏屧子诗：六寸肤圆光致致。杜牧诗：钿尺裁量减四分，碧琉璃滑裹春云，五陵年少欺他醉，笑把花前书画裙。李商隐诗：浣花溪纸桃花色，好好题诗咏玉钩。段成式诗：醉袂几侵鱼子缬，彯缨长戛凤凰钗，知君欲作闲情赋，应愿将身托锦鞋。唐镐为窗娘纤足舞作诗：莲中花更好，云里月长新。

[2] 稍旧的遗传学者里承认一种现象，叫间歇遗传或隔代遗传，普通隔一两代的叫近祖遗传（reversion），所隔代数多而且远的叫远祖遗传（atavism），但这两个名词也往往互用。

实，而大凡幼年表现而壮年不表现的品性，大抵都是当年祖宗的一般品性的遗留，在进化的历程里，这种事实是极多的。到了近世，这种冲动的所以能偶然复活，与所以能在少数例子的生活中维持下来而成为一种病态，也不外是这种因素里应外合的结果。因素之一是一个神经异常锐敏而通常又是发育得特别早的个体，另一因素是外界种种的刺激了。这些刺激，对于寻常的欧洲人，不外发生三种影响，一是根本不感觉到，二是虽感觉到而为时甚暂，三是在恋爱与积欲的过程所产生的复杂的性情绪里，这种影响只占到一个很不相干的地位，而始终受全部性情绪的节制；但对于上文所说的少数神经过敏与成熟过早的人，这影响便非同小可了，充其量可成为足恋或履恋的现象。[1]宾斯旺格（L.Binswanger）

---

[1] 晋阮孚有屐癖，也可以说是履恋的一种。《晋书》（第四十九卷）孚本传说："孚性好屐，或有诣阮，正见自蜡屐，因自叹曰，'未知一生当着几量屐。'"王士祯在《池北偶谈》（卷九）里认为是典午人不顾名教的流弊的一大表示。其实此类癖习自有其心理的根据，以至性心理的根据。阮孚的遗传似乎并不太健全，他的父亲阮咸"任达不拘"，气不过北阮的盛晒衣服，自已（属南阮）也把大布犊鼻用竹竿子张起来；"耽酒浮虚"，连猪群尝过的酒也能喝；"纵情越礼"，和姑母家里的胡婢结不解缘，即居丧亦不自裁节。阮孚的哥哥阮瞻一面执无鬼论，一面却见鬼，终于得病早死。孚自已就是那胡婢所生的，其母系的血缘虽不可知，以情理推之，大概不会高明。译文说物恋多少必有先天的基础，至少这种基础阮孚是很有几分的。清袁枚《续子不语》（卷一）载有履恋而兼疯狂的一个例子，题目是《几上弓鞋》。"余同年储梅夫宗丞，得子晚，钟爱备至，性颜端重，每见余执子侄礼甚恭，恂恂如也。家贫就馆京师某都统家，宾主相得。一日早起，见几上置女子绣鞋一只，大怒骂家人曰：'我在此做先生，而汝辈几上置此物，使主人见之，谓我为何如人？速即掷去！'家人视几上并无此鞋，而储犹痛詈不已。都统闻声而入，储即逃至床下，以手掩面曰，'羞死羞死，我见不得大人了！'都统方为辩白，而储已将床下一棒自骂自击，脑浆迸裂。都统以为疯狂，急呼医来，则已气绝。"

曾用精神分析法很仔细地分析过一个有趣的例子：有一个名叫格达（Gerda）的女子，在年幼时就养成一个很特别的习惯，就是喜欢弯着腿坐在自己的脚跟上，让鞋跟抵着她的阴部和肛门。这就引起了这部分发欲带的快感与兴奋，而兴奋到相当程度以后，她必须溲溺一次。（溲溺也许就是幼年解欲的一个方式，说已见上文）从此鞋子就成为她的最亲爱的东西，平时保护得极周密，生怕被人看见。至于她的双足，尤其是穿上鞋子的足，从此和她的一切的性观念混而为一，成为男子阳具的代表，以至于产生像原始民族经历过的心理状态，把它当做一切生殖与繁育行为的象征。在这个基础上后来又堆上各种恐怖心理与其他病态心理的症候，年份一多，这些症候不免把原有的足恋的表现掩盖了一部分，减少了一部分，一直等到一个精神分析家上场，才把它剥茧抽丝似的清理出来。

上文所说的先天的根底，并不限于足征的现象。在有几种别的物恋现象里，这种近似先天的倾向有时还要更见得显著，例如发恋、兽皮恋（带毛的皮），等等。在许多物恋的例子里，我们对它们的发展，不但找不到一个起点，例如生活上发生过什么特殊的事件之类（这也许可以解释开，就是说事件是有的，但是记不得了），并且往往发见它们发展得非常之慢，好像是很自然似的。因此，我们虽不能把足恋说成一个严格的远祖性的遗传现象，至少我们可以认为它是从一个先天的基础上产生出来的。我们不妨同意法国学者加尼埃（Garnier）的看法，认为先天的成分是一个要素。

我们提到先天的成分，这就一般的性象征现象或性歧变而论，也是值得注意的，并且也许更值得注意。原来在一切歧变之中，各式的物恋，虽自有其先天的根底，此种根底却还比较最看不清楚，看得清楚的是后天在幼年时的经验里所发生的一些偶然的情绪与事物的联系，或因特殊事件而遭到的心理上的打击或震撼。（上节说物恋的开始不容易就什么特殊事件的发生而加以确指，当然是就一部分的例子而言，并非一般之论）同性恋的现象也未尝不是一种歧变，它的先天的根底就要比物恋现象深得多，同性恋的发生与进展是一禀自然的趋势的，后天的阻遏力量，无论多大，总属徒然。物恋的发生，虽也很可能要靠一个神经过敏、惧怯成性与成熟太早的心理基础，即多少要有一个神经有病态的遗传做张本，通常总还可以推溯到一个后天的起点，即早年生活中可以引起强烈的性情绪的事件，这种起点虽在许多例子里不一定找得到，但大体上往往可以找到。

这一类情与物的联系，即在最正常的人，也未尝不可以在早年的经验里遇到，这种联系对于未来的生活观感究属影响到如何程度，要看一个人情绪上接受感触的难易为转移，或者，要看他的遗传歧变倾向的大小。对于一种歧变的产生，发育太早无疑是一个便利的条件，一个孩子，若在春机发陈过程中，在把性欲的正常路线确定以前就对异性能发生异常锐敏的反应，这样一个孩子最容易受象征现象的支配，一碰上有象征意义的事物就一下子上钩了。象征意义的深刻程度，当然也因人而异，大有不齐的。我们可以大致为三种程度。一个普通感觉不甚锐敏的人也许根本看不到这种意义，但在一个神经灵活与想象丰富的人，它是全部情欲的画龙点睛处，全部的最引人入胜处。再进一步，在一个神经格外脆弱而易受震动的人，一旦一种象征现象在心理上长下了根，它就成为用情之际一个绝对少不得的条件，假若爱人身上或左右无此条件，那根本就不成其为爱人。最后，到了一个精神完全不健全的人，一个象征就会扩大成为全部的用情对象；异性的人到此是用不着了，她成了象征的一个赘疣，一个废物，大可束之高阁。到此，只有象征是值得措意的，只要象征有着落，就不怕得不到性欲的满足。这三种程度之中，第一种比较还可算正常，第二种已有几分病态，第三种就完全成为一种歧变。在一二两种程度里，象征现象虽存在，但整个的女人还是少不得的，因此，交合与生育的功能依然多少有它们的地位；到第三种程度，整个的女人就遭到抹杀，交合既不需要，生育自不可能，那就完全成为一种病理的状态了。

克拉夫特-埃平认为履恋大部分也就是一种被虐恋，不过因为转了一个象征现象的弯，所以看起来不很显豁罢了；一个被虐恋者见了所爱的人总要表示一番恭顺，一番屈服，而足与履便是这番恭顺与屈服心理的一个象征。[1]这见解怕是错误的。冒尔的看法比较合理些，他认为履恋或足恋往往和被虐恋有些联系。[2]加尼埃也有此见地，不过他很细心地指给我们看，在许多例子中，这种联带关系是查不出的。

[1] 说详克氏所著《性的精神病理学》。

[2] 见冒氏所著《反常的性感觉》一书。

一方面我们完全可以承认这种常有的联带关系，但若我们想把足恋与被虐恋混为一事，那我们就得特别小心了。从我们所了解的广义的象征现象而言，被虐恋与足恋都可以看做象征现象的一部分，而不妨相提并论；但双方的象征与所象征的事物实在是不一样的；就被虐恋者而言，卑躬屈膝的冲动与行为是象征，对爱人的仰慕崇拜是所象征的事物；就足恋或履恋者而言，足或履是象征，而爱人人格中一切最美好、最华贵、最富于女性的表现是所象征的事物。双方虽各有其象征与所象征之物，但究属是截然不同的两种现象。被虐恋的行动有时固然有些像足恋或履恋，但只是像而已；在利用到鞋子的被虐恋者，那鞋子决不是象征，而是所由行使他冲动的一件工具罢了；对于他，真正的性象征不是那鞋子，而是自我作践的一番情绪。反过来，在足恋者，足或履不只是一个工具，而是一个真正的象征，是不惜顶礼膜拜的东西，是一个理想化的对象，摩挲时固需极其虔敬之诚，想象时更不免忘餐而废寝。足恋者自己大抵既不需作卑屈的行为，更丝毫没有自貌与足恭的情绪。不但没有，并且往往适得其反，上文提到过的法国作家布雷东是一位典型的足恋的例子，他就再三地说到，凡是足以打动他的足恋倾向的女子，他都想“征服”她们；在他童年时，他曾经特别看上一个弱不禁风而有凌波仙子状态的女子，因为这样一个女子，他觉得征服起来不太费力，童年即已如此，成年后更可想而知了。布雷东一生的性格与态度是自动的，是富有男性的，而不是迹近被虐恋的。

我们要决定一个例子究属是物恋的抑或是被虐恋的，我们必须把这人的理智与情绪态度通盘地考虑一过，两个人的性的行为也许一样，但这行为对彼此的意义也许很不一样。克拉夫特-埃平认为凡是甘愿被人在身上践踏的人，绝对是有被虐恋的症候的。这是不对的。这种心甘情愿的表示也许只与足恋现象有关，其间并没有被征服的愿望在内，单单为自我作践而教人践踏，他是不愿意的。我的记录里就有一个很好的例子，这人我认识，现在已经去世，他未尝不喜欢有人在他身上践踏，但他却始终是个很豪强、切心于进取而不受人家颐指气使的人。马尔尚（Marchand）与富勒（Fuller）后来也记载着一个情形很相类的例子，他们指出，这人也没有被虐恋的迹象。即使在足恋发展的过程里，中途发生被虐恋的倾向，那是后起的，附属的，是象征现象上的一个寄生事物。

足恋者有时所感到的喜欢受人践踏的愿望本身也是很有趣的，因为这种愿望所表示的，不止是一种恋物的狭义的趣味盎然，并且是一切象征广义的引人入胜的力量；对于足恋者，爱人的足或履不止是件值得崇拜的体质的东西。它是一个力的中心，一个会施展压力的机构，它是活的，生动的，不是一件静物，也不止是供象征化的用途而已。它在活动时所表示的力实际上就等于性器官在活动时所表示的力。所以一样是象征现象，比起其他静物的物恋来，足恋是完全另成一格的；足恋是一个生动的象征现象，它所给人的满足是从它的动态中来的，而此种动态，因为同样有节拍，同样用压力，最足以叫人联想到性交合的基本动态。夏尔科（Charcot）和马尼昂（Magnan）观察到过一个足恋的例子，特别喜欢在女人鞋子上钉钉子进去，在钉的时候，它性的兴奋就到达了极度，这显而易见是一个交合的象征；钉子的活动虽和足或鞋本身的活动不一样，但一种醉心于动态的倾向是一样的。

在结束性爱的物恋现象的讨论以前，我们不妨再提一提所谓反物恋现象（anti-fetishism），这名词是1897年意大利犯罪学者朗勃罗梭（Lombroso）所提出的，目的在概括一切对品性或物件的强烈的性的反感，一样一个品性或物件，在甲可以唤起兴奋的情绪，而在乙则适得其反，那就是反物恋现象了。朗氏又特别把反恋物和春机发陈期开始前后一个人对于性现象的厌恶心理联系在一起。[1]希尔虚弗尔德也曾采用过这名词，他认为这种反感是相当重要的。宾斯旺格则赞成在物恋现象的名词上加一个“负”字。

[1]　宋洪迈《夷坚志》（卷四十一）载有“邓生畏萝卜”一则说：“南城邓椿年温伯，少时甚畏萝卜，见必呼啼，饤饾间有之，则怖而走，父母疑为人所吓致然。长而益甚。一堂之上，苟睹之，即不能坐；或招之饮，于蔬茹间置之者，遽舍而归。及老，田园亘阡陌，每出巡庄，好精意检校；田仆黠者，阳遗一二于此，若打并不能尽者，才望见，怒骂而去；虽值阴晦暮夜，亦不肯留，谓彼家多蓄是物，虑再逢之尔。至今其家祭祀，不敢复用。”按：萝卜是阳具的象征，邓生于幼年的时候，大抵受过什么特殊的情绪上的打击，以至于厌恶阳具，又因交替反射作用的关系，因而厌恶萝卜。不从性歧变的立场来观察，这样一个奇特的憎厌心理的例子，是无法解释的。不过邓生的反物恋现象似乎并没有走极端，以至于完全妨碍了他的性的发育；他是生育得有子孙的，子孙在祭祀他的时候，居然还尊重他这一层特别的心理。江西邓氏，向称望族，南城一支，宋明以还，代有闻人，邓生虽是一个反物恋者，而别无其他精神病态的表现，先天比较健全，也未始不是原因之一了。

第五节　兽毛皮革恋与动物恋[1]

我们现在必须讨论到另一类的性象征了。这一类的性象征现象与物恋现象很有几分相像，所不同的是，恋爱的对象或恋物虽也和人体不无关系，通常却是和人体不相连接，这显然和上节所论的品性或衣着一类的对象颇有不同。这一类的现象里包括凡对人足以激发性欲的一切动物身上的产品，例如带毛的皮或不带毛的革，以至于动物的活动，特别是交尾行为的景象等等。这些现象是建筑在相像的联想之上的；交尾教人联想到人的交合，动物成为人的象征，所以也不妨总括在性的象征现象之内。

这一类现象又可分为若干小类。第一，一般的人，尤其是青年人，有时看见动物交尾，会感受到性的快感。这有人起过一个名词，叫做观察性的物交恋（mixoscopic zoophilia）；这是在正常的变异范围以内的。题目中所说的兽毛皮革恋是这第一类的别派。第二，另有一些例子，在动物身上摩挲的结果，也会唤起性的兴奋或性的满足；这是一种狭义的性的物恋现象，克拉夫特-埃平把它叫做性爱的动物恋（zoophilia erotica）。第三，另有一些例子，喜欢比拟着和动物性交，甚至真的和动物发生交合的行为。这种例子所表现的便不是狭义的物恋现象了，但还没有越出我们所了解的性爱的象征现象范围以外。这第三类不妨就叫做人兽相交（克拉夫特-埃平拟的名

---

[1] 本节大部分根据《研究录》第五辑《性爱的象征现象篇》第四章。又，值得一般参考的尚有舒奥诺与韦斯的《性的犯罪行为的法医方面的诸问题》一书，和哈沃德《性的邪孽》一文（《医学家与神经学家杂志》，1866年1月）。

词是zooerastia）。人兽相交事实上又可以分为两派：一派是比较自然的，当事人在人格上并不能算不正常，不过因为文明程度太低，不知自己裁节罢了；另一派也许是一些教育造诣与社会地位相当高的人，但因为神经上有病态，意志薄弱，根本不能裁节；这两派不妨分别叫做榛狉的兽交（bestiality）和病态的兽交（可即以克氏的zooerastia当之）。

儿童中，无论男女，动物的交尾往往是富有神秘性的一种景象，最值得观看。这是很自然，也是很难避免的。因为在儿童看来，这景象富于所谓“拆穿西洋镜”的价值；性的现象，对儿童多少是个违禁的题目，在人与人之间所看不到的，居然在兽与兽之间看到了，岂不是等于一大秘密的揭穿？并且，这秘密也不止是别人的，儿童在自己的身体里，也未尝不感到一番鼓动挣扎；即在完全天真烂漫与知识未开的儿童，这种交尾的景象也未始不可激发一些隐约的性的兴奋。就一般的观察而言，似乎女童中有此种兴趣的比男童要更多些。在成年人中，这种兴趣自然也有，而也以女子为多，在十六世纪的英、法两国，王家与贵族的女子几乎很公开地表示过这种兴趣，即不免特地找这景象来观看。到了较近的近代，很多人以为这种景象是有伤风化的，爱看这种景象，多少是贪淫好色的一个表示，也是一种病态；就神经不稳健的人而言，确乎是如此，但这种景象本身却是无所谓的。

动物交尾的揣摩与观看，其所以为性情绪的一个象征，是不难了解的，若在童年有此兴趣，其为象征的表示，更可以说是相当正常的。但在这物交恋与上节所讨论的在人体上有其系恋中心部分的物恋之间，还有一派象征的现象，就比较复杂了。这派就是所谓兽毛皮革恋（stuff-fetishism）。兽毛皮革恋的对象便是毛和皮革或类似毛和皮革的货物，大体上可以说都是动物身上的产品。这一派现象是比较复杂的，它所包括的恋物表面上也不止一种，而情欲在行为上的表示也不止一式。有不少例子对女人所穿的衣服不免发生性的兴趣，因为衣服的原料里大都有兽毛皮革或其他相类的成分。在不少的例子里，我们发现性欲的表示偏重于触觉一方面，即当事人特别喜欢抚摸玩弄这一类动物身上的产品，从而获取性的兴奋与性的满足。此外，有的例子所恋的对象可能就是兽毛所附丽的那动物，有的很自觉的，有的却存在于潜意识里而不很自觉，兽毛皮革的所以成为恋物，而带毛的兽皮的吸引力尤其强大，大概是因为这个缘故。我们不妨把发恋（hair-fetishism）看做人体的物恋与动物恋中间的一个过渡的枢纽，而归到动物恋里讨论。人发是与兽毛一路的东西，虽是人体的一部分，也是可以分割而脱离人体的。这样看去，人发便和兽毛皮革可以归做一类的事物，实际上，它比兽毛皮革更容易成为恋物，其重要性要远在兽毛皮革之上。克拉夫特-埃平说过，毛的诱惑力极大，它和性择的视、听、嗅、触四觉，全有关系。[1]

严格地说，发恋应当属于上节所讨论的物恋现象，因为发

[1] 本书所引克氏的见解或议论大部根据他的《性的精神病理学》一书，已见前引。

和足一样，都是人体的一部分；不过因为它可以从身上截割下来，而即使发所从出的本人不在，它也足以引起性的反应，事实上便很可以和衣服、鞋子、帕子、手套等物相提并论。从心理的立场论，发恋并不成为什么特别的问题，不过一则因为发的性的效能特别广大（眼睛而外就轮到它了），再则因为编成辫子或扎为髲子之后，它是很容易从头上截取下来，所以从法医学的立场，它是很可以引起夹杂的问题的。

在西洋犯罪的人中，有一种人特别喜欢割取女人的头发，这种人有个特别的称呼，就叫头发截劫者（hair-despoiler，法文叫 coupeur des nattes，德文叫 zopfabschneider）。[1]自女子剪发之风盛行，这种人的活动已见减少，但从前在各国的大都会里都可以找得到，而曾被研究得最仔细的例子则发生法国巴黎。劫发者大都是一些神经脆弱而遗传恶劣的人，他们对于女发的爱不忍释，有的在早岁即已开始，有的则发展较迟，大抵总在一度严重的热病之后。所恋的发有的是通常的散发，有的是辫子；大抵所恋的只是二者之一，即不是散发，便是发辫，一个人兼恋两种的可以说是没有的。这种人摸到女发，或在割取的时候，就会感到性的兴奋以至于发生射精作用。割取到的发，后来在手淫时候，也有用处。就大体而言，截劫女发的人是纯粹的物恋者，在他所

[1] 译者所读到的发恋的一例比这种西洋的例子要文明得多了："青齐巨室某，兄弟皆显宦，己亦入庠，为博士弟子员，性喜代人薙发，洗刮按摩，俱臻绝步，刀布盘梳，制作甚精，日薙数头，常苦不足，遇亲友发稍长者，即怂恿焉。手法远胜市中待诏。"（清采蘅子：《虫鸣漫录》卷二）

得到的快感里倒并没有施虐恋的成分。

兽毛皮革的对象，最普通的是带毛的皮货和类似此种皮货的丝绒；其次是鸟羽、丝织品和不带毛的皮革；总之，直接间接都是动物身上的产品。其中最有趣的也许是皮货，因为皮货所引起的性恋又往往和被虐恋有些联带关系。霍尔曾经告诉我们，儿童的情绪生活里，对于皮货的爱或憎，是相当普遍的；即在婴儿时期，即在始终没有和动物发生过接触的幼儿中，这种爱憎的心理也可以找到。[1]大多数比较纯粹的兽毛皮革恋的例子也似乎都有一些先天的根苗，因为此种物恋情绪的产生，不但很早，并且找不到什么特别的起因。兽毛皮革恋所牵涉到的官觉，差不多全是触觉，只有极少数的例子与视觉有关。如果性的知觉是由怕痒的知觉演变出来的话，那我们不妨说此种物恋的象征现象多少是怕痒心理的一个先天的歧变，不过这种歧变只适用于对动物的接触罢了。

由此种根据触觉的歧变再进一步，我们就到达了上文所提的性爱的动物恋了。这名词是克拉夫特-埃平起的，克氏也记录着一个很富有代表性的例子。这例子是一个先天神经上便有病态的人，智力相当高，但很清瘦，血色也不好，性的能力也薄弱，他从幼年起，便对家畜特别表示亲爱，尤其是对狗和猫；每次在它们身上抚摸着玩，他就感到一些性的情绪，但在那时他还是一个天真烂漫的孩子，根本不知道性是什么东西。到了

[1] 见霍氏所著《各种恐惧的研究》一文，载在《美国心理学杂志》，1897年。

春机发陈的年龄，他方才明白这种特殊的情绪是有性的意义的，于是便设法加以纠正。他居然成功了，但从此以后他就常做性爱的梦，而梦境中总有猫狗一类的动物在场，一觉醒来，又不免手淫，而手淫之际，意念中也总有这一类动物的成分。同时他却并没有和这一类动物交接的欲念，实际上他见了动物就觉得可爱，初不问那动物是公的还是母的；总之，他的性观念，在这一方面倒没有什么不正常。这样一个例子所表示的似乎是完全建筑在触觉上的一种物恋现象，比起一般的兽毛皮革恋来，它是进了一步，比起人兽相交来，它的程度还不够，换言之，它是介乎二者之间的。

克氏认为人兽相交和性爱的动物恋根本是截然两回事。这见解我以为是不能接受的。我以为从性爱的动物恋到人兽相交，中间只是程度的不齐，而不是品类的不同，实际上是一路的现象，所不同的是，犯兽交的人大抵知能要薄弱些或精神上要多些病态罢了。同时，上文不是说过人兽相交有两派，一是榛狉的兽交，一是病态的兽交么？这两派也是不能绝对划分的。在所谓榛狉的兽交的例子里，我们如果加以仔细的研究，恐怕十有八九可以找到一些心理的变态。冒尔说得好，我们在癖（vice）与病（disease）之间，是很难划一条清楚的界线的；这句话在这里也很适用。

讨论到兽交，我们就到达了这类歧变中最粗野而又最屡见不鲜的一个方式了。凡是用和动物交合或其他紧密接触的方式而取得性的满足的行为，我们都叫做兽交。我们要明了这种歧变，我们先得把文明生活与都市社会生活所养成的对于动物的观感搁过一边。大多数的性的歧变，可以说大部分是文明生活与都市社会生活的直接产物，即或不然，也至少是性冲动对此种生活随便适应的一些表示。但兽交则不然（不过有一种兽交是例外，见下文），它是乡僻地方农民中的一种性的变态行为，而此种农民又是一些智能低下、感觉迟钝和易于满足的分子。在比较原始与质朴的人口中也有。田野粗鲁的人，既没有妇女垂青，自己又没有能力去追求她们，便很自然会养成这种恶癖。在有的比较朴野无文的社会里，因为司空见惯，根本不把它看做淫恶的癖习。即如在瑞典，一直要到十三世纪的末年，非宗教性的地方法律才把它算作一种罪名，而这罪名也并不大，犯过的人只需对动物的物主负责，出一些赔偿费便可了事。在更单纯的民族里，例如加拿大西部境不列颠哥伦比亚的色里希人（Salish，按：即印第安人之一种），认为动物在生命的地位上并不低于人类，它的价值并不贱于人类，所以即使有兽交的事实发生，犯过的人并不因此受人鄙薄，并且根本也不算是一种犯过的行为。[1]

此种所谓榛狉性的兽交之所以异常普遍，综合起来来，是有三种因缘的。（一）原始与朴质无文的社会对于生命的概念和文明社会的不同，它并不承认人类与其他动物，尤其是高等一些动物之间，有什么很大的界限。（二）农民与此种动物之间，关系必然比较密切，感情必然比较浓厚，有时再加上接触不到妇女，家室生活的不易建立，这种关系和感情自不免更

[1] 喇嘛教中的欢喜佛，例如在北平雍和宫中所见的，其男像有兽首人身者，特别是牛首人身，应从此立场寻求解释。

加发展。（三）有许多民族的传说和迷信无形中也有推挽的力量，例如，妄言和动物交接可以治疗花柳病，等等。

就在今日文明国家的乡间，兽交还是一件不能说是很不普通的现象。这是很难怪的。在一个未受教育的农民，感觉既欠灵敏，辨别力自然薄弱，其对于异性的要求，又只限于极粗浅的程度而止，他对于一个人和一头牲口在性方面的区别，事实上怕不会十分措意。一个德国的农民在法官面前替自己解释说："我的老婆好久不在家了，没有办法，我就找我的母猪去了。"这样一个解释，出诸不懂法律、不识宗教教条的农民之口，可以说是很自然的，事实这解释也已经很够，无须再有什么别的辩护。从这个立场看，兽交便和手淫以及其他临时满足性欲的方式没有多大区别，都是不得已而求其次的权宜办法。我们正不必严格相绳，引为是性冲动的一大歧变。禁欲已久的前方士兵也往往有兽交的行为，古代、中古时代以及最近欧洲大战的军队里，就都有过这种情形，而传说中所提到的动物大都是母山羊。

不过农民中兽交现象的所以比较多，除了感觉迟钝与接触不到妇女这两点外，还有一个重要的理由，就是他们和动物的关系特别密切。就农民的立场而言，他和他的牲口或家畜的日常关系，不但不比他和街坊邻舍以及一般人类的为疏远，并且更见接近，农民和牲口合住一屋，是乡间最普通的一种情形。

古今中外曾经做过兽交对象的动物，见于文献的，种类很多，而利用这种动物的自然男女都有。家畜的用处自然是特别大，可以说每一种家畜都当过这用途。利用得最多的是母猪。[1]提到母马、母牛、驴子的例子也不少。用狗、猫、兔子的例子也偶一遇到。母鸡、鸭子、鹅，也不算不普通，在中国，据说鹅用得特别多。古罗马的贵族妇女据说特别喜欢用蛇。甚至于熊和鳄鱼都有人记载过。

清褚人获《坚瓠续集》（卷一），引《文海披沙》说：“槃瓠之妻与狗交。汉广川王裸官人与羝羊交。灵帝于西园弄狗以配人。真宁一妇与羊交。沛县磨妇与驴交。杜修妻薛氏与犬交。宋文帝时，吴兴孟慧度婢与狗交。利州妇与虎交。宜黄袁氏女与蛇交。临海鳏寡与鱼交。章安史悝女与鹅交。突厥先人与狼交。卫罗国女配瑛与凤交。陕右贩妇与马交。宋王氏妇与猴交。”又引《耳谈》：“临安有妇与狗奸，京师有妇与驴淫，荆楚妇人与狐交。”结语说：“乃知宇宙之大，何所不有？”霭氏原文中说，在中国，鹅用得特别多，不知有何依据。据译者读书所见，亦只上文所引章氏女一例罢了。

《文海披沙》拉杂搜罗的一部分显然是传说，不足为凭。其中杜修妻与狗交一则，系根据唐李隐《潇湘录》，惟《潇湘录》作杜修己：“杜修己者，越人也，著医术，其妻即赵州富人薛赟之女也，性淫逸。修己家养一白犬，甚爱之，每与珍馔。食后修己出，其犬突入室，欲啮修己妻薛氏，仍似有奸私之心；薛因怪而问之曰，‘尔欲私我耶？若然则勿啮我。’犬摇尾登其床，薛氏

---

[1] 清纪昀《阅微草堂笔记》（卷十二）或《槐西杂志》（卷二）有如下的一段记载：“乌鲁木齐多狎邪，小楼深巷，方响时闻，自谯鼓初鸣，至寺钟欲动，灯火恒荧荧也。冶荡者惟所欲为，官弗禁，亦弗能禁。有宁夏布商何某，年少美风姿，资累千金，亦不甚吝，而不喜为北里游。惟畜牝豕十余，饲极肥，濯极洁，日闭户而沓淫之，豕亦相摩相倚，如昵其雄；仆隶恒窃窥之，何弗觉也。忽其友乘醉戏诘，乃愧而投井死。迪化厅同知木金泰曰：‘非我亲鞫是狱，虽司马温公以告我，我弗信也。’余作是地杂诗，有曰，‘石破天惊事有无，从来好色胜登徒，何郎甘为风情死，才信刘郎爱媚猪’，即咏是事，人之性癖有至于是者，乃知以理断天下事，不尽其变，即以情断天下事，亦不尽其变也。”按：此例就当时新疆之环境论（纪氏另有诗句曰，天高皇帝远，人少畜牲多），当属于榛狉的兽交，但有北里而不游，而必出诸“媚猪”的一途，有经不能守，而非从权不可，甚且以权作经，则其人在性心理上恐亦不无变态。癖习与病态之间，极难画一清楚的界限，冒尔的话真是再确切没有。纪氏“以情断天下事，亦不尽其变”的断语亦极恰当，可引来作“歧变”一章全章的注脚。

惧而私焉。其犬略不异于人。尔后每修己出，必奸淫无度。……”后薛氏终于被出，归母家，而犬仍往来不置。其他下文便是一派神话了。——译者注

社会与法律对于兽交的态度大抵反映出两种事实，一是当时当地兽交现象的普遍程度，二是一种复杂的心理的存在，即憎恶的心理之中又掺和上一些神秘与亵渎神明的恐怖心理。法律的态度既有不同，处罚的宽严程度也大有不齐，最轻的罚锾而止，最重的是人与兽一并受荼毗的极刑。在中古时代及中古时代以后的欧洲，兽交的案子是相当多的，这一点我们从教士或神父讲道时常用的题目里完全可以看出来，一直到十五、十六两世纪还是如此。关于这一层，我们还有一些更有意义的旁证，就是当时教会的法律也认为在这方面有规定各种处分的必要，主教、神父和会吏犯兽交罪名的都得经过相当时期的忏悔，大抵职位越高，那时期就越长。

对于兽交的处分，有的民族里是极严酷的，这无疑是因为这种民族把兽交、兽奸或鸡奸看做一种滔天的罪孽，而从宗教的立场看，更是罪孽里最最可怕的一种，至于它对社会与个人的实际的损害，还是另一回事。犹太人是最怕兽交的，[1]所以主张凡是犯者和被侵犯的动物都要受死刑的处分。在中古时代的欧洲，特别是法国，这种严刑峻罚也流行过一时。犯者和母猪或母牛或母

---

[1] 霭氏原文中用至到sodomy一词，可译为“所多玛现象”，所指大概是兽交一类的行为。所多玛是犹太经典里记载着的一个古代的小国，因多行淫乱，而终于被上帝用天火烧毁，说详《旧约·创世纪》第十三章第十三节，第十八章第二十节至第三十三节，及第十九章第一节至第二十八节。所多玛所行淫乱始方式，《创世纪》中不详，大约兽交也是方式之一。无论如何，犹太人的深怕兽交的心理是从这段故事来的。

驴，一并被判处荼毗的例子，记载上都见过。在法国的图卢兹（Toulouse），一个女子因和狗交而被焚死。即降至十七世纪，有一位很深湛的法学家还认为这种判决是合理的。即在今日，社会与法律对于兽交的态度还没有完全革新，还没有充分参考到上文所已讨论的事实，即凡有这种反常行为的人，不是精神上有病态，便是智力缺乏到一定程度，往往和低能的人没有很大区别。还有一点我们得参考到，就是有少数例子，或对动物身上有残忍的伤害，或和下文所要讨论的施虐恋的现象有联带关系，除此之外，兽交在事实上并不是一种直接反社会的行动。德国性心理学者沃瑞尔（Forel）说得很对，只要没有残忍的成分在内，兽交“是性冲动的最没有妨害的一个病态的歧变”。[1]

第六节　窃恋[2]

从十八世纪起，西洋有一个名词，叫“窃狂”（kleptomania），当初算是“偏执狂”（monomania）的一种；但这名词始终没有受医学界的公认，至于法学界，且还加以否认。有人间或用到这名词时，指的不过是一个偷窃的冲动，犯窃狂的人，一阵心血来潮，就多少不由自主要偷窃起来，其间不但没有自觉的动机，并且一经自觉，当事人（普通总是一个女子）还不免竭力挣扎。研究精神病的

---

[1] 见沃氏所著《性的问题》一书。

[2] 本节根据《研究录》第七辑中《窃恋》一文。霭氏在第三辑中发表《性爱的象征现象》一文时，对于偷窃行为和性情绪的关系，尚没有研究清楚，故未列入。第三与第七两辑的问世，中间相距大约有二十年。

人又认为它是和静躁交叠性的癫狂（manic-depressive insanity）最相接近。最近精神病学的趋势是想根本不再用这名词，不过名词虽有问题，它所指的现象却是很实在的。当一个有偷窃的病态冲动的人解上法庭而法官听取辩护的时候，法官可以很俏皮地回答说："这人假若有病，那病就得归我治疗。"不过俏皮的话容易说，问题的真相他却并不了解。这种冲动实在是界限相当分明的一种心理状态，而不是一个笼统的偏执的倾向而已；它是有来历的，并且这来历是可供明白地追寻的；而从我们的立场来看，它是性心理学范围以内的一个现象。在性心理学里，有人把它叫做"性爱的窃狂"（erotic kleptomania），但比较简单而适当的名词也许是"窃恋"（kleptolagnia）。这名词是1917年前后美国芝加哥城的精神病学者基尔南所创立的。（把偷窃的行为和性的情绪联合了看，这名词可以说是再恰当没有，它和下文第八节所要讨论的虐恋或痛楚恋的名词是一贯的，这指性与偷窃行为的联系，而虐恋则指性与施虐或受虐行为的联系）当时我很快就采用了这名词，以后也一贯认为它是指称这种状态的最切当的一个名词。（另一种比较难得遇见的状态，以前叫做"性爱的火焰狂"，西文是 erotic pyromania，同样也不妨改称为"火焰恋"，西文是 pyrolagnia）最初关于窃恋例子的记载，似乎是法国里昂的拉卡萨涅（Lacassagne）的手笔，时代是1896年。

窃恋和虐恋不但在名词上相仿，在性质上也有联带关系。窃恋可以说是建筑在更广泛的虐恋的基础上的；虐恋中的性情绪的联系物是痛楚，窃恋中的性情绪的联系物是一种提心吊胆的心理，而提心吊胆的心理也未始不是痛楚的一种。

推此议论，则霭氏在本节中所叙的现象当大有未尽，即，只是窃恋一种，犹不足以概括此方面的性心理的变化。例如丐恋。偷窃的行为既可以和性情绪发生联系，乞丐的行为又何尝不可以？偷窃是不名誉的，冲动之来，当事人必有一番挣扎，一番提心吊胆的心理。而挣扎与提心吊胆皆是痛楚的一种，所以可以说窃恋是建筑在比较广泛的虐恋或痛楚恋之上的。丐恋又何独不然？向人丐取也是不名誉的，冲动之来，当事人内心也必有一番撑拒，面子上必有一番难以为情的表示，撑拒与难以为情又何尝不是痛楚的一种？然则丐取的行为和性情绪联系起来，而成为和窃恋完全可以相比的一个现象，是情理中可有的事。丐恋不但是情理上可有的事，事实上也真有。也正唯其有，译者才觉得有在注文里加以补充的必要。姑就浏览所及，征引若干例于后。清诸晦香《明齐小识》（卷五）说："有曹姓者，家素裕，生子绝慧，忽觏痟疬，及愈，举止乖常。日挟百钱，至街市与丐游：初与一丐俱，如逢两三丐，即舍前所俱者，而与两三丐俱；尚复有数丐来，则又撇两三丐而与数丐俱。家人侦获拉归，明日复然。"诸氏的评语是："种莪伊蒿，大约其祖德斩也。"清许仲元《三异笔谈》（卷四）有一则说："有不必丐，不可丐，而必欲丐者，予见二丐焉。一王姓，文恭相国之曾孙，幼文员外之孙，好向店铺乞钱，乞必诵制艺一首，不唱《莲花落》也。铺户多识之者，即与钱，亦必诵乞，乃肯顾而之他。其叔凤超，余僚侪也，为予言甚悉。父母闭之，则抉扉遁；絷之，则断绠逸；夜即卧市间石上。后不知所终。一朱姓，长兄为别驾，次兄太学生，群从皆茂才，亦同此癖。两兄乃以金二百两置秀野桥北毛大有酒店中，权其子，供乞资；见即招之来，斟酌饱满，昂藏而去。虽严寒酸暑，或大雨雪，终不家食也。"按：王氏一例是松江王项龄之曾孙，主鸿绪之从曾孙。清邹弢《三借笔谈》（卷三）有一则说："余馆带城桥时，有赵姓者，性喜为丐。北寺故丐聚处，有人题额曰：'义屈卑田。'有丐首一人，凡欲为丐者，必先入名籍中，谓官丐，方可任其所之，不则为本丐欺，且无舍者。赵某家本小康，妻亦美，惟家居三四年，必弃之去，以钱一贯入名卑田籍。丐知其富，优待之，于是甘之如饴。又胥门洪某，亦有丐癖，尝寄身北寺，入义氓籍（即卑田籍，余曾见其册有八千余人）；家人觅得之，强使返，今称索封矣。"邹氏又说："按《唐丛裁》，后齐武平时，后主于后苑内作贫儿村，帝亲衣褴褛之服，行吟其间以为乐。以一国之尊，而甘心为此，理亦有之，不可解也。"按：此或出一种故示落拓的好奇心理，或不可以寻常丐恋或丐癖论。丐者多于人家出殡时唱挽歌。元曲演富人子郑元和事，不知究有其人否。不过明徐应秋《玉芝堂谈荟》（卷十一）“嗜好之异”一则下说：“李山松好唱挽歌。”以有身家的人而喜唱挽歌，大概也是丐恋或丐癖的一种表示。

清袁枚《子不语》（卷二十一）载有“抬轿郎君”一则说：“杭州世家子汪生，幼而聪俊，能读《汉书》。年十八九，忽远出不归，家人寻觅不得。月余，其父遇之荐桥大街，则替人抬轿而行。父大惊，牵拉还家，痛加鞭箠。问其故，不答，乃闭锁书舍中。未几逃出，又为人抬轿矣。如是者再三，祖父无如何，置之不问。戚友中无肯与婚。然《汉书》成诵者，终身不忘。遇街道清静处，朗诵《高祖本纪》，琅琅然一字不差，杭州士大夫亦乐召役之，胜自己开卷也。自言两肩负重，则筋骨灵通，眠食俱善，否则闷闷不乐。此外亦无他好。”清采蘅子《虫鸣漫录》（卷二）又记着和“抬轿郎君”相仿佛的一些例子。一、青齐巨室某……其同学某酷爱支更铃柝，巡行达旦无倦。邺家设典肆，辄往代其逻者；自制无表羊裘皮兜帽以御寒。或携酒肉，与支更人共饮醉，即令彼熟寝，而自按更声柝以为乐。二、一世家中人喜为人御车，往来齐鲁间，暇则朗吟古乐府、《离骚》《汉书》，或作诗自遣，句多奇警，不以示人；……相识者遇之，呼曰“当驾”（北人呼御车者之称），则欣然，如呼字，或称兄，则怒不答。……”

按：此数例与丐恋颇相近，而微有不同。舆隶与抱关击柝之人，在在须仰人鼻息，受人白眼，其社会地位原比乞丐高得有限，所以除非生活上万不得已，或有特别的心理原因，一个人决不肯甘心去觅取此种地位。这是与丐恋相接近的说法。惟抬轿、赶车、打更等活动于心理上的磨折外，又须加上体格上的痛楚，其和受虐恋的关系，似乎比窃恋及丐恋更觉显然。汪生自白的几句话最有趣，“两肩负重，则筋骨灵通，眠食俱善，否则闷闷不乐”，的确是一个受虐恋者的口吻。不过所以能筋骨灵通眠食俱善而精神舒泰的缘故，其关键实不在负重的本身，而在负重所加于其身的痛楚，以及舆卒的地位所加于其精神的磨折，与此种痛楚与磨折所可能引起的解欲作用和情绪上的宣泄。参看下文本章第八节。——译者注

这样一个看法以前有不少观察家也提到过，但都不很清楚。一直要到二十世纪初年，经法国的一部分精神病学者（例如德普伊在1905年）把若干窃恋的例子明确地叙述以后，这看法才算成立，而窃恋的性的含义才完全显露。这些精神病学者告诉我们，窃恋的心理过程实际上就是积欲与解欲的性

的过程，不过经过一度象征性的变换之后，就成一种偏执性的冲动，而此种冲动，在活跃之际，也必有一番抵拒挣扎，活跃的结果，则为一件很无价值的东西的窃取，往往是一块绸缎的零头或其他类似的物料，除了借以取得可能的性兴奋而外，可以说全无用处。内心的抵拒挣扎相当于积欲的过程，我们知道普通积欲的过程里，本就有不少抵拒挣扎的成分；而窃取的最后手段则相当于解欲的过程。我们也知道，有的窃恋的例子，在窃取成功之顷，真会发生解欲的作用而取得情绪上的宣泄。至于那偷到的东西，到此不是藏放一边，便是完全抛弃，真是捐同秋扇了。窃恋的人大抵是一个女子，并且往往是有相当身家的女子，更可见她的所以偷窃，目的决不在东西，而是别有作用。这样一个女子对于偷窃行为的性的作用也许并不了解，并不自觉，即使自觉也不会自动地承认。由此，我们可以知道窃恋事实上并不是“窃狂”的一种，两者在以前虽往往相混，现在我们却看得很清楚了。“窃狂”在理论上是认为没有动机的，也是不可抗拒的；而窃恋则自有其确切的动机，初不论此动机的自觉与否——此动机并非偷窃他人物件，已不待言；同时，偷窃的行为也不能说不可抗拒，因为当事人总是筹之已熟，见有机会来到，环境适宜，便尔很快地下手。又大凡窃恋的人，神经上虽十九有些变态，精神上却不一定有严重的病态。窃恋决不是一种精神病，因此，也就不能和目前事实上已成过去的“窃狂”相提并论，而应完全归纳到性心理学的范围之内；我们不妨把窃恋看做性爱的物恋现象的比较有病态的一种。[1]

窃恋而外，还有性冲动与偷窃行为的混合现象，这些虽和窃恋不无联带关系，却不应与我们所了解的窃恋混为一谈，并且这些现象的发生，事实上也比窃恋为少。这些现象之一，斯特克尔（Stekel）在1908年曾经特别叙述过。[2]这现象中的偷窃行为是不属于性爱性质的，易言之，偷窃并不成为获取性满足的一个方法，所窃取到的东西也不是一种恋物，而是任何表面上可以供给性的兴趣或性的暗示的物件。窃取这样一件东西，当事人，大抵也是女子，算是聊胜于无地得到了一些性的满足，这种女子大都因丈夫阳事不举而平时情绪上感受着多量的抑制的；一种有性暗示的事物的窃取对她多少有望梅止渴的用处，此外别无意义。斯氏用这个现象来解释一切“窃狂”的例子。不过假若我们不再承认“窃狂”的存在，这解释也就根本用不着了。至于这现象既不是物恋又不是窃恋，是显而易见无烦多事解释的。

性的情绪与偷窃行为的另一混合的现象，曾经美国犯罪心

[1] 许仲元《三异笔谈》里于丐癖之后，又记有窃癖一例。“董五峰宏，文敏宗伯之族孙，亦文敏司寇之高弟也，生平有窃癖，不讳言之。戚友知其然也，珍秘多匿之；或断墨半丸，或秃颖数管，藏置隐处，临行，乃欣然携之而去。子耕云，工缣素，尤与余外祖善，言伊父之癖，诚不可讳，更苦滑滴不饮，不能以醉为辞，幸所攫皆不及一文，倘可聊以自解耳。诵庄蒙《胠箧》之篇，不啻欲废《蓼莪》焉。”按：前一文敏为董其昌，后一文敏为张照，都是松江人。

清采蘅子《虫鸣漫录》（卷二）说：“某省有候补县令，性喜窃食，若公然饮啖，则觉无味，而不能多进。妻妾稔知之，每于灯背案角置佳珍，以待令背人咀嚼，若有余甘，不知何疾。”

[2] 见斯氏所著《行为的怪癖》一书。

理学家希利叙述过，并且还有过实例的证明。[1]春机发陈年龄前后的青年男女，一面受了性的诱惑，一面又深觉此种诱惑的罪大恶极，不敢自暴自弃，于是转而从事于罪孽比较轻微的偷窃行为。[2]这现象背后的心理过程可以说恰好是窃恋心理过程的反面，因为一样是实行偷窃。在窃恋，其目的是在性欲的真实的满足或象征的满足，而希氏所述的现象，则为此种满足的闪避。[3]

第七节　裸恋[4]

性冲动的另一个象征的表现是裸恋（exhibitionism）；这

---

[1] 见希氏所著《内心的冲突与犯罪行为》一书。

[2] 这种青年窃犯的例子是不少的，在近代都市里也特别容易发觉。记得七八年前上海就有过这样一个例子。一个十五六岁的青年，不知犯了多少次细微的窃案，也不知进过多少次捕房，终不悔改。当时各报的所谓“社会新闻”都拿他做了好题目，译者在《华年周刊》里，曾根据希利的见地，写了一篇短评，替他开脱。据希氏说，此种例子，但须有适当的关于性知识方面的开导，把他所谓内心的冲突调解开了，偷窃的行为便可立即停止，永不再犯。

[3] 霭氏此说恐不尽然。希氏所述的现象貌若为性欲的闪避而发，事实上又何尝不是为性欲的满足而发（当然是童年与春机发陈年龄的一种暗中摸索的满足，与成年人所谓的满足不同）。在全部性爱的象征现象的讨论里，霭氏承认凡是象征性的满足都是替代的满足（vicarious satisfaction），希氏所述的现象，在一度偷窃之后，又何尝得不到一种替代的满足呢？因为可以得到一种满足，所以经过相当时期以后，总须偷窃一次。因为替代的满足究不如从性知识的开导所得的满足那般实在，所以一经开导，偷窃行为就从而停止。

[4] 本节大部分根据霭氏《研究录》第五辑中《性爱的象征现象篇》第五章。

在壮年人是一个严重的问题，而在童年，则是天真烂漫的一种行为，不算不正常的。有若干作家曾经告诉我们，在春机发陈期内，甚至于成年期内，很多男女都有一种自我炫耀的冲动，而资以炫耀的事物包括正在发育中的性器官在内（其在女子，特别要人注意的是乳峰），这自炫的倾向是从幼年时自然沿袭而来，丝毫不足为怪的。弗洛伊德提到过，即在最小的幼儿，在赤身露体时，会感到兴高采烈；在睡眠之前，脱衣之后，他们总喜欢在床上蹦跳一阵，蹦跳之际，又往往把下身的衣服揭开，甚至于有陌生人在场，也复如此。据弗氏看来，这是乐园时代的一番回忆，乐园是失落了，但当初的情景并没有完全忘怀；[1]这种回忆，到春机发陈的年龄以后，虽大致已趋消灭，但也往往有呈露的可能，不过因为多少要受意志的制裁，尚不失为正常的罢了。设或不受制裁，那就成为一种病态的偏执行为（obsession），那就是裸恋了。成年人在梦境中时常觉得自己不穿衣服或穿得很少，普特南（Putnam）以为这种梦境是一种潜在的裸恋的表示；这看法我不能接受。普氏没有想到，我们在睡眠时，事实上已经是裸体的或半裸体的，初无待梦境的曲为补充。在童年（一直可以到满12岁），彼此脱衣验看，也是时常有的行为；儿童对性器官自有其单纯的兴趣，这种行为大都是这兴趣的一种表现；有时候，兴趣而外，儿童也间或借此表示一些顽皮与反抗的心理；但若成为习惯，这其间也许有几分暗藏的性的动因，或许是内部有些轻

[1]　乐园的神话出犹太经典，今载在《旧约全书·创世纪》。英诗人弥尔顿（Milton）有长诗叫《失乐园》。弗氏在此所指当然是淳朴的原始时代，乐园云云，不过是一个更诗意的说法罢了。

微冲动正摸索着宣泄的路子的一种表示，也可能是一种替代的手淫的活动，应当和普通的手淫一般看待；总之，都不能算作裸恋。到了壮年人，裸恋却是性交合的一个更明确的象征，其方式也不一而足，可以归并成若干种类。

1877年，法人拉塞格（Laségue）最先描写到裸恋的现象，裸恋的西文名词也是他起的。[1]裸恋是性爱的象征现象的一种；当事人只需把性器官对异性的人故意赤露一下，特别是对异性中年轻而在性方面尚属天真烂漫的人，往往是对异性的孩子，就可以获取相等于性交合的满足。裸恋的现象似乎相当普通，大多数女子，在一生之中，尤其是在年轻时，至少总有一两次碰见不相识的男子故意在她们面前卖弄一下。从性犯罪的立场看，这实际上是最普通的一种过犯行为。伊斯特（Norwood East）发见在法庭受理的和在勃里克斯顿监狱（Brixton Prisron）里拘禁的291个性刑事犯中，多至101个犯的是这个罪名——西方刑法里所称的“猥亵的暴露”（indecent exposure）；这数目不能不算很大，因为犯罪学家告诉我们，在一切监犯之中，一切性刑事犯合起来，大约只不过占4%。[2]

裸恋的人，虽然往往是一个年富力强的青年，但却只需把性器官暴露一下，从而得到对方一些情绪上的反应，他就觉得心满意足；他对面前的女子并没有什么要求；他也不很开口，

---

[1] 见拉氏所著《裸恋者》一文，载在法国《医学会刊》（*L'Union Medicale*），1877年5月号。

[2] 见伊氏所著关于《裸恋现象的观察》一文，载在《刀针》（英国著名之医学杂志），1924年8月23日的一期。

也不求更和那女子接近；就大多数的例子而言，他甚至在表面上并不透露一些兴奋的样子。平时他也难得手淫；他只要有机会暴露一下，而觉察到或自以为面前的女子已因此而发生情绪的反应，他的愿望就算完全达到了。他就从此走开，踌躇满志，心气平和。

各家对于裸恋的分类很不一致。梅德（Maeder）承认三种：一是幼年的裸恋，要看别人的私处和要别人看他的私处是儿童很正常的一种表现；二是衰老的裸恋，或未老先衰的裸恋，乃是阳道萎缩的人用以取得性兴奋的一个方法；三是壮年人的裸恋，其目的在诱惑与招徕异性的人，这种裸恋的人在其他方面也许相当正常，但性的能力却是有缺陷的。梅氏这分类也许并不完全，但他有两点主张是不错的：一是性能薄弱，裸恋的人确乎是性能力不足的；二是裸恋虽属一种歧变，却自有其正常的基础，假若无此基础，就不会有第一类幼年的裸恋了。克拉夫特-埃平从医学方面把裸恋者分为四类：（一）后天的心理衰弱的例子，大抵大脑和脊脑都有病态，因而意识模糊不清而性能萎缩；（二）迹近羊痫的例子，其裸恋行为是一种反常的有机冲动，而在此种冲动表现之际，当事人的神志是不完全清楚的；（三）与第二类相近似的神经衰弱的例子；（四）有周期的比较强烈的性冲动的例子，其先天的遗传是有很深的缺陷的。克氏这分类法也不能完全叫人满意。伊斯特从实用的立场把裸恋者分为两大类：一是精神有病态的（约占全数裸恋者的三分之二，其中大多数是浸淫于像境中的梦幻家和低能的人）；二是怙恶而有犯罪倾向的（有害人的动机的，约占全数三分之一）。还有一个归并成两大类的分法，每一类虽比较夹杂，但也有它的用处。第一类的例子，在性心理方面，是多少有些先天的变态的，不过在别的方面看去，心理和智能是相当完整，甚至于全无暇疵；这些例子也大都是成年不久的壮年人，他们对裸恋的行为与目的，也未尝没有几分自觉，冲动一来，虽终于不免在行为上表现出来，但事前总要费一番很认真的抵抗挣扎。第二类的例子，则或因智能与神经已初步发生病态，或因饮酒过度，其上级的神经中枢已受剥蚀，其感觉力与辨别力因而削弱；因此在这第二类里我们有时就可以遇到老年人（老年的牧师等等），这种老年人在未老之前也许是律身甚严，无懈可击的，但到此年龄便不然了，他们在裸恋时和对此种行为的目的，即究竟为了什么他们要出此一着，他们往往不大自觉，而冲动之来，也往往不加挣扎；对这一类的例子，只要有相当时期的休养和治疗，健康便可以增进，而裸恋的行为可以停止。所以第二类的问题比较简单，只有第一类才是已成格局的一种性的歧变。在第二类的例子里，一种多少有些清楚的性的动机是不能说完全没有的，不过这动机恰恰是在有意识与无意识之间，而其所以出现于意识界的缘故，并不是因为动机本身的强有力，而是因为比较高级的神经中枢暂时或永久地失掉了控制的力量。此其原因不只一个，而比较普通的一个是酒毒。酒毒的影响有二，一是引起神志与意识的混乱，二是把潜在的比较下级的行为倾向解放出来。伊斯特提到过，在英国，酒的消耗减少以后，“猥亵的暴露”的案件也就随而减少（1913年，在英伦与威尔士，这种被判决有罪的男子有866人，到1923年，在更大的一个人口之中，反而只有548人）。

克氏所说的有羊痫的例子，在裸恋的时候是昏晕过去的，因此事实上只好算是一种假的裸恋或拟的裸恋。有人以为这种例子很多，其实不然；伊斯特在150个裸恋的人里就没能找到一个（其中未始没有羊痫的人，但痫疯发时不裸恋，裸恋时不发痫疯），因此他说，就他的经验而论，说这种例子比较更能凑热闹则有之，说它多，则未必。不过羊痫的人中，可以发生真的裸恋或拟的裸恋，是可以无疑的，意大利学者贝兰达（Pelanda）很多年前在维罗纳（Verona）地方就很清楚地提出过这种例子来。所以，我们只能说这种例子不多，却不能说没有。同时，我们却也不能因为羊痫的人有裸恋的表现，便以为一切裸恋的行为，都是不自觉的。如果一桩裸恋的行为同时也是真正的痫疯的行为，则此种裸恋是假的、拟的，其间没有自觉的性的背景，并且它的发生也不受时间与地点的限制，也不因在场的人数多寡而有所取舍。羊痫的人在发病之际有时会对着大众便溺，好像是有意的，其实是不自觉的。这和他的裸恋实际上是完全一类的行为，同是机器一般的自动的、不自觉的、不由自主的；旁边有没有观众，他根本不会看到；因此，这种裸恋是假的、拟的、不是真的；真的裸恋者暴露私处的行为是自觉的、故意的，而且是煞费苦心的。所以如果我们遇见的裸恋行为，一方面既有时间与地点的选择；一方面又有旁观人数的限制——大抵是一个僻静的场合，在场的只有一二少女或儿童——我们就不能承认那裸恋的人是正在发着不自觉与不由自主的痫疯，即使那人真是一个羊痫的人，我们也敢说他那时是决不在发病之中。

羊痫性的拟裸恋，[1]从法律的立场看，显而易见是不负责的，我们固然可以搁过不论。不过我们还需记得，就在真的裸恋，当事人也大抵在神经病态上又有些高度的理智的失常，甚或完全有病。在一切歧变的种类中，这原是共同的一点，但对裸恋，这一点恐怕比任何其他种类都关系重大。因此，一个做“猥亵的暴露”的人，在受法律惩处以前，理应交由专家先加诊察。希尔虚弗尔德认为没有一个裸恋者是心理正常的。在有的例子里，裸恋的冲动可以被克服过去，或过了一阵自己无形消散。这大概是因为裸恋的来历有些不同，或因酒毒，或因其他原因，当事人的高级的神经中枢暂时失去了制裁的能力；唯其是暂时的，所以经调养与治疗后也许可以复原。如果这种暂时的现象发生在青年时期，则年事稍长后，更自然而然地有复原的倾向；有受虐恋倾向的卢梭就是一个例子，他自己在《忏悔录》里说，在童年时，他有一次或两次曾经远远地向青年女子暴露他的臀部。好几年前，我旅行经过摩拉维亚（Moravia，第一次世界大战前属奥国，后属捷克），我在火车上望见一个少妇在铁道附近的小河里洗澡，当火车在她面前驶过时，她转身过去，并且特地把围着下身的衬衣提起来，露出她的臀部。

[1] 清纪昀记载着的一例似乎是羊痫性的拟裸恋：“一宦家妇，遇婢女有过，不加鞭箠，但褫下衣，使露体伏地，自云如蒲鞭之示辱也。后此宦家女患癫痫，每防守稍疏，辄裸而舞蹈云。”（《阅微草堂笔记》卷九，或《如是我闻》卷三）。此宦家妇前半节有虐恋（见下节正文）的倾向，下半节则显然患痫性的拟裸恋。痫风中有一种叫亨丁顿的舞蹈病（Huntington's Chorea），患者是会舞蹈的。

（在这里，我们要记得暴露臀部原是古代一个辟邪的方法，到了后世，则退化成为表示鄙薄与不屑的一种姿态，在女子用得特别多）在妇女中，除了童年时期，真正的裸恋行为是极难得的。布赖恩（Douglas Bryan）说得好，妇女发生裸恋行为时，她把全身当做男子阳具一般向人暴露；这在事实上是比较困难的，唯其困难，所以少见。[1]

裸恋者的暴露行为，从表面上看，似乎是很无聊与无意义的，一般人又不察，以为一定是疯癫的一种行为，无法解释的，以前有不少关于精神病或性的“孽邪”的作家都有过这种看法，这种作家如今恐怕还有。这看法是过分的，固然我们也承认，有一部分极端的例子往往与精神病有关，或确乎是一种性的病态。

我们的看法是，裸恋根本上是一种象征的行为，其动机与出发点还是在求爱，约言之，根本还是一种求爱的行为，不过是没有走正路罢了。一个裸恋的男子把他的性器官向相逢的女子卖弄一下，而观察他这种突如其来的行动对那女子究竟发生一种什么打击，一种置身无地的怕羞的反应，在他就得到了情绪上的满足，仿佛和正常的交合所给予的满足一样。他觉得在精神上他已经一度破坏了一个女子的贞操。

从这立场看，裸恋可以和另一种更普通的冲动相比，并且事实上也是相连的。有许多人喜欢在年轻和天真烂漫的异性前面，

---

[1] 男子的性能集中于性器官，女子则比较散漫，其发欲带的多而且广，要远在男子之上，已具见第一章中，布氏的见地，显然以此为张本。

做一些不雅与失态的动作，或讲一些秽亵故事与笑话，而观察对方的反应。这种行为其实也未尝不是一种裸恋的行为，它的动机和所企求的满足是一样的，即同样要目击别人在情绪上的难堪，而于中取利。不过奈克认为裸恋不过是施虐恋的一种，叫人难堪，叫人惊惶失措，便是一种施虐的行为；这又未免把裸恋看得过于简单，我们不敢赞同。秽亵的暴露与秽亵的言辞，[1]虽若两种不同的裸恋，但也可以在一个裸恋者身上发见。

还有很有趣的一点，值得在此提出的，就是施虐恋中的主动的鞭笞行为（详见下节）和裸恋行为，就象征的意义而言，是大可以相比的。一个鞭笞者手持一根棍子或鞭子（本身就是阳具的一个象征，并且在有的民族的文字里，鞭棍一类的名词往往也就是阳具的称号）[2]走近一个女子，要在她身上平时隐秘的那部分，鞭出一些像脸部怕羞时所呈现的红晕来，并且要在被鞭的地方观察肌肉的痉挛性的颤动（在性兴奋时，肌肉颤动原是常有的现象），而同时又要使她在情绪上发生和此种红晕与颤动相呼应的反应，即一种又惊又爱的怕羞的反应，至少在执鞭人以为她已有了此种反应，他就算满足了。同样是模拟着性的交合，这鞭笞的行为比暴露色相的行为则要更进一步，一则鞭笞者是得到了对方的同意的，再则他和对方部分赤露的身体可以发生很密切的接触，而在裸恋者则否。两种人的区别是有缘故的，大抵鞭笞

[1] 猥亵的暴露，在中国也偶尔可以遇见，而猥亵的言辞别更为普通，尤其是在骂人的时候。

[2] 中国语言里即有此种情形，例如牛鞭、虎鞭之类。

者比裸恋者要来得壮健，在别的身心方面，也要比较正常。不过我们应当注意，上文云云只是一个比论，而决不是把两种现象混为一谈；我们决不能把裸恋者也当做一种施虐恋者，上文所引奈克和别人的见解，我们已经说明是不敢苟同的，就大多数的裸恋者而论，他们的性冲动的力量是薄弱的；有的甚至已经进入初期的全身麻痹（general paralysis）状态，有的已呈衰老性的癫狂（senile dementia）的症候，有的或因其他原因，神智已日就衰败，例如慢性酒精中毒。他们性能的薄弱还有一个旁证，就是，他们所选择的对象往往是年幼的女童。

从表面上看，裸恋者的行为似乎不可究诘，但从心理学的立场看，是不难了解的。裸恋者普遍总是一个怕羞而胆小的人，并且有时在发育上还有种种幼稚的品性，他那种暴露的行为实际上是对他自己性格的一个强烈的反动。物恋者和他一样，也往往是一个缩瑟不前的人，因此希尔虚弗尔德坚持一种说法，以为在裸恋中往往有些物恋的成分。他认为一切裸恋的例子的构成，有两个因素是不可少的：一是内在的神经变态的因素；二是外铄的因素，而这往往就是物恋的。因为足以打动裸恋者的性兴趣的事物，决不会是对象的面部，而最普通的是对象的腿部；儿童与小学的女生容易成为裸恋者的对象，希氏以为原因也就在于此，童年的装束是往往把腿部露出来的。

裸恋者对于对方所能唤起的反应，大抵不出三种：（一）女子受惊之余，就跑开了；（二）女子发怒而以恶声相向；（三）女子觉得惊喜，觉得有趣，因而微笑或忍俊不禁地笑得出声。三种之中，最后一种最能给他满足。

还有一种比较难得遇见的性爱的象征现象似乎也可以与裸恋相提并论，就是向妇女的白色衣服上泼些墨水、酸类的化合物或其他恶浊的东西，因而取得性的满足。冒尔、舒奥诺（Thoinot）、希尔虚弗尔德和其他作家都记载过这种例子。舒奥诺认为这是一种物恋，而白衣服上的污点便是恋物。这说法是不完全对的。依我看来，就大多数的例子而言，那白衣服本身原是一件恋物，不过经玷污以后，好像做上记号一般，更值得留神注目罢了。同时，玷污的行为和泼溅的时候在双方所唤起的强烈的情绪，从物恋者的立场看去，是等于交合的一番模拟；因此，与其说这种现象完全属于物恋，毋宁说是和裸恋更相接近。这现象又可以和另一种行为联系起来，就是履恋者不但觉得鞋子可爱，往往觉得沾上了泥滓的鞋子更加可爱，无疑是出乎同一心理。布雷东一面爱女子的整洁，一面又特别爱女子的脚，因为他说，脚是身上最不容易维持整洁的部分，以常情论，这两种爱是矛盾的，就方才讨论的性心理而论，两者却是相成而拆不开的。

对于主动的鞭笞行为和上文所讨论的各种表现，即如秽亵的言辞、溅污的举动等，加尼埃又特别起过一个名词，叫“施虐性的物恋现象”（sadi-fetishism），他的理由是，这种现象是施虐恋与物恋的混合现象，当事人一方面对某种物品既表示病态的系恋，一方面对它又有一种冲动，多少要加以强暴的作践，结果就成为此种混合的现象。不过从我们所了解的象征现象的立场而言，我以为这名词是用不着的。在这些表现里，我们事实上找不到两种不同的心理状态，更说不到两种的混合。我们眼前有的，只是一些象征现象所共具的一个心理状态，不过此种状态的完整程度与复杂程度各有不同罢了。

把裸恋当做一个象征现象的过程看，中间又牵涉到一个问题，就是我们要知道裸恋者对于对方所表示的情绪上的反应，究属能自觉地注意到什么程度。他想激发对方的情绪，而就大多数的例子而言，并且希望这情绪对对方自身也应该有几分快感，那似乎是可以无疑的。不过因为种种不同的理由，他自己的理解力与辨别力是受了抑制的，或很不活动的，因此，他对于对方因他的举动而发生的印象，以及他的举动所引起的一般的结果，事实上无法加以准确的估计；再或不然，他的举动是完全受一种偏执的冲动的强烈的支配，那就不免情令智昏，更说不上估计的能力了。就许多例子而言，他的理解力与辨别力只够教他自己相信他这番举动对对方是有快感的，在别人和对方尽可以觉得他此种估计失诸过于一厢情愿，在他却决不这样想；因此，他在裸恋的时候，观众往往是一班下级的婢女之辈，表面上尽管捧场，实际上也许全无快感的反应可言。

不过一个裸恋者的欲望往往也不止于教对象起一些隔靴搔痒似的快感而已；他要的是一些强烈情绪的反应，至于反应者感觉到愉快与否，是无关宏旨的一点。因此，有的裸恋的男子，特别是身体瘦弱、形貌像妇人女子，而精神上却有几分夸大倾向的分子，在裸恋的时候，不免费上很多的心思精力，为的是不鸣则已，一鸣惊人。他也许特别选上一所礼拜堂来做他的用武之地，但人家在做礼拜的时候，他是不去的，因为他最怕群众集合的场所；大约总在晚钟初动时他才去，那时礼拜堂中只剩得少数的信女，三三两两地散布在堂上，跪着默祷。他特意挑上礼拜堂，目的倒决不在亵渎神明——这一点，就大多数的裸恋者而言，是毫无可疑的——不过他认为为他的举动与所希望的影响设想，礼拜堂的环境确乎是最合理想的。有一位常到礼拜堂的裸恋者自己承认说：“为了交换一些印象，礼拜堂的环境真是恰到好处。”“她们见我之后，到底在想些什么呢？她们见我之后，彼此之间又说些什么话呢？唉，我真想知道！”加尼埃所治疗的例子中，也有一个常到礼拜堂去的裸恋者，他对加氏所说的一番话最足以表示这种心理。他说：“你问我为什么喜欢到礼拜堂去么？这我也很难说。不过我知道只有在礼拜堂里，我的举动才会产生最深长的意义。在那里的每一个妇女和寻常不同，她是在极虔敬的态度之中，她的心是虚一以静的，因此，她一定会了解，我在这种场合下有这种举动决不是开玩笑，决不是一个村夫俗子不知廉耻的秽亵行为，她也一定知道，我到那里去，目的也决不在自寻快乐；我的目的要比自寻快乐严重得多！我要看那些小姐太太们，见了我的器官之后，脸上究竟发生一些什么变化。我指望着她们会表示一番极深刻的内心的愉悦；我更希望她们会情不自禁地对自己说：‘看到这里才知道造化是何等的庄严伟大呀！’”在这里，我们也很清楚地看到一点生殖器官崇拜的遗迹，这种崇拜的情绪在古代是相当发达的，即在今日，我们有时也可以找到。霍尔和其他作家都说过，男女在青年期内，大都可有这种情绪的表示，不过在寻常生活环境下，是受抑制而不发扬的，最多不过是对自己发育完整的男女身心品性，有一种自豪的心理在神情上流露罢了。

因为有此种情绪的表示或流露，所以我们可以知道，裸恋的现象，就它最近乎正常的各式表现而论，是青年期内可有的事。伊斯特的研究里，发见150个例子中，多至57个，即全数的三分之一以上，是不满25岁的，年岁逐渐增加，裸恋的例子就逐渐减少；而150个例子中，半数以上也是尚未结婚的。因为同样的理由，我们也可以了解为什么很大一部分裸恋者（伊氏的150例中有40例）可以叫做“梦幻家”（visionaries）。那就是说，这些例子都能用白日梦的方法来虚拟一些求爱的情境，此种求爱当然是反常的，不过其为求爱则一。但伊斯特也说，他们中也有不少的一部分人，其所用的求爱办法不免教人联想到院子里的家畜所用的方法和一部分动物所用的“卖弄”与“做把势”一类的惯技。

因此，我们可以说，裸恋者的所以不恤人言而敢作公开的色相的呈露，是一种类似远祖遗传的或假远祖遗传的表示。我们不能说它是一个真正的远祖遗传的品性在文明生活里突然由潜藏而显露，不过，文明生活所造就的种种较高与较细的情绪，既因上文所已说过的各种原因，而至于沉抑不宣，至于瘫痪不动，一个有裸恋倾向的人，在心理的水平上，就不免沦落下去，而与原始的人为伍，而既有这种心理的水平做基础，种种属于原始人的行为冲动也就可以孳生发育了。因此，如果一个人的遗传的神经病态不太深刻，只要有良好的环境，他的裸恋倾向往往可以无形消灭，而正常的行为可以完全恢复。

由此可知裸恋者的行为也无非是把原始时代原有的一种性的表现更推进一步罢了；在其他的性歧变里，也大都有这种情形，这我们在上文已经看到；裸恋也正不是一个例外，所以如果此种行为能不走极端，能接受裁制，偶有流露，亦能有其时地与人事上的限制，则我们还不妨把它看做一种正常的表现，不必过事干涉。[1]要知一个裸恋的人实际上往往只是一个太不修边幅的影恋的人罢了，影恋的人，我们在上文已经看到，原是与人无忤、与世无争的。不过我们也承认，在今日的社会状态下，裸恋的举动，无论它的根底如何深远，来历如何自然，是不能过事宽容的；至少在见他暴露而在精神上受他打击的女子，如果天真烂漫一些，难免不发生神经的与歇斯底里症一类的病态；到此，就不能说与人无忤了。与人有忤的行为，社会法律出而干涉，自然是极应当的。

不过法律对裸恋的人又应如何处置呢？伊斯特说过，今日的法庭有很大一部分总教附属的医事机关对他先有一度心理状态的调查与报告。这种调查与报告当然是一个进步，但我们对于性歧变的见解虽越来越开明，问题的困难却越来越增加。对于裸恋的例子，处罚太轻，则等于无用，处罚太重，则失诸不平，并且一样

---

[1] 霭氏原注：我们得记住，一直到近代的英国，裸体的行为才成为一个可以惩罚的罪名。在十八世纪以前，猥亵的批评则有之，但是在法律上不成一个名目。（其在十七世纪的爱尔兰，据摩利逊说，贵族的妇女在户内可以随便把衣服脱光，即有陌生人在场，亦所不避）我读到一个伦敦的神父，在1776年，被教区里的妇女在宗教法庭里告发，说他放意把私处暴露给她们看。无疑的，他既然是一个神圣的职业中人，这种行为上的不检是可以闹大笑话的。但宗教法庭对他究作了何种处置，我们就没有读到什么下文了。

的无效；除非当事人比较有身家，我们又不能把他送进精神病的机关，让专家悉心治疗。我不妨在此引一段一位做法官的朋友寄给我的信，他是一个以干练著称的人，所说的话应当极有分量；他说："昨天在地方法庭（一年开庭四次）上我审到一件案子，当事人是一个工人，罪名是秽亵的暴露，屡戒不悛。当时的判决是六个月苦工的徒刑。不过这样一个判决似乎有两重困难。第一，据我所知，这样一个人没有什么拘禁的地方可送，也没有地方可以给他一个治疗的机会。第二，即使送到寻常的监狱里去，监狱的医官一定要说，这人在心理上是不够正常的，因此，对他自己的行为不能负责，他做医官的也不便签字证明，我们暂时虽让他在监狱里住下，我们的权力实在达不到他。你试想，他现在是一个38岁的年富力强的人，看他那样子是很可以活到68岁的，在短短的六个月以后，他还不是在外间自由流浪，而依然可以继续他的犯罪行为么？这人当过兵，成绩很好。别的法官对这件案子同样地表示关心，我看见法官们的意向大都反对把这样一个人送进牢狱，我自然很高兴。但不监禁，就得当场开释。幸而我们已经过了笞刑的法律时代，如在两三年前，根据刑法的条文，这人还是免不了一顿鞭子。"

另一个法官，他同时也是一个医生与精神治疗的专家，在给我的信上说："我在法庭上见过很多这种犯案的例子；他们的情形实在是很悲惨的。有几个我设法当场开释了，但有的只好'依法'惩处。无疑的，大多数例子是需要精神治疗的，他们实际上是精神病的例子，而不是犯案的罪人。也有许多对他们自己的行为表示真挚的痛恶的态度，并且也曾努力设法控制自己。我们一般对于裸恋的见解是太陈旧了，但若要加以改革，大量的社会教育工作是少不得的。”

说到精神治疗，我倒要提议一个方法，并且认为这方法含有几分效力。就是让有裸恋倾向的人加入近来日渐流行的日光浴运动。[1]如果裸恋的人不过是一个比较极度的影恋或顾影自怜的人，有如上文所说，则其所表示的冲动便不一定与社会相忤，在相当条件下，并且很可以受社会的认可。既然如此，则一旦加入日光浴运动以后，他的冲动就可以有一个合法表现的机会，也就等于取得一种新的自我制裁的能力。在日光浴的场合里，不论男女都是赤身裸体的，教裸恋者加入其间，其他在场的可不以为怪，而在裸恋者则可以充分满足他的影恋的倾向；只需他不超越相当的限度，此种男女杂遝的生活只有减轻他的病态之功，而无变本加厉之患。在这种场合里，他也自然会知道，如果他不自制裁而至越出轨范以外，则结果一定是遭受大众的摈斥，而裸恋的权利将从此无法享受。约言之，他有不得不自我制裁的苦心与必要，一样一个冲动，到此境地就有了一个健全的社会化的出路，否则便不免越来越孤僻、越奇怪、越为人所不齿。

此外，我们对一个有裸恋倾向的人，如果他还没有受到过警察的注意，第一件应当加以劝导的是，教他无论如何不要单独出

[1] 霭氏提倡适当的裸体运动最力，认为它有很大的性教育的价值，详见《研究录》第六辑第三章，所以提出这样一个解决的方法来。

门。希尔虚弗尔德也承认这劝告是很重要的，因为，他说，裸恋者对自己的冲动也自知警戒，所以对这样一个劝告是很肯接受的。不幸而被捉将官里去，则法官对于第一次过犯的最合理与最合人道的办法是把他放了，同时却警告他，释放他是有条件的，就是要他立刻去请医师检视。在许多较大的都市里，目前已有一种特殊的诊疗所；法官、警厅的医师以及社会工作者可以很容易地把当事人介绍前去；此种诊疗所所收的费也不大。我以为这种诊疗机关应当更多地有人利用。在第二次过犯以后，一个裸恋者就该被拘留起来，至少以一月为限，但拘留的目的应当也是在检查与治疗，而不在惩罚，而拘留的处所也决不是牢狱，而是近乎住家性质的疗养院。这种处置的方法是和沃瑞尔的意见相呼应的，沃氏认为裸恋者并没有什么危险性，并且（除了同时患低能的分子）只应短期的受疗养院的拘留，使专家有诊断与治疗的机会，便足够了。

第八节　虐恋（施虐恋与受虐恋）[1]

“虐恋”（algolagnia）是一个方便的名词（是施沦克-诺津所拟的），[2]用以指另一类很重要的性的歧变或象征现象，这就是性兴奋和痛楚联系后所发生的种种表现。单说虐恋，是不分主

[1] 本节的议论的大部分根据《研究录》第三辑中《恋爱与痛苦》一文。霭氏当初似乎没有把虐恋当作性爱的象征现象或性歧变的一类，后来才把它归并进去，这归并显然是一个进步。

[2] 见希氏所著文；《德国催眠学期刊》，第九卷，第二册，1899年。

动与被动的。主动的虐恋，普遍另外叫“施虐恋”，西方叫“沙德现象”（sadism）；从前法国有一个侯爵，叫做沙德（Marquis de Sade，1740—1814），在他的实际生活里，既稍稍表示过这种性的歧变，而在他的作品里，更充满着这种歧变的描述，“沙德现象”的名词就滥觞于此了。被动的虐恋叫做“受虐恋”，西方叫“马索克现象”（masochism）。十八世纪时，奥国有一个小说家，叫萨歇尔-马索克（Sacher-Masoch，1836—1895），他自己是一个受虐恋者，而在他的作品里，他又屡屡叙述到这种性的歧恋。施虐恋的定义，普遍是这样的：凡是向所爱的对象喜欢加以精神上或身体上的虐待或痛楚的性的情绪，都可以叫施虐恋。受虐恋则反是：凡是喜欢接受所爱对象的虐待，而身体上自甘于被钳制、与精神上自甘于受屈辱的性的情绪，都可以叫受虐恋。虐恋的行为——无论是施的或受的，也无论是真实的、模拟的、象征的以至于仅仅属于想象的——在发展成熟之后，也可以成为满足性冲动的一种方法，而充其极，也可以不用性的交合，而获取解欲的效用。

虐恋的名词用处很大，因为它不但能总括施虐恋与受虐恋的两种相反的倾向，同时它也能兼收并蓄不能归在这两种倾向以内的一部分现象。例如克拉夫特-埃平和冒尔都不肯承认教人鞭笞是一种受虐恋的表示，他们认为这不过是要多取得一些身体上的刺激与兴奋罢了；这也许是；但对于许多例子，此种行为确乎是受虐恋的表现，而向人鞭笞确乎是施虐恋的表现。不管两氏究竟对不对，也不管受鞭笞的是自己还是对象，这其间都有性情绪与痛楚的联系，是可以无疑的；两氏所提出的现象纵不成其为受虐恋，至少总是虐恋的一种。所以说，虐恋一词用起来特别有它的方便。

从严格的定义的立场而言，这种施虐恋与受虐恋的合并的说法也有它的不方便处，但从心理学的立场看，这种归并以至于混合是合理的。据弗洛伊德的见解，受虐恋就是转向自身的施虐恋，而我们也可以依样地说，施虐恋就是转向别人的受虐恋。[1]信如这种说法，则把两种倾向归纳在一个总名词下就特别见得有理由了。从医学的观点看，这两种倾向固有其分别存在的理由，不过两者之间事实上并没有较清楚的界限；我们在一个纯粹的受虐恋者的身上虽不容易找到一些施虐恋的成分，但在施虐恋者的身上却往往可以找到一些受虐恋的成分。即就沙德侯爵自己而论，他也并不是一个纯粹的施虐恋者，在他的作品里我们清楚地发见不少受虐恋的成分。所以说，虐恋中主动与被动的成分是可以有很密切的联系的，说不定两种成分实在是一种，也未可知。有一个大体上是施虐恋的人，在他的心目中，鞭子是一件富有刺激性的恋物，他写道："我的反应是偏向于鞭笞行为的主动的一方面的，但对于被动的一方面，我也养成了少些的兴趣，但这种兴趣的所以能成立，是靠着在意识与潜意识之间的一番心理上的扭转功夫或移花接木的功夫，结果是，鞭子虽由别人加在我的身上，我的潜意识的想象却以为是我自己操着鞭子在挞伐别人。"还有一点也是有注意

[1] 见弗氏所著《受虐恋中的经济问题》一文；《论文集》，第二册。又，《本能和它们的变迁》一文（向上，第四册）。

的价值的，就是，一方面有的受虐恋者在一般的性情上虽见得很刚强，很壮健，施虐恋者的人格在另一方面，却往往是很畏缩、懦弱而富有柔性的表现。例如拉卡萨涅研究过的里德尔（Riedel）一例。[1]里德尔是一个施虐恋的青年，曾经杀死过另一个青年；他从4岁起，见到血或想到血就感到性的兴奋，并且在游戏的时候，喜欢模拟残杀的情景，他的体格上始终表现着幼稚的品性，很瘦小，胆怯，见了人很羞涩（假如有人在旁，他就不敢便溺），富有宗教的热诚，痛恨猥亵和不道德的行为，面貌和表情像一个小孩，看上去很不讨厌。不过，这只是一方面；在另一方面，对于流血的景象和足以造成此种景象的残杀的举动，却又十分爱好，成为一种无可约束的偏执的行为倾向（此人最后终于入疯人院）。这种倾向的见诸行事，对人固然有绝大的损害，对他却是一度最畅快的情绪宣泄。马利（A. Maric）研究过一个法国青年，情形也正复相似。这人也是很胆小，容易脸红，见小孩都要低头，不敢正视，至于勾搭妇女或在有旁人的场合里溲溺，更谈不到了。（此人后来也以疯人院为归宿）

施虐恋和受虐恋的界说，因为有种种困难，不容易确定，已略见上文。希尔虚弗尔德有鉴及此，特别提出了一个新的概念与名词，叫做“转向现象”（metatropism）。所谓转向，指的是性态度的男女易位，并且是变本加厉的易位，即男子有变本加厉的女的性态度，而女子有变本加厉的男的性态度。男

[1] 见拉氏所著《裂人腹者猾汉和施虐恋的罪案》一书，1899年。

子而有施虐恋，那是男子应有的性态度的变本加厉，女子而有受虐恋，那是女子应有的性态度的变本加厉，因此，同一施虐恋，或同一受虐恋，发生在男子身上的和发生在女子身上的，便完全不一样。男子的施虐恋和女子的受虐恋，由希氏看来，不过是正常的性冲动的过度发展而进入性爱狂（erotomanic）的境界罢了，但若男子有受虐恋或女子有施虐恋，那就成为转向的歧变，而和正常的状态完全相反了。不过希氏这个转向现象的概念并没有受一般性心理学者的公认。这样一个概念不但不能减少问题的困难，反而很笨拙地增加了问题的复杂性；因为它所根据的所谓正常的性冲动的看法，就不是大家所能接受的；希氏自己也承认，施虐恋的男子，在一般性情上的表示往往是刚劲的反面，而受虐恋的男子所表现的往往是温柔的反面，把转向的概念适用到这种人身上，可以说是牵强已极。因以，我认为最方便的办法，还是采用虐恋的总名词，而承认它有相反而往往相联系的两种表现，一是施虐恋，一是受虐恋，初不问它们发生在男子身上抑或在女子身上。

痛苦与快乐普遍总认为是截然两回事，但我们的生活里，也常有以痛苦为快乐的经验。这一层对于我们目前的问题，也增加了不少的困难。不过在虐恋现象里，我们所认为有快感的，倒并不是苦痛的经验的本身，而是此种经验所唤起的情绪。有虐恋倾向的人，就大多数说，在性能上是比较薄弱的，他的情形和性能旺盛的人恰好相反。因此，一样需要刺激来激发性的活动，他的刺激一定要比寻常的来得强烈，才有效力。强烈的知觉，强烈的情绪，在常人看来是和性生活决不相干而出乎意料之外的，例如忧虑、悲痛之类，在他却可以成为性的刺激，明知这些刺激的本身是痛苦的，但凭借它们，他却可以取得性的快感。居莱尔（Cullerre）在这方面曾经搜集到不少的例子，男女都有，大多数都表示着神经衰竭的症候，其中大部分也是很守道德的人，他们全都经不起严重的忧虑事件或强烈的可怖的情景，有时并且是属于宗教性质的事件或情景；假如一度遇到，结果不是色情自动亢进，便需手淫一次，以促成亢进。[1]居氏的例子原和虐恋无关，但我们看了这些例子，可以知道因痛苦而觅取快感是一个基本的事实，是可以有很远大的含义的；不过在有虐恋倾向的人，却自觉地或不自觉地把这些含义抓住了，利用了，来补充他的性能的不足。

我们也不要忘记，轻微一些的痛苦的经验（和有相连关系的惊骇、忧虑、憎恶、贱视等等情绪可以并论），无论在别人身上见到，或在自己身上觉到，对于许多人，尤其是神经脆弱的人，虽不足以激发真正的性的感觉，至少是可以引起一些快感的。[2]对痛苦的自然反应是一种情绪上的悲感（假若发生在本人），或同情的悲感（假若在别人身上发生）；痛苦若在自己身上，一个人自然觉得难过，若在别人身上，他也觉得难过，

[1] 居氏尝著一文：《愁憎的精神病态中的性兴奋》；载在法国《神经学藏档》，1905年2月号。

[2] 轻微的痛楚中有快感是很实在的一些心理作用。中国文字中“谑”字从“虐”字产生，“虐”虽说是声，也未尝不是义，所以谑就是言之虐者，但亦惟恐其虐的成分太多，致引起痛苦的反感，所以《诗·淇奥》有“善戏谑乎，不为虐兮”的话。我们寻常言语中，说一件事办得“痛快”，也是这种心理。

不过难过得轻一些，至于轻到什么程度，便要看他和这人感情关系的深浅了。但同时一些快感与满意的成分也是可以有的。罗马的诗人与作家卢克莱修（Lucretius）有过一段话（见其诗文集中第二篇）最足以表示这一番心理；安安稳稳站在岸上的人，对于在水中挣扎而行将灭顶的人，是有一种特别的感觉的。卢氏说："从岸上目击一个不幸的水手在波涛中和死神搏斗，是有甜蜜的趣味的，这倒不是我们对别人幸灾乐祸，乃是因为自己超脱于灾祸之外，不免觉得庆幸。"[1]近代报纸在报摊前面总摆一张招贴，上面用大字写着本日要闻的题目，这些题目里最普通的形容词是"惊、奇、骇、怪"等字，大都含有痛苦的成分在内，但宣传的力量，不但不因此种成分而减少，反因而增加，可见正自有其引人入胜的力量在了。有一派的戏曲是专以恐怖的情景擅长的，而许多上流作家所写的传诵一时的小说里，喜欢把悲痛的场合弄成发噱，可怜的人物弄成可笑。由此可见少许可以说不关性现象的施虐恋与受虐恋（德国人也把它叫做"幸灾乐祸" Schadenfreude）的成分是在一般的人口中散布得相当广的。

根据上文的种种考虑，我们可以了解为什么施虐恋者的行为

[1] 其实这是近乎一种幸灾乐祸的心理。幸灾乐祸在中国是一个久已现成的名词，足征这种心理在中国是相当普遍的。"隔岸观火"和江南人所谓"青云头里看厮杀"的心理都属于这一类。大抵是因为经济的愁苦，生活的单调，中国人目睹别人受罪时的反应，往往是怜悯的成分少，而快乐的反应多，甚至于毫无顾忌地明白表示出来，详见译者所编著的《民族特性与民族卫生》（《人文生物学论丛》第三辑》第二篇第十四节（商务印书馆出版）。

动机不一定是在虐待别人了。他所要求的，与其说是别人的痛楚，毋宁说是此种痛楚在自己与别人身上所激发的情绪。上文所已证引过的一个主动的虐恋的例子所说的另一番话很可证明这一点；这人智能相当高，很有读书人的气息，他的施虐恋也不算太厉害；他说："最引人入胜的，不是别的，是鞭笞的动作本身。我绝对不愿意叫人家受罪。她一定很感觉到痛，那是不错的，不过这无非是要表示我下鞭之际富有强劲的力量罢了。只是叫人家发生痛苦，在我是不感觉快乐的；实际上我很厌恶此种幸灾乐祸的行为。除了我这部分的性变态而外，我对于一切虐待别人的行为，是深恶痛绝的。对于动物，我生平只开过一次杀戒，并且至今引以为憾。"[1]

在讨论虐恋的时候，我们的注意很容易集中到痛苦的一层上去，那是因为我们没有把一切牵连到的心理现象，充分地考虑到。一个比喻也许可以帮我们的忙。我们不妨假定一件乐器是有知觉的，而乐人在吹弹拨弄时是可以叫乐器感到痛苦的；我们希望富有科学精神而喜欢分析的人终于会了解，音乐的快感就是以痛苦加于乐器的快感，而音乐对于情绪所产生的影响即从所加于乐器的痛苦中来。这比喻我想是合理的；乐人原不

[1] 清纪昀记载着一个有几分相象的例子（《阅微草堂笔记》卷十三或《槐西杂志》卷三）："奴子王成，性乖僻，方与妻嬉笑，忽叱使伏受鞭。鞭已，仍与嬉笑；或方鞭时，忽引起与嬉笑，既尔曰，'可补鞭矣'，仍叱使伏受鞭。大抵一日夜中喜怒反复者数次。妻畏之如虎，喜时不敢不强欢，怒时不敢不顺受也。一日，泣诉先太夫人。呼成问故，成跪启曰，'奴不自知，亦不自由，但忽觉其可爱，忽觉其可憎耳。'先太夫人曰，'此无人理，殆佛氏所谓夙冤耶？'虑其妻或轻生，并遣之去。后闻成病死，其妻竟著红衫。"

想叫乐器感受痛苦，但为获取音乐的快感计，他不能不吹弹拨弄，并且很使劲地吹弹拨弄。施虐恋者的情形也正复如此。

在虐恋的范围以内，我们可以发见性变态的一部分最狂妄的表现。施虐恋的倾向，充其极，可以做出种种对于人性最悖谬的行为来；而受虐恋的倾向，充其极，可以叫人性感受到种种最意想不到的屈辱。因为有这种种极端的表现，我们就更需记住，施虐恋和受虐恋本来都是建筑在正常的人类冲动上面的；千里之谬的极端当然不是凭空而来，至于毫厘之失的轻微的虐恋，那还是严格的在生物变异范围以内，而不足为怪的。

虐恋的基础里自有其一部分正常的心理事实，不过这事实也是多方面而相当复杂的。有两个成分我们应当特别注意。（一）痛苦的经验，无论是加于人的或身受的，原是求爱过程的一个副产品，在人类以下的动物如此，在人类也还是如此。（二）痛苦的经验，特别是对于先天或后天神经衰弱的人，好比一副兴奋剂，有一种提神的力量；无论是身受的痛苦或加诸人的痛苦，对于性的神经中枢都有很大的刺激的功效。我们明白这两点以后，虐恋现象的方式虽多，我们对它的大体上的机构，就比较易于了解，而我们对虐恋的心理学，也就有了一条线索了。一个人的性冲动所以要走上虐恋的路，姑且不问其方式如何，大抵不出两个解释：（一）虐恋的倾向原是原始时代所有的求爱过程的一部分，到了后世此种倾向忽作一些回光返照的表现（有时这表现也许是有远祖遗传的根据的）；（二）一个衰弱与萎缩的人，想借此取得一些壮阳或媚药似的效用，以求达到解欲的目的。

一位前辈的英国作家与哲学家勃尔登（Robert Burton）很早就说过一句话："一切恋爱是一种奴隶的现象。"恋爱者就是他的爱人的仆役：他必须准备着应付种种困难，遭遇种种危险，完成种种难堪的任务，为的是要侍候她而博取她的欢心。在浪漫的诗歌里，我们到处可以找到这方面的证据。我们的历史越是追溯得远，一直到未开化的民族里，一直到原始的生活状态里，就大体说，这种爱人的颐指气使，恋爱者在求爱时的诸般屈辱和诸般磨难，就越见得分明。在人类以下的动物中，情形也正复相似，不过更进一步要见得粗犷，雄的动物要把雌的占有，事先必须用尽平生之力，往往于筋疲力尽之余，还是一个失败，眼看雌的被别的雄性占去，而自己只落得遍体伤痕，一身血渍。总之，在求爱的过程里，创痛的身受与加创痛于人是一个联带以至于绝对少不得的要素。在女的与雌的方面，又何尝不如此？对异性的创痛表示同情，本身也就是一种创痛；至于在求爱之际，忍受到异性的报复性的虐待，更是一种创痛。即或不然，在求爱之际，她始终能役使异性，对两雄因她而发生的剧烈竞争，她始终能作壁上观，而踌躇满志，一旦她被战胜者占有之后，还不是要受制于她的配偶而忍受她一部分罪有应得的创痛？迨后，从性的功能进入生育功能的时候还要受制于她的子女，创痛的经验岂不是更要推进一步？有时，就在求爱阶段里，雌的也往往不免受到痛苦，有的鸟类到了这时候，雄的会进入一种狂躁的状态，雌鸟中比较更甘心于雌伏的自更不免于吃亏。例如鹟类的雄的是一个很粗暴的求爱者，不过据说只要雌的表示顺从，他也未尝不转而作温柔与体贴的表示。又求爱或交合时，雄的会咬住雌性的颈项或其他部分（英语中叫做love-bite，可直译为情咬）[1]。这是人和其他动物所共有一种施虐的表示；马、驴等等的动物，在交配时都有这种行为。

以痛苦加入未尝不是恋爱的一个表示，是古今中外很普遍的一个观念。希腊讽刺作家卢奇安（Lucian）在《娼妓的对话》里教一个女子说："若一个男子对他的情人没有拳足交加过，没有抓断过头发，撕破过衣服，这人还没有真正经验到什么是恋爱。"西班牙名小说家塞万提斯（Cervantes）在他的《鉴戒小说集》的一种《林高奈特与戈尔达迪略》（*Rinconete and Cortadillo*）里，也描写到这一层。法国精神病学者雅内（Janet）所治疗的一个女子说："我的丈夫不懂得怎样叫我稍微受一点罪。"不能叫女子受一点罪的男子是得不到她的爱的。[2]反过来，英国戏曲家康格里夫（Congreve）的作品《如此世道》（*Way of the World*）一书里，有一个女角叫密勒孟特的说："一个人的残忍就是一个人的威权。"

上文说虐恋的种种表现是正常的求爱表现的一个迹近远祖遗传的畸形发展，但事实上并不止此。这种表现，尤其是在体质瘦弱的人，是一个力争上游的表示，想借此来补救性冲动的

[1] 中国男女相爱，私订婚姻之约，叫作"啮臂盟"。啮臂的举动，显然是一种情咬，但在旧时礼教之下，真正在啮臂的机会的人怕不很多罢了！又闺房之乐里，男女之间，尤其是男的对女的，喜欢在颈项上撮取缕缕的红的印痕（由微细血管被撮破而成），江南人叫作"嘬俏痧"，也可以说是情咬的一种。

[2] 见雅氏著《偏执行为和精神衰弱》一书，第二册。

不足的。求爱过程中种种附带的情绪，例如愤怒与恐惧，本身原足以为性活动添加兴奋。因此，假如性冲动的力量不够，一个人未尝不可故意去激发此类情绪来挽回颓势。而最方便的一法是利用痛苦的感觉：如果这痛苦是加诸人的，那表现就是施虐恋；若反施诸己，那就是受虐恋；若痛苦在第三者的身上，而本人不过从旁目睹，那就是介乎两者之间的一个状态，所侧重的或许是施虐恋一面，或许是受虐恋一面，那就得看从旁目睹的虐恋者的同情的趋向了。从这观点看，施虐恋者和受虐恋者本是一丘之貉，他们同样利用痛苦的感觉，来就原始的情绪的库藏里，抽取它的积蓄；情绪好比水，库藏好比蓄水池，痛苦的感觉好比抽水机。

我们把虐恋所以为歧变的生物与心理基础弄清楚之后，我们就明白它和虐待行为的联系毕竟是偶然而不是必然的了。施虐恋者并不是根本想虐使他的对象，无论在事实上他是如何残暴，对象所受的痛苦是如何深刻，那是另一回事。施虐恋者所渴望的，无非是要把他那摇摇欲坠的情绪扶植起来，而要达到这个目的，在许多例子里，不能不假手于激发对象情绪的一法，而最容易的一条路是叫她受罪。[1]即在正常的恋爱场合里，男子对所爱的女子，往往不惜叫她吃些痛苦，受些磨折，而同时一往情深，他又满心希望她可以甘心忍受甚至于也感到愉快。施虐恋者不过是比此更进一步罢了。有一个记载着的例

[1] 298页注[1]中所引的王成一例可能就是借了忿怒来激发和扶植他的性能的。这从“一日夜中喜怒反复者数次”与“忽觉其可爱，忽觉其可憎”一类的话里最可以看出来。

子，他喜欢在对象身上戳针，而同时却要她始终赔着笑脸；这显而易见是他并不想叫她挨痛，要是可能的话，他实在也很愿意叫她得到一些快感；固然，就事实而论，只要她表面上装着笑脸或有其他强为欢笑的表示，他也就不问了。即在最极端的例子里，即施虐到一个杀人的程度，施虐恋的本心也决不在杀伤，而在见血，因血的刺激而获取更高度的情绪的兴奋，而血的刺激力特别大，也几乎是古今中外所普遍公认的；勒普曼（Leppmann）有过一个很精到的观察，他说，在施虐恋的刑事案子里，比较普通的创伤，总在可以流大量血液的部分发见，例如颈部或腹部。[1]

同样，受虐恋的本心也不在挨痛或受罪。程度轻些的被动的虐恋，照克拉夫特-埃平和冒尔等作家的看法，原不过是正常性态一个比较高度的发展，而可以另外叫做“性的屈服”（sexual subjection，德文叫 hoerigheit），因此，严重的痛楚，无论在身体方面或精神方面，是不一定有的；在这种人所默然忍受的无非是对方一些强力压制和任情拨弄罢了。在性的屈服与受虐恋之间，是没有清楚的界线的，受虐恋者，和性的屈服者一样，在接受对方种种作践的时候，同样感觉到愉快，而在受虐恋者，甚至是极度的愉快；所不同的是在性的屈服者，正常的交合的冲动始终存在，而在受虐恋者则受罪与挨痛的经验会变做性交的代用品，充其极，可以根本无须性交。受虐恋者所身受的作践，是种类极多的，其间性质也不一样，有的是很实在的，有的是模拟的，例如：全身受捆绑、

[1] 见《国际刑法公报》（法文），第六卷，1896年。

手足加镣铐、体躯遭践踏、因颈部被扣或被缢而至于局部的窒息、种种常人和对方所视为极不屑的贱役、极下流的臭骂等等。在受虐恋者看来，这些都可以成为交合的代用品，其价值与交合完全相等，而虐待的看法，以至于痛苦的看法，是谈不到的。我们懂得这一层，就可以知道，若干心理学家（甚至于弗洛伊德）在这方面所殚心竭虑创制的许多理论是完全用不着的。

受虐的种种表现，因本身性质所限，是显然没有很大的社会意义，而对社会生活不会发生很大的危害。唯其危险性小，所以受虐恋的历史虽极悠久，虽在文化史里随时可以发见，而把它当做一种确切的性变态，却是很晚近的事；克拉夫特-埃平在他的《性的精神病态学》里，最初把它的特点原原本本地铺叙出来，从那时起，它的歧变的地位才算完全确定。施虐恋便不然了；在生物学与心理学上，它和受虐恋虽有极密切的联系，在社会学和法医学上，它的意义却很不一样。施虐恋的各种程度亦大有不齐，其中最轻微的，例如上文所提的“情咬”之类，当然是无关宏旨，但程度最严重的若干方式往往可以演成极危险的反社会的惨剧，轻者可以伤人，重者可以杀人，例如上文已经提到过的“剖腹者杰克”（Jack the Ripper）便是最骇人听闻的一件淫杀刑事案了。这一类造成刑事案的施虐恋的例子并不算太少，虽不都到杀人的地步，但伤人则时有所闻（对于这一类的例子，拉卡萨涅有过一番特别的研究）。（同294页注[1]）还有一类例子则牵涉到学校老师、家庭主妇和其他对儿童婢妾可以作威作福的人，这些人种种惨无人道的虐待行为也大都出乎施虐恋的动机。[1]

施虐恋和受虐恋是男女都可以表现的歧变。受虐恋则男子表现得独多；[2]这是有原因的。一则也许因为相当程度的所谓性的屈服或受虐恋的初步表现，可以说是女性的正常的一部分，不能算作歧变；再则（冒尔曾经指出过）在女子方面根本无此需要，因为女子的性活动本来是比较被动的与顺受的，受虐恋一类所以加强性能的刺激或代用品就没有多大用处了。

上文已经说过，施虐恋与受虐恋只是虐恋的一部分，并不足以概括虐恋的所有的种种表现。从大处看，虐恋是性爱的象征现象的一大支派，凡属和痛苦、愤怒、恐怖、忧虑、惊骇、束缚、委屈、羞辱等相关的心理状态发生联系的性的快感，无论是主动的或被动

[1] 从这个立场看，中国以前缠足的风气，就其极端的例子而言，可以牵涉到两三种性的歧变：就缠的人说，是施虐恋；就被缠的人说，是受虐恋；就爱玩小脚的男子说，是足恋与履恋。

[2] 译者在中国记载里所见的少数受虐恋的例子也都是男子：

清朱梅叔《埋忧集》（卷九）有“臀痒”一则说：“姚庄顾文虎，累叶簪绂，习享丰郁。忽一日，促家人持竹篦，解裤受杖二十。后习为常。家人厌之，杖稍轻，辄加呵责；或反以杖杖之，必重下乃呼快。如是数年，渐觉疼痛而止。……”

清采蘅子《虫鸣漫录》（卷二）说：“吴兴廪生某，文有奇气，试辄冠军。惟喜受杖，每同志相聚，即出夏楚，令有力者，重笞其臀以为快，否则血脉涨闷，恹恹若病焉。”

受虐恋的表示也有不用接受鞭箠的方式的。唐卢仝《玉泉子记》有杨希古一例说：“杨希古……性迂僻。……酷嗜佛法。常置僧于第，陈列佛像，杂以幡盖。所谓道场者，每凌旦辄入其内，以身俛地，俾僧据其上诵《金刚经》三遍。性又洁净，内逼如厕，必散衣无所有，然后高屐以往。”卢氏“所谓”二字极好，示与寻常道场不同；《金刚经》三遍，为时亦相当长久；据身上者非和尚不可；都是值得注意之点。

的，真实的或模拟的，乃至想象的，都可以归纳在这支派之下，因为这种种心理状态全都要向上文所说的原始的情绪的大蓄水池掬取，以补充性冲动的挹注。鞭笞的行为就是一例，此种行为，无论是身受的或加诸人的，目击的或想象的，在先天有变态倾向的人，可以从极幼小的年龄起，就成为性活动的一种兴奋剂。在大多数例子里，这种行为牵动到身心两方面的许多品性，因而另成一派关系很重要和范围很广泛的虐恋现象。[1]另有一些例子，只要目击一种

---

[1] 鞭箠方式的虐恋，在从前流行笞刑的时代，发展的机会一定比较多，始举两例于后：

一、“宣城守吕士隆，好缘微罪杖营妓。后乐籍中得一客娼，名丽华，善歌，有声于江南，士隆眷之。一日，复欲杖营妓，妓泣诉曰，‘某不敢避杖，但恐新到某人者，不安此耳。’士隆笑而从之。丽华短肥，故梅圣俞作《莫打鸭诗》以解之曰：‘莫打鸭，莫打鸭，打鸭惊鸳鸯。鸳鸯新自南池落，不比孤洲老秃鸧。秃鸧尚欲远飞去，何况鸳鸯羽翼长。’”（宋赵德麟《侯鲭录》）吕士隆的虐恋大约已有相当程度，所以梅尧臣曾因他做诗，但程度还不太深，否则怕打遍老秃鸧以后，鸳鸯亦终于不免，甚至于鸳鸯该是第一个被打的对象。

二、“乾隆间有某甲者，以县尉至滇南，莅任未一年而卒，无子，止一妻，一妻弟，一仆一媪。居无何，妻弟亦死，仆妪皆散去。妻尚少艾，寄居民舍，久之无食，为人浣濯衣服以自给，十指流血，而不免饥寒。有邻媪者，在官之媒氏也，一日过而谓之曰，‘何自苦乃尔？今有一策，可暂救饥寒，能从之乎？’妇问何策。媪曰，‘新到县官，少年佻达，而慕道学名，喜笞妓，笞必去衣，妓耻之，以多金求免不得，又以多金募代己者，亦无其人。若能代之到官，吾当与诸妓约，受杖一，予钱千也；伍百诸人皆受妓赂，行杖必轻；且形体是而名氏非，初不为泉下人羞也。’妇以贫失志，竟从其策。嗣后邑有妓女应到官，悉此媪为介绍而代之，县中皂隶无不识者，皆笑其顽钝无耻也。然妇竟积二百余金，以其夫之丧归葬。余谓此妇受辱虽甚，然究未失身，不得谓之不贞；不惜父母之遗体，以归其夫之遗骸，不得谓之不义。君子哀其志，悲其过，未可重訾之也。”（清俞樾《右台仙馆笔记》）曲园老人记此，注重的是代妓受笞的那位寡妇，而取的是一个道德的立场；我们注重的是“少年佻达而负道学名”的县官，而立场是性心理学的：这一点分别我们不要忽略过去。

可以惊心动魄的景象或事件，例如一次地震，一场斗牛，甚至于一个至亲好友的丧葬，便会发生性爱的反应，而此种反应显而易见是和施虐恋或受虐恋的倾向很不相干的。

所以从大处看，虐恋的领域实在是很广的。而在这领域和他种歧变的领域接界的地方，还有一些似虐恋而非虐恋的现象，例如有一部分应当认为是物恋的例证也多少会有虐恋的意味。加尼埃想把这些例子另外归纳成一派，而称之为“施虐性的物恋现象”（sadi-fetishism）；不过他所举的一个例子并不能坐实他的主张，因为那是比较很清楚的一个足恋的例子。亚伯拉罕（Abraham）一面承认上文所已讨论过的虐恋者的性能的衰退，但又以为这种衰退并不是原发的现象，而是一个强烈的性能受了抑制或变成瘫痪的结果。他也引到弗洛伊德的一个提议，认为臭恋（见上文本章第一节）和粪恋有时也是产生足恋的一些因素，不过嗅觉的快感，因审美的关系，后来退居背景，而剩下的只是视觉的快感了。亚氏这种看法，也似乎认为在臭恋与粪恋以及足恋的发展里，多少也有些虐恋的成分。

还有一种不大遇见的虐恋与物恋的混合现象叫做紧身褡的物恋（corset-fetishism）。在这现象里，紧身褡是一种恋物，不过它所以成为恋物的缘故，是因为它可以供给压力和束缚的感觉。亚伯拉罕很详细地分析过一个复杂的例子：他是一个22岁的大学男生，他的性歧变的表现是多方面的，其间有足恋、紧身褡恋、对一切束缚与压迫的力量的爱好，又有臭恋即对于体臭的爱好，而臭恋一端亚氏认为是原发的表现，是从他和他母亲的关系里看出来的。他又表现着谷道和尿道恋。像上文在足恋的讨论里所引到的女子一样，在幼年时，他就喜欢屈膝而坐，叫脚跟紧紧扣在谷道的口上。此外，他又有哀鸿现象（eonism），即男身女扮或女身男扮的现象（详见下文第五章第三节）的倾向，他愿做一个女子，为的是可以穿紧身褡和不舒服而硬得发亮的高跟鞋子。从春机发陈的年龄起，他开始用他母亲已经用旧的紧身褡，把腰身紧紧地捆束起来。他这种种物恋的发展似乎是很自然的，亚氏找不到有什么突然发生的外铄的事件来解释它们。

尸恋或对异性尸体的性爱，是往往归纳在施虐恋以内的另一现象。尸恋的例子，严格地说，是既不施虐而亦不受虐的，实际上和施虐恋与受虐恋都不相干；不过，尸恋者的性兴奋既需仰仗和尸体发生接触后所引起的一番惊骇的情绪作用，我们倒不妨把这种例子概括在广义的虐恋之下，有时因情形小有不同，似乎更应当归并到物恋现象之内。不过我们若就医学方面加以检查，可以发见这种例子大都患着高度的精神病态，或者是很低能的；他们的智力往往很薄弱，感觉很迟钝，并且往往是嗅觉有缺陷的。埃普拉（Epaulard）[1]所记载的“穆伊城的吸血鬼”（vampirede Muy）（西人称尸恋者为吸血鬼或夜叉，教我们想起关于唐将哥舒翰的一段故事。哥舒翰未达时，有爱妾裴六娘死，“翰甚悼之，既而日暮，因宿其舍，尚未葬，殡于堂奥，既无他室，翰曰，‘平生之爱，存没何间。’独宿缞帐中。夜半后，庭月皓然，翰悲叹不寐。忽见门屏间，有一物倾首而窥，进退逡巡入庭中，乃夜叉也，长丈许，著豹皮裩，锯牙被发；更有三鬼相继进，……便升阶入殡所，舁衬于月中，破而取其尸，臠割肢体，环望共食之，血

[1] 见《犯罪人类学藏档》，1903年9月号。惟《研究录》中埃氏原名为Epaulow，而非Epoulard，不知孰是。

流于庭，衣服狼藉……”（详见唐陈劭《通幽记》及段成式《夜叉传》）这故事中的夜叉极像西洋人的吸血鬼，不过尸恋的倾向实际上和夜叉不相干，而和哥舒翰则不无关系。哥舒翰见的不是像境，便是梦境，并且是有尸恋色彩的梦境。未来将以杀人流血为能事为专业的人有这样一个梦境，也是情理内可有的事。——译者注）便是富有代表性的一个例子。[1]这些病态或低能的男子原

[1] 清羊朱翁《耳邮》（卷四）亦载有富有代表性的一个尸恋的例子：“奚呆子，鄂人也，以樵苏为业，贫未有妻。然性喜淫，遇妇女问价，贱售之，不与论所直；故市人呼曰‘奚呆子’。市有某翁者，生女及笄，有姿首，奚见而艳之，每日束薪，卖之其门。俄而翁女死，奚知其瘗处，乘夜发冢，负尸归，与之媾焉。翌日，键户出采薪，而遗火于室，烟出自竿，邻人排闼入，扑灭之；顾见床有卧者……，发其衾，则一裸妇，迫视之，死人也，乃大惊；有识者曰，‘此某翁女也。’翁闻奔赴，验之，信，闻于官，论如律。异哉，天下竟有好色如此人者！乃叹宋孝武帝为殷淑仪作通替棺。欲见辄引替睹尸，尚非异事。”

其他所见近乎尸恋或夹杂有其他动机的尸交行为略引于后：

赤眉发吕后陵，污辱其尸，有致死者。（《通鉴》）开元初，华妃有宠，生庆王琮。薨，葬长安；至二十八年，有盗欲发妃冢，遂于茔外百余步，伪筑大坟，若将葬者，乃于其内潜通地道，直达冢中。剖棺，妃面如生，四肢皆可屈伸，盗等恣行凌辱，仍截腕取金钏，兼去其舌，恐通梦也，侧立其尸，而于阴中置烛……（唐戴君孚《广异记》）宋嘉熙间，周密近属赵某宰宜兴。宜兴前某令女有殊色，及笄而夭，藁葬县斋前红梅树下，赵某“遂命发之……颜色如生，虽妆饰衣衾，略不少损，直国色也；赵见之为之惘然心醉，舁尸至密室，加以茵藉，而四体亦柔和，非寻常僵户之比，于是每夕与之接焉。既而气息惙然，疲惫不可治文书，其家乃乘间穴壁取焚之，令遂属疾而殂。亦云异矣。”尝见小说中所载，寺僧盗妇人尸，置夹壁中私之，后其家知状，讼于官。每疑无此理，今此乃得之亲旧目击，始知其说不妄。（宋周密《齐东野语》）本朝安徽抚院高，讳承爵，旗员，罢官后，一爱女死，殡于通州别业。守庄奴知其殓厚，盗启之，见女貌如生，将淫之。女忽起，抱奴甚固，奴求脱不得，抱滚二十五里，遇巡员获之，论磔，七日旨下。女今东浙备兵高其佩之妹也。（清景星杓《山斋客潭》）尸体会不会动，我们不得而知，不过高氏父子都是清代名臣，其佩且以指画擅名，是很多人都知道的。

唐代说部中有张泌《尸媚传》一种，所述多为女鬼蛊惑生人之事，姑不论其事之可能与否，要与尸恋现象截然二事，不得混为一谈。

是寻常女子所不屑于接受的，所以他们不得不乞灵于死尸，实际上无异是一种手淫，至少也可以和兽交等量齐观。有时候，尸恋者对尸体不但有交合的行为，且从而加以割裂支解，例如流传已久的贝特朗（Sergeant Bertrand）军曹的一例；这种比较稀有的现象有人也叫做施虐的尸恋（necro-sadism）。严格地说，这其间当然也没有真正的施虐恋的成分；贝特朗最初常做虐待女子的白日梦，后来在想象里总把女子当做行尸走肉；在此种情绪生活的发展里，施虐恋的成分也就附带出现，而其动机始终是不在伤残他的对象，而在自己身上唤起强烈的情绪；任何割裂支解的行为也无非是想增加情绪的兴奋而已。这种例子不用说是极度的变态的。[1]

第九节　性的衰老

女子到绝经的年龄，[2]在性欲方面往往有一个显著的突然爆发的倾向，好比垂尽的火烬发出一些余烈一般，有时很容易成为一种病态的现象。

在男子方面也有这种倾向。老景将来未来的时候性的冲动也可以突然变得很急迫。这可以说是一种本能的反应，而其表

---

[1] 除上文所已引用的外，下列诸种作品也可供一般的参考：霍尔：《恐惧的研究》，载《美国心理学杂志》，1897年与1899年。布赖恩：《尸恋》，载《心理科学杂志》，1875年1月号。

[2] 我国生理旧话说，女子七岁生齿，二七十四岁经至，七七四十九岁经绝。虽近刻画，但“经绝”一词，颇可沿用。英文名词是 menopause，或 c1imacteric，或 change of 1ife。

现，不论在方式上正常与否，也容易越出情理的范围以外。而这种倾向初不限于在青年时期在性爱方面特别活动的人；即在青年时期，因严格的宗教与道德的训练而守身如玉的人，到了这个年龄，也会突然变节起来，好像是潜意识里觉得以前吃了亏，到此日逼崦嵫，不得不力图挽救似的；因为有这种变节的情形，这种人的表现有时比第一种人更要见得显著。[1]许多女子的经验告诉我们，她们在早年所遭遇到的性的侵犯——最无忌惮而也往往是最成功的侵犯——并不是从年龄相仿的青年男子方面来，因为这种年龄的男子对于女子的态度总是比较客气，甚至于比较恭敬，这种冒大不韪的行动是比较不可能的；而是从老成持重的已婚男子方面来，准以这种男子平时的操守与身份地位，这种不虞的侵犯更是很不可能的，然而居然发生了。

上面所说女子早年的体验往往是很早，甚至还在童年的时候。据勒普曼很久以前就有过的一个判断，在性心理现象的范围内，除了性的衰老一层而外，更没有其他的先天的变态，可以叫一个男子有这种专以女童作对象的性的侵犯行为。在很特殊的情形下，一种久经抑制的潜意识的冲动可以叫一个男子对未成熟的女子打主意，但这是极难得的。大抵在衰老的年龄到达以前，有此种侵犯行动的人，最大多数是一些低能的分子。

我们一面承认上了年纪的男子有这种性欲突然发作的倾向，同

[1] 有一位极有地位与声誉的朋友告诉译者，他的一位哥哥就是这样一个人。这位哥哥在50岁以前是一个道学先生，主张一生不二色，对亲戚朋友中有娶妾狎娼的人，一向取深恶痛绝的态度。但50岁以后，忽然把家里的使女勾引成奸，并且还有了孩子！

时我们还得承认与年龄俱来的另一种变迁，就是在性情上变得相当自私和同情心转趋薄弱；[1]这也未始不是促成性欲方面不能自制的一个辅助的原因。这种性情上的转变，从别的方面看，也未尝没有它的好处，因为风烛之年，经不起强烈的情绪作用，借此在生活上得些收敛，自有一种自卫的功用存乎其间。但它的危险性也正复不少，若在性欲方面发见，那就不免助纣为虐，最可以酿成恶劣的结果。

一样是性欲的爆发，假若它的对象是尚未成年的女性，以至于尚在童年的女性，无论在行动上猥亵到什么程度，此种危险性之大，更是不言而喻。老年的人对年轻的人，平时原有一种感情上的爱好，此种爱好也多少有些性的色彩，但这是不能说不正常的；反过来，年轻人对异性的成年人也可以有这种表示，也是不足为怪的。但在老年的男子对青年的女子，这种表示却可以走上反常的路；而因为性能日趋衰弱的关系，他只需有些浮面上的性的接触，也往往可以满足。[2]他的年纪越老，他就越容易满足，而在寻

---

[1] 孔子在《论语 · 季氏》里说："君子有三戒：少之时，血气未定，戒之在色；及其壮也，血气方刚，戒之在斗；及其老也，血气既衰，戒之在得。"中国文献里关于年龄的个别心理的观察，无疑这是最早的一个了。此种观察的大体准确，也是不容怀疑的。本节的讨论当然是属于第三个阶段，而霭氏的这几句话又不啻是"戒之在得"一语的注脚。不过以前的人似乎不大知道，在"老之将至"的段落，也未尝没有一个"血气不定"的时期。血气既衰而又不定，"色"的刺激铄于外，而"得"的反应迫于内，于是本节所说的一种歧变现象使势所难免了。

[2] 中国人到此年龄，男的喜欢收干女儿，女的喜欢收干儿子。尤以男的收干女儿的倾向为特别显著，几乎成为一种风气。仅仅收干女儿还算是俗不伤雅的。等而下之就是纳妾、蓄婢、狎娼、捧坤角一类的行为了。风流自赏的文人，到此特别喜欢收女弟子，例如清代的袁枚（子才），也属于这一类的现象。诸如此类的行为，霭氏这一段的讨论便是一个最好的解释。

求满足的时候，他越是不知顾忌，不识廉耻。因此，据勃罗亚德尔（Brouardel）多年前已有过的观察，做此种侵犯行为的年龄越递加，被侵犯的人的年龄便越递减，而递加递减的倾向是很整齐的。当然，不是一切老年人都有这种行为，只要身体相当健康，神志相当完整，这种行为的冲动，即使发生，也是很容易克制的。

中国以前在妾制流行的时代，这种能自制的人自所在而有。第一流，不置姬妾，这是不多的，但有。第二流是纳妾的，但遵守一些传统的规矩，例如四十无子始娶妾，或不娶旧家女为妾之类。第三流是虽有姬侍，却备而不用，甚至于到了可以遣嫁的年龄，便尔放出择配。这三种人，算都是有品德的了。

宋张邦基《墨庄漫录》说：“李资政邦直，有《与韩魏公书》云，‘前书戏问玉梳金篦者，侍白发翁，几欲淡死矣……’玉梳金篦，盖邦直之侍姬也。人或问命名之意，邦直笑曰，‘此俗所谓和尚置梳篦也。’又有《与魏公书》云，‘旧日梳篦固无恙，亦尚增添二三人，更似和尚撮头带子云。’”这可以算第三流的一个例子。极是难得。

清陈康祺《郎潜纪闻》（卷二）说：“方恪敏公观承子襄勤公维甸，两度为尚书直隶总督，皆有名绩。恪敏五十未有子，抚浙时使人于江宁买一女子，公女兄弟送至杭州，将筮日纳室中矣。公至女兄弟所，见诗册有故友名，询之，知此女携其祖父作也。公曰：‘吾少时与此君联诗社，安得纳其孙女乎？’还其家，资助嫁之。公年六十一矣，吴太夫人旋生子，即襄勤也。”恪敏生襄勤，桐城方氏一般的世泽又极长，当时人多以为盛德之报，陈康祺记此，自亦有此意。不过以61岁的老人，而能悬崖勒马如此，足见体格健全与神志完整的程度要高出常人之上。此种身心的强固是必有其遗传的根据的。从这方面来解释方氏的世泽以及一般故家大族的世泽，岂不是愈于阴德果报之说？方恪敏公的例子可以说属于第二流。

清纪昀《阅微草堂笔记·滦阳续录》载有一个比较特别的例子：“郭石洲言河南一巨室，宦成归里。年六十余矣，强健如少壮，恒蓄幼妾三四人，至二十岁则治奁具而嫁之，皆宛然完璧，娶者多阴颂其德，人亦多乐以女鬻之。然在其家时，枕衾狎昵，与常人同。或以为但取红铅供药饵，或以为徒悦耳目，实老不能男，莫知其审也。后其家婢媪私泄之，实使女而男淫耳，有老友密叩虚实，殊不自讳，曰，‘吾血气尚盛，不能绝嗜欲，御女犹可以生子，实惧为生后累，欲渔男色，又惧艾豭之事，为子孙羞，是以出此间道也。’此事奇创，古所未闻……”此例就不属于三流中的任何一流了。不过，此人性能虽已就衰，不能不以幼女做对象，而一般的血气当健旺，神志亦尚完整，才有这一番智虑，才于放浪之中尚能有一二分制裁的力量。纪氏从道德的立场，认为“此种公案，竟无以断其是非”。译者以为霭氏如果知道这例子，从性心理学的立场怕也不能不承认是一个亟切无从归纳的创例。——译者注

即或在行为上稍作爱好的表示，而此种表示又多少带一些性的意味，也不能算作一种病态的现象。但若身体神志都不很健全，在生理方面既发生种种内在的刺激，例如前列腺的扩大，在心理方面又因神经中枢的衰弱而精神上控制的力量趋于薄弱，则藩篱尽撤，一种荡检逾闲而损人不利己的危险行为便势所难免了。[1]有的老年人，在理智方面虽还没有解体，而在情绪与行为方面日趋堕落，渐呈所谓老年癫狂（senile dementia）的症候，就是这种情形了。[2]

以前有的专家（如克拉夫特-埃平和勒普曼）以为神志健全的老年人对女童也可以有性的侵犯行为；那得另外寻求解释，就是这种人对正常的性生活已因餍足而感觉到厌倦，不得不别寻新鲜的途径。不过这种观察怕是不准确的。希尔虚弗尔德的性心理学的阅历不能说不广，他却说就他所遇到的此种犯奸的

[1] 译者在游学美国时，在犯罪学班上曾经单独调查过这样一个例子。一个52岁的男子强奸了一个12岁的幼女，被判了若干年的徒刑。译者特地到新罕布什尔州（New Hampshire）州立的监狱里访问过他几次，从谈话中间，又用“联想测验”（Association Test）的方法，断定他是神志不健全的。

[2] 在刑事的案子里，这一类的例子也是不少的。译者追忆到一个本人幼年时所认识的一个60多岁的老人。他是译者的一位族叔祖母的兄弟，这位族叔祖母没有后辈，和译者的家庭来往甚频，因此和她的兄弟也就相熟。他平时做人很和蔼，作事也负责，身体也旺健，据说他能够用鼻子吹箫，这似乎是不可能，说的人无非是想形容他的血气之盛罢了。译者有一个同期许久没有能见到他，忽然听说他犯了强奸幼女的罪名；又两三年后，听说他瘐毙在县监狱里了。这样一个例子怕只有一个解释，就是，老年癫狂的发作。

人而论，实在没有一个是神志健全的。无论如何，我们如果遇到这种例子，我们总得先有一番细密的精神病学的诊察，然后再下断语。[1]

第十节　社会对于性歧变的态度

法国作家古尔蒙在他的《恋爱的物理》（*Physique de l'Amour*）里说过一句话："恋爱的病理学是一个地狱，这地狱之门是永远开不得的。"这样一句危言耸听的话是只有让古尔蒙一类的恋爱的哲学家说的；不过他毕竟是一个哲学家，在他的本行里无论他如何值得我们钦佩，但说起科学的训练，他是没有的，因此，他这句话居然有产科专家范·德·弗尔德一类的人加以赞许，是很可以诧异的。亚里士多德说过，行文措辞，能善用隐喻是一件难能可贵的事，但地狱之门在这里是一个错误的隐喻。应知我们目前所处的并不是一个表演剧本的场合，专演但丁所作《神圣的喜剧》一类的作品，[2]而是生物科学的领域；在这个领域里所谓的生理状态是不断地在转入病理状态，生理与病理之间，找不到一丝接缝的痕迹，接缝既没有，试问哪里还有什么门，试问地狱之门又从何开起。病理的成分在生理中原就可以找到，而病理的作用也始终遵守着生理的法则，根本无法划分。每一个常

[1]　关于本节，上文所已再三引过的克拉夫特-埃平名著和舒奥诺与韦斯二氏合著的一书均可供参考。

[2]　但丁《神圣的喜剧》里对于地狱的可怖的情景是描写得很多的，所以霭氏有此语气。

态的人，就性生活一端而论，如果我们观察得足够仔细的话，总有一些变态的成分，而所谓变态的人也并不是完全和常态的人不同，而是在常态的人所有的某一方面或某几方面发生了不规则或畸形的变化罢了。所谓常态与变态，把一切例子综合起来看，无非是各种程度不同的变异，可以在一根曲线上排列出来。一个在热恋中的女子，可以对男子说：“我想把你吃了。”这样一个女子和上文所已一再提到过“剖腹者杰克”未尝不是一条链子上的两个链环，中间所隔的链环尽管多，其为在同一链子之上则一。在我们自己中间，无论如何正常，谁都包容着一些残忍酷虐的种子，并且不止是种子而已，而是多少已经萌了芽或长了叶子的。

因此，一种性的活动使得我们憎厌，倒并不是因为它反常，因为它变态，以前流行的看法是不正就是邪，邪就是可恶。以前的人对所谓“自然的”概念是很狭窄的，而又认为凡是“不自然的”行为都应当臭骂，甚至于应当责罚，应当重重地责罚，因为它即使在社会面前不是一种罪，而在神道面前一定是一种孽。

中国人的道德观念里，对邪正、善恶一类的判断也是分得相当清楚的。但和西洋人有两三点不同。一、中国人一般的生活观念里本有经权常变同异等等的看法，“经常”虽属重要，“权变”也自有它的地位。和同虽是一个很好的生活理想，但同而不和，是要不得的，而不同而和是要得的。二、邪正善恶的观念在中国只是社会的、伦理的、人为的，而并没有宗教的裁可，所以它的绝对性并不太大。三、中国的一般的自然主义向称发达，全生适性之论是道家哲学的中心，而儒家的主张，也不过欲于“率性之道”之上，加一番修养的功夫而成其为“教化”而已；因此，读书人对于一切惊奇诡异的事物，严格些的，取一个“不语”或“存而不论”的态度；而宽容些的，更承认“天地之大，何奇不有”的一个原则。译者在上文各节的注里所引的性歧变的例子不为不多，记载这些例子的人的最共通的一个结语便是这个原则。在他们看来，奇则有之，怪则有之，道德的邪正的判断也时或有之，但绝对的罪孽的看法则没有。这无疑是一种广泛的自然主

义的效果，在希腊以后与近代以前的西洋是找不到的。——译者注

如今的观念不同了。由于知识的进步，我们一面既把“自然的”范围推广了很多，一面又承认造物生材，各种程度的变异的存在几乎是没有止境的。因此，我们觉得有作进一步辨别的必要。我们要提出的问题不再是“这种行动是不是反常？”而是“这种行动是不是有害？”人与人的性的关系，方式尽管多，尽管繁变，社会大可以不问，社会要问而要加以断定的是：哪些方式是有害的。这问题是很有几分重要的，因为很多经验丰富的医师相信，近年以来有不少方式，有许多种目前还有人所谓的“邪孽”是比以前更见流行了；流行既更广，它们有害无害的一层自更有确定的必要。何以有的方式，有的歧变现象，更见得流行了呢？这其间原因是很多的。娼妓制度的范围缩小了；因为卫生的关系，狎娼的风气也日见减杀；狎娼之风当然不是徒然减杀，而是有它的替代的，这替代是一般男女关系的比较自由与比较放恣；但放恣之中又不能全无忌惮，或因人言的可畏，或因胎孕的顾虑，有的女子可以容许男子任何方式的性的接触，而独独不许交合。这些，至少是原因的一部分了。

此外，文明进步之后，生活方式的更趋于繁变曲折与更趋于纤密细致，也未始不是原因的一部分。一般的生活如此，性的生活自亦不能例外。因此，有许多觅取快感的方式，在原始社会认为是龌龊的，作三日呕的，到此便流行起来了；这许多方式，在文明社会里，纵在平时或在别人身上，也觉得不雅驯的，到了自己发生热恋的时候，也就无所忌讳了。我们同时又得承认，很大的人口之中，总有一部分人，因先天后天的关

系，在性感觉方面，有比较根深蒂固的歧变的倾向，例如上文所已分别讨论的受虐恋或物恋，或下章将要讨论的同性恋之类，这些人的性欲的满足是有特别的条件的，就是，性刺激的到达他们身上，一定得经过一些不大正常的途径。不过就在这里，即不学的人所称的“邪孽”里，只要它们不走极端，也还有它们的正常的成分。沃尔巴斯特说得很对：“在常态的人的品性里，我们也往往可以找到这种成分。”[1]在常态的人中既有它们的地位，也就不能算不正常了。弗洛伊德说得更进一步，并且也许说得很对，就是：“在任何健康的人的生活里，这种‘邪孽’的性倾向总有时候要表现一两次。”

所以我们如今正慢慢达到的结论是这样的。性冲动的不正常的满足，无论出奇到什么程度，也无论表面上可以叫人憎厌到什么程度，除非是那些在医学上或法律上可以引起问题的例子，是无须乎责备或干涉的。第一类在医学上可以发生问题的例子是要干涉的。因为这种人的不正常的活动会侵蚀到本人的健康，因此，非经药物或精神的治疗不可。第二类的例子可以伤害到对方或第三者的健康或权益，因此法律就有干涉之权。这种侵害别人身体和权益的方式是可以很多的，各国、各地方的法律对此种侵害行为的反应也各异其趣，至于法律究应如何反应，各种人士的见解自然也很不一致。不过对若干种的侵犯行为之所以为侵犯行为，与这种侵

[1] 见沃氏所著《性的邪孽与其医学的和社会的关系》一文，载在美国《医学杂志与记录》，1931年7月号。

犯行为的应当惩处，各方面的见解倒也不太分歧。对未成年人的引诱成奸，对已婚男女的奸淫，因性交而传染花柳病给人，因获取一己的性的满足而虐使他人（初不论此种虐待是有意的或无意的）等等，都是这一类应受干涉的侵害行为。另有一种性的歧变有时也可以成为侵害行为，但对于它，各方面的意见还极不一致，而各国的法律习惯也莫衷一是，那就是同性恋，关于这问题下章另有详细的讨论。[1]

同性恋是古今中外始终存在的一个现象。它和许多别的现象一样，也是自然的与无可避免的变异范围以内的一个所谓间性（详见下章）的状态（intersexual conditions）。离开这所谓间性的状态一点不说，同时，同性恋的人在早年的时候，性的兴趣也往往比较淡薄，这一点也撇开不说，[2]在有的国家和文化里，同性恋可以成为一种很流行的风尚（参本书附录），甚至于成为一种性生活的理想。但在另一些国家和文化里，它是受舆论与法律的干涉的。不过无论舆论如何严厉，法律如何峻酷，同性恋依然存在，无法铲除。在欧洲，在基督教流行的最早的几个世纪里，在东罗马的君士坦丁大帝皈依基督教而使它成为国教以后，同性恋是一度受过国家极严厉的干涉的，当时多少是政教合一的，政府曾三令五申设法禁止，但终

[1] 霭氏在这方面最详尽的讨论见《研究录》第二辑；名为第二辑，实在是关于同性恋或“性的逆转”现象的一本专书。

[2] 希腊人并不了解同性恋是一种间性的状态，也未必观察到，同性恋的人在早年时对性的兴趣比较淡薄，所以霭氏有“撇开”的说法。霭氏于此处行文比较晦涩，译者不能不于注中略事解释，并且相信这解释大概是对的。

于无效。降至大革命前夕的法国，因犯鸡奸或男色而被焚的人，间或还有。大革命以后，自《拿破仑法典》的颁行，一切比较单纯的同性恋行为，只需双方都是成年人，双方都表示同意，而完全是私人的行动，不影响到公家的观瞻，是不成为罪名的；但若有些公开的性质，而行为的一方又属一个在法律上未成年的人，那刑罚还是很重的。凡是《拿破仑法典》影响所及的国家，现在都通行这种比较开明的法律习惯。但其他国家便不如此，特别是英美两国；在这些国家里，旧时那种不放松的态度还存在，而原有的严刑峻法也似乎很难修正；目前所已做到的不过是使此种刑法不完全实施出来罢了。

社会对于这一类问题的态度，越变越开明以后，我们还可以看见一些更多的成效；态度的开明化既属理有固然，这种成效也自势所必至。有几点简单的事实我们迟早总会承认。性的活动和性的态度，只要不公开地取罪于人，终究是一二当事人的私人之事，而其是非利害，应由私人自己裁决，和公众并不发生关系。此其一。这种活动与态度，虽与后天的教养有关，终究大半是先天气质的结果，根底极深，无由卒拔。此其二。因此，一个医师或性心理学专家遇到一个似乎有先天根据的性歧变的例子的时候，他总有一个疑难的问题要向自己提出来。他想用些治疗的功夫把病人弄成一个常态的人么？我们说弄成常态，而不说恢复常态，因为就病人而言，病态就是他的常态，而常人之所谓常态，即使能弄成的话，对他是横逆的，不自然的，即对他反而成为一种“邪孽”。这岂不是心劳日拙么？岂不是非徒无益，而又害之么？所以我很赞成沃尔巴斯特的一句话："如果一种性歧变的行为对某一个人的性态，确乎能一贯予以满足，而在给予满足之际，对当事人的身心两方，并不引起什么损害，那种歧变对于那个人，名为歧变，事实上却一定得认为是正常的；如果我们从事性心理研究的学者能根据这样一个说法行事，大概虽不中也不远了。"沃氏这说法是很对的，不过我们得补充一句，就是，那个人的那种歧变，必须同时对别人的身心健康也不发生妨害才行，否则，无论对本人如何"正常"，如何有利，社会还是有出而干涉的权责。我们固然不赞成用强制禁绝的干涉方法，因为那是根本不生效力的，但我们应当在医学方面，甚至外科手术方面，开一些方便之门，教凡属自身感到此种先天或后天的歧变是一副极重的担子，而实在有些承当不起的人，得以休息，得以逃避。[1]总之，我们干涉的目的，是求"平允"两个字："平"对社会而言，是法律的责成，"允"对当事人而言，是同情心的表现。

我们在整个性的题目上需要更大的宽容的态度，固不仅为离开了正常的典型的人着想，也未始不是为全部的社会组织与道德制度图一部分的长治久安之计。要知把形形色色的性的歧变当做不道德的行为看，当做罪孽看，不但是徒然的，不但是

[1] 这显然是指各种绝欲以至于绝育的外科手术。旧式的宫刑就是未必有效的一种手术。关于新式的绝育手术，详见译者所著《美国绝育律的现状》（《人文生物学论丛》，第一辑，《优生概论》），和《二十八年来美国加州优生绝育之经验》（《人文生物学论丛》，第七辑，《优生与抗战》）二文。

要失败的，并且正因为徒劳无功，而越发叫大家对道德制裁的力量失去信仰，越发叫种种歧变多得一些暗中滋长的机会，因为我们知道，这一类的问题越是受严厉的干涉，发展得便越快；名为禁止，实同鼓励。（在禁酒的问题上，这一点已是大家明白公认的）专门研究希腊民族性的表现的德人利希特指给我们看，在希腊人中，性的“邪孽”是极少的。（同性恋虽发达，但希腊人不但不把它当做一种“邪孽”，并且承认它是一种正常的事物，可以做婚姻制度的陪衬而补其不足）利氏认为所以少的缘故就因为希腊人根本把性的题目看做道德范围以外的东西（如牵涉到儿童，或有残虐的行为，自然又当别论）；道德所过问的只是一切不公平的行为、危害国家的种种罪名以及一般的犯罪活动。[1]凡属正常的性关系能自由发展的地方，各种歧变或变异是很难矫饰滋长的，即使发生，也是自生自灭，不受人注意的。沃尔巴斯特也说得很对：“近年来美国社会里种种性的邪孽的发展与散布大部分是道德机关努力所培植与教唆而成的，这种培植与教唆，不用说是无意的；这好像是一种诡辩的议论，但事实确是如此。”

我们不希望也不愿意，恢复希腊时代的道德观念，而希腊

---

[1] 见利氏所著《古希腊的性生活》一书，此书的英文本，译者于其出版后不久曾在英文《中国评论周报》的书报评论栏内加以介绍。利氏所说古希腊的情形大致和中国的有好几分相像。性歧变的比较难得遇见是相像的一点。同性恋的比较流行，并且很有几分风雅的地位（参看《品花宝鉴》一类的说部），是又一点。歧变的偶然发见，认为奇异则有之，当做罪孽看待则未必，是第三点。德同性心理学家希尔虚弗尔德于七八年前旅行远东，归后写了一本游记，对中国也有相类的观感。

人“身心两俱健美”的理想，我们轻易也不敢仰攀；不过不得已而求其次，至少下文要说的一些信念，是不容摧毁的。我们要把许多虚伪的见解扫除一下，要把我们自己从许多舆论或法律的生吞活剥的科条中解放出来；在近古以来的西洋，全部性生活的历史所以如此支离灭裂、恶浊混乱，为之厉阶的便是这些见解与科条；它们一日存在，性生活便一日没有澄清的希望。我们能做到这一步，我们也就可以把我们精神生活的空气变换成更新鲜的，把我们道德的习俗，补充为更巩固的；旧的种种见解与科条是一个软弱病的源泉，此种源泉涸竭以后，新的健康的力量自然会应运而生。[1]

[1] 关于本节，论社会态度，特别是对于同性恋，详霭氏所作《性的逆转》一文（《研究录》第二辑）。又，本能派心理学家麦图格所著《变态心理学大纲》亦值得参阅。